なりすまし

正気と狂気を揺るがす、精神病院潜入実験

THE GREAT PRETENDER

Susannah Cahalan

スザンナ・キャハラン

宮﨑真紀＝訳

亜紀書房

信じる必要がある人たちへ

THE GREAT PRETENDER

by Susannah Cahalan

「精神病院に入りたいなら、頭がおかしくならなきゃ」

——映画『ショック集団』（一九六三）

なりすまし　目次

はじめに　008

第1部　013

第1章　鏡像　014
第2章　ネリー・ブライ　027
第3章　狂気の存在する場所　041
第4章　狂気の場所で正気でいること　056
第5章　謎が謎に包まれている謎の男　068

第2部　079

第6章　デヴィッドの本質　080
第7章　「ゆっくり進め、場合によっては足踏みのままでもいい」　093
第8章　「わたしなら、正体を隠しとおせるかもしれない」　109
第9章　入院許可　120

第10章 マッドハウスで過ごした九日間 124

第3部 157

第11章 潜入する 158
第12章 ……結局、人が正気かどうかわかるのは正気でない人だけだ 174
第13章 W・アンダーウッド 186
第14章 クレイジーエイト 192
第15章 第二病棟 209
第16章 氷の上の魂 220
第17章 ローズマリー・ケネディ 228

第4部 239

第18章 真実の追求者 240
第19章 「ほかの疑問はすべてここから生まれる」 252
第20章 標準化 265
第21章 SCID 274

第5部　293

第22章　脚注　294
第23章　「すべては君の頭の中に」　316
第24章　影の精神衛生ケアシステム　324
第25章　決定打　338
第26章　疫病　363
第27章　木星の月　382
エピローグ　402
謝辞　409
訳者あとがき　416
原注　462
図版・資料許諾　464

なりすまし

正気と狂気を揺るがす、精神病院潜入実験

はじめに

この物語は真実である。そしてまた、真実ではない。

これは患者五二一三号の初入院の模様である。[1] 名前はデヴィッド・ルーリー。三九歳の広告コピーライターで既婚者、子どもが二人いる。頭の中で声が聞こえるという。

精神科医が受理面接で導入質問を始める。あなたの名前は？　あなたは今どこにいますか？　今日の日付は？　現在の大統領は？

どの質問にも正しく答えた。デヴィッド・ルーリー。ペンシルヴェニア州ハヴァフォード州立病院。一九六九年二月六日。リチャード・ニクソン。

そこで精神科医は声について尋ねる。

その声は「空っぽだ。中身が何もない。空虚だ。ドスンという音をたてている」と言うんです、と患者は答えた。

「誰の声かわかりますか？」[2] 精神科医が尋ねる。

「わかりません」

「男性の声ですか？　それとも女性？」

「いつも男性です」

「今も聞こえてますか？」

「いいえ」

「現実の声だと思いますか？」

「いいえ、違うという確信があります。でも止まらないんです」

話は声以外のことに移った。患者は潜在的にこだわりが強く、不満を抱え、同僚より劣っているとどこかで感じていることが明らかにされていく。二人はルーリーの幼少期についても話した。両親はともに熱心な正統派ユダヤ教徒で、かつてはかなり母親べったりだったが、やがて距離ができた。結婚生活の話題になったとき、子どもたちのすることにときどきかっとなって、それを抑えるのに苦労していることを打ち明けた。こんなふうにして面接は三〇分間続き、その間に精神科医がとったメモは二ページ近くにおよんだ。

精神科医は彼を分裂情動型精神分裂病〔現在では統合失調症、統合失調感情障害〕と診断した。

しかしそこには問題があった。デヴィッド・ルーリーは頭の中で声など聞いていない。広告コピーライターでもないし、ルーリーという名字でもない。じつはデヴィッド・ルーリーという人物は存在しないのだ。

女性の名前は問題ではない。誰でもいいので、あなたの愛する誰かを思い浮かべてほしい。彼女の世界が崩壊し始めたとき、女性は二〇代半ばだった。仕事に集中できず、眠れなくなり、人ごみにいると落ち着かず、仕方なくアパートに引きこもると、そこにないものが見えたり聞こえたりする。誰もいないのに声だけ聞こえてきて、彼女はパラノイアになり、恐怖に駆られ、激しい怒りを感じた。アパートの中をうろうろし続け、しまいに頭が爆発しそうになって、家を飛び出し、今度は通りをあてもなくさまよい始めるが、人通りの多い街ではこちらをまじまじと見る通行人の目を必死に避けた。

家族の心配は募った。家に引き取ったが、女性は逃げ出した。自分を殺そうと、家族が何か巧妙な計画を企んでいると信じ込んでいたからだ。家族は彼女を病院に連れていったが、彼女はますます現実から乖離していった。困った病院スタッフは彼女を抑制し、鎮静剤をあたえた。彼女は発作を起こし始めた。腕を振りまわし、体を痙攣させ、医師たちもどうしていいかわからずに茫然とし、鎮静剤の量を増やした。いくら検査をしても原因がわからない。症状はどんどん悪化し、暴力的になっていった。発症から数日が経ち、それは数週間におよんだ。すると、ふくらんだ風船が針で刺されてぺしゃんこになってしまったかのように、突然おとなしくなった。読み書きができなくなり、やがて話もしなくなり、テレビを何時間もぼんやり眺めるばかりとなった。急に興奮しだすこともあり、脚が不随意にびくっびくっと引きつった。病院はもう手の施しようがないとして、彼女のカルテに「精神科病院へ移送」と記した。

医師は彼女のカルテにこう書いた。診断名：統合失調症。

＊　＊　＊

デヴィッド・ルーリーと違って、この女性は実在する。八歳の少年の目の中にも、八六歳の老婦人の目の中にも、ティーンエイジャーの目の中にも、彼女の姿が映っているのを見たことがある。わたしの心の片隅にも彼女はいる。二四歳のとき、創造力にあふれる思慮深いある医師が、天才的なひらめきで身体症状（脳炎）に気づいて誤診から救ってくれたおかげで、精神病棟行きをあやうく免れたわたしの鏡像だ。運がよかったからそうならなかっただけで、わたしもわが国の崩壊した精神保健システムの中でたやすく迷子になり、その犠牲になっていた恐れがある。それもこれも、統合失調症のように振る舞う自己免疫疾患のせいだった。

実在しない「デヴィッド・ルーリー」とは、今回の件で調査を進めるうちに、じつは偽患者だったことを、わたしは知ることになる。はたして医師や医療スタッフが精神病患者とそうでない人を区別できるのかどうか直接確かめるために、約五〇年前、精神科施設にみずから入院した八人の健常者のうちの最初の一人なのである。その八人は、一九七三年に精神医学界に衝撃をあたえ、アメリカの精神医療に対する人々の理解を根底から覆すことになった、有名かつ画期的な科学研究の協力者だった。「狂気の場所で正気でいること」という題名で発表された論文は、精神医学を抜本的に変革し、精神病の正規治療についてはもとより、「精神病」という含みのある言葉をどう規定し、どう使うのかということについても、議論を巻き起こした。

まったく別の理由で、そしてまったく別の形で、「デヴィッド・ルーリー」とわたしは似た役割を果たした。正気の世界と精神病の世界のあいだの使節となり、人々にその境界を、何が本当で何がそうでないかを理解してもらうための橋渡し役となったのだ。

いや、この研究の実体を知るまでは、そう思っていた。

医学史家エドワード・ショーターはこう言っている。「精神医学の歴史は地雷原だ[3]」どうか読者のみなさんも、飛んでくる地雷の破片にくれぐれも気をつけて。

第1部

見極めることのできる眼には
あまりの狂気も　ときにすばらしい分別
あまりの分別も　ときにまったくの狂気——
ほかのすべてがこれと同じで
勝ち誇るのはいつも多数者
賛成すれば正気で
異議ありと言えば　すぐさま危険の身——
あなたの取り扱いは　鎖です*

——エミリー・ディキンソン

（国文社『エミリ・ディキンスン詩集』中島完訳より）

第1章 鏡像

医学の一分野としての精神医学は、誕生してからあまり歴史はないが、それでも現在のような形になるまでの道のりは長かった。ロボトミー手術、強制不妊手術、「人間倉庫」への収容など、つい最近までおこなわれていた恥ずべき医療行為を一つひとつ否定して、今では精神科医の自慢の武器庫には多彩で効果的な薬がずらりと揃っている。およそ非科学的な、精神分析学特有のわけのわからない御託で人を煙に巻くのもやめたし、かつて子どもの精神疾患を引き起こす原因として非難された「分裂病原の母親」〔精神分裂病の原因は母親にまつわる幼少時の心的外傷であるというライヒマンの説より〕や「冷蔵庫マザー」〔自閉症は母親の冷淡な態度が原因であるという説より〕といった概念も放棄した。二一世紀になってすでに二〇年が経った今では、深刻な精神疾患は脳障害であるという合理的な認識が一般的なものとなった。

しかし、これだけ進歩していても、精神医学はほかの医学分野にまだ後れをとっている。有効な薬やセラピーの改善など、現代精神医学最大の変革の数々は、人が初めて月に行った頃のものなのだ。アメリカ精神医学会は、精神科医は「精神的問題を扱う際、精神面と身体面の両方からアプローチする」[1]特異な能力を持ち合わせていると断言するものの、ほかの医療分野と同様、手持ちのツールは限られている。まず、これを書いている時点では、はっきり診断を確定できるような客観的で一貫性のある診断手段が何もない。血液検査でうつ病と診断できるわけではないし、脳画像で統合失調症と断定することもできない。あくまで患者の症状を観察し、これまでの経過や家族や友人から聞いた話を総合して、診断するしかないのだ。精神科医が診るのは「心」、つまりその人の人格やアイデンティティ、自己のある場所であり、たとえば皮膚ガンの様相や心臓病の仕組みより理解が難しいのは当然だろう。

「精神科医の仕事はタフです。実際には何が起きているのか真実を知り、必要な答えを手に入れるには、脳という人間の最も複雑怪奇な器官を理解しなければならないのですから」精神科医のマイケル・ミードは言う。「脳の中で意識や感情、行動の動機がどうやって生まれるのかを理解すること。脳というのはほかの動物と人との最大の違いを生む器官だと誰もが考えていると思いますが、その複雑な機能をすべて理解する必要があるのです」[2]

二〇〇九年にわたしの脳を「燃やした」ような疾病は、複数の医療分野を股にかけるという意味で「なりすまし上手（グレート・プリテンダー）」と呼ばれる。[3] その手の疾病は統合失調症や双極性障害などの精神病の症状を真似るのだが、実際には自己免疫反応や感染症、その他、検知可能な身体的機能不全が原因なのだ。わたしのようなケースについては器質性とか体性といった用語が使われるが、精神病の場合は非器質性、精神性、機能性と表現される。医療システムはすべて、疾病をこのどちらかに分類することがベースとなっており、この分類が、病気の程度を測るものさしのどこかしらに位置する患者の扱い方を決める。

では、精神病とは何か？　狂気と正気をどこで線引きするのかという問題、そもそも精神病をどう定義するのかという問題は、意味論や、いざというときに自分や愛する人をどの専門家にまかせるべきかという話より、ずっと先に考えるべき事柄だ。この質問に正確に答えることが、すべてにつながっていく——どう投薬し、ケアし、保険適用し、入院させるかということから、誰を逮捕し、収監するかということまで。精神疾患（心の病、つまりやや現実味に欠ける病気）ではなく、器質性疾患（身体的で、もっと現実感がある病気）だと診断されたおかげで、わたしはほかの医療分野から遮断されずにすみ、命を救われた。もし遮断されていたら、わたしの脳の謎を解こうとする医療チームの作業を遅らせるどころか、方向を誤らせ、わたしは障害者になるか、死んでいただろう。そのリスクはきわめて高かったのだ。そして精神科医のアンソニー・デヴィッドにはこう言われた。「医師の診断がこんなふうに恣意的で欠陥だらけだと知ったら、一般の人たちはぞっとするでしょうね」[4]

実際、アメリカ合衆国では一年間に精神病を経験する成人は五人に一人と言われており[5]、その人たちはこんな「恣意的で欠陥だらけ」の診断システムに人生を大きく左右されていることになる。重い精神疾患を持つ、★アメリカ人の四パーセントに当たる人[7]にとっては、事情はさらに深刻だ。なにしろ彼らは普通より一〇年から二〇年も寿命が短い[8]と言われているのだ。医学がこれだけ進歩した（わたしは直接その恩恵をこうむった）というのに、重症患者はますます病状が重くなっているのである。

あなたが、シナプスを流れる電流について一度も疑ったことがない幸運な人だとしても、この分類問題と無関係ではない。精神的につらい状態に名前をつけたいとき、グループ内で自分がやけに浮いている気がするとき、自分自身がわからなくなったとき——やはりこの分類が基準となる。

　精神科医はかつて英語でエイリアニストと呼ばれたが、これは「異質な、異国の」を意味するエイリアンから派生した言葉である。精神科医が医学界のアウトサイダーであること、精神疾患は自分自身からの疎外（エイリアネーション）が原因になることに加え、精神病とは「向こう側」であることが理由だろう。「狂気は人間の想像力につねにまとわりついている。それは人を魅了すると同時に恐怖を抱かせる。狂気を恐ろしいと思わない人などいないだろう」[9]社会学者のアンドルー・スカルは著書『狂気――文明の中の系譜』でこう書いている。「狂気は、人間とは何かという定義そのものを揺るがす」たしかにそうかもしれない。わたしたちが置かれたこの現実を共有していない人がいると思うと、なんとも不安な気持ちになる。もっとも、自分の現実世界を作っている「精神地図」はおのおの完全に独特なものだと、科学的に証明されてはいるのだ。わたしたちの脳は、人それぞれのやり方で周囲の環境を解釈していて、あなたの思う青とわたしの思う青とでは異なっていたとしても不思議ではない。[10]それでもわたしたちが恐れるのは、精神障害を持つ「他者」が予測不能な存在だからだ。たとえ自分は正気で健康で、普通の人間だと思っていても、現実がいきなりぐにゃりと歪むことはあると、わたしたちはどこかでわかっている。

★アメリカ国立精神衛生研究所では、重い精神疾患について、「深刻な機能障害につながる……精神的、行動的、感情的障害で、一つ以上の主要生活行動を大きく阻害あるいは限定する」[6]ものと定義している。

二四歳になるまでは、狂気について知っていることといえば、小学生のときにこっそり読んだ『アリスに訊いてきて（Go Ask Alice）』〔一五歳の普通の少女が麻薬中毒になっていく様を匿名の日記形式で書いた一九七一年のヤングアダルト小説〕のことや、統合失調症と診断された継父のきょうだいの話、見かけるたびに目をそらした、見えない敵を殴ろうとしていたホームレスのことぐらいだった。狂気のようなものを人の目の奥に初めて見たのは、タブロイド紙の記者だったときに、ある有名な社会病質者(ソシオパス)に刑務所でインタビューした際のことだ。精神病は映画でも描かれてきた。黒板に数式を書いていく、『ビューティフル・マインド』でラッセル・クロウが演じた天才数学者ジョン・ナッシュ、『17歳のカルテ』のアンジェリーナ・ジョリーによるセクシーな境界性パーソナリティ障害患者。狂気というものが、なんとなく憧れさえ感じさせる、そこにいざ入れば大変だけれど洗練されたプライベートクラブみたいに思えた。

そしてある日、突然わたしは病に襲われたのだ。自己免疫性脳炎というその病気はわたしを叩きのめし、つかのま正気を奪って、日常を一変させた。一〇年経っても当時の出来事が断片的ではあるけれど鮮明によみがえる。かけらは自分の記憶の中にも、家族の話やカルテの中にもある。最初は抑うつ状態になり、風邪に似た症状が出た。やがて精神病症状が現れ、歩くことも話すこともできなくなり、脊椎穿刺(せんし)に続いて脳手術がおこなわれた。南京虫がぞわぞわと湧いてきた光景をよく覚えている。あのときは、自分のアパートが南京虫に占領されたと思い込んでいた。『ニューヨーク・ポスト』紙の編集室でパニックを起こし、泣き崩れた。父の三階にあるアパートの窓から飛び下りそうになった。まわりにいる看護師はじつは変装した新聞記者で、わたしの行動をスパイしているのだと疑った。浴槽に目玉がぷかぷか浮かんでいて、ぞっとしたこともある。わたしには念力で人を年寄りにすることができると信じていた。それに、担当医だった、あまりやる気のないしたり顔の精神科医が、わたしを「興味深い症例」と呼び――あとでわかったことだが――必要以上に抗精神病薬を投与したことも覚えている。それは、担当の医療チームがわたしのことをとうとうあきらめ、「精神科病院へ移送」という文言がカルテに初めて記された頃のことだ。

　でも、どんな家族もそうしたと思うが、わたしの家族もこれに抵抗した。両親は断固として主張した。この子は頭がどうかしたみたいな行動をしているけれど、頭がどうかしているわけではない、と。それは大きな違いだ。たしかにわたしは暴力的だったし、パラノイアだったし、妄想もあったかもしれないが、あくまで病気のせいで、わたし自身がおかしくなったわけではない。本来のわたしではないのだ。流感やガンや不運に襲われるのと同じように、何かがわたしに降りかかった。だが、医師たちはその時点では、感染症やガンのように、はっきりした治療方針のある具体的な身体的原因を見つけられず、彼らの視点はよそに移った。まず双極性障害の可能性が取り沙汰され、わたしの精神病症状がますます強まると、統合失調感情障害が有望視された。わたしの症状を見れば、そう診断するのも当然だった。幻覚を見、精神病症状が現れ、認知機能も落ちていた。こういう病状の急激な変化は、どんな検査でも説明がつかなかったから、双極性障害か統合失調感情障害患者にしか見えなかったのだろう。結局それは誤診だったわけだが、同じような別のケースでは「正しかった」かもしれない。

　こんなふうに曖昧な診断のあいだで右往左往している分野は、なにも精神科だけではない。一生のうちに一度でも、原因や治療法のわからない病気で苦しんだり、正しい治療が遅れてつらい思いをしたり、場合によっては死に至る、重大な医療過誤に遭う可能性はけっして低くはないのだ。原因や治療法がわかっていない病気はかなり多く、アルツハイマー病やシンドロームX、乳幼児突然死症候群など、枚挙に暇がない。かかりつけ医に診察に訪れる人の三分の一は、原因がわからない、あるいは「医学的に説明できない」[11]病気だと考えられる。たとえばタイレノールのようなありふれた市販薬さえ、なぜ頭痛に効くのか、じつは理由がはっきりしない。[12]また、麻酔中の脳内で正確には何が起きているのか、本当のところはわからない。[13]毎年二億五〇〇〇万人もの人に麻酔処置がおこなわれているというのに。

かつて利益欲しさに強欲な医療従事者による過剰処方が横行し、それがアヘン製剤の流行をもたらしたことを考えてみてほしい。依存性の高いアヘン製剤の処方がごく当たり前におこなわれていて、薬が知らず知らずのうちに患者の体を蝕み、死亡させることさえあるとわかって、ようやく規制されるようになったのだ。定説にはしばしばこのような再評価が必要となる。

認めない人もいるかもしれないが、医療というのは確証より信頼をもとにおこなわれることがしばしばだ。病気を予防するのにワクチン（水疱瘡、ポリオ、麻疹など）、健康的な生活習慣（飲料水の浄化、禁煙など）、事前の画像走査（前立腺ガン、乳ガン、皮膚ガンなど）といった方策もあるが、実際に病気になったときには、結局のところ自己の治癒能力に頼るしかない。

曖昧な点では共通していても、精神医学にはほかの医学分野と決定的に違うところがある。患者の意に背いて治療を強制したり、無理に抑制したりすることができる医療分野は精神科だけなのだ。たとえば病態失認[14]のような、患者自身、自分が病気だとわからない状態に頻繁に対処しなければならない分野はほかになく、医療者自身がいつどうやって介入するべきか、難しい判断をしなければならない。精神医学は、患者の人格、信念、倫理観を裁定する。それは、社会の医療体制を映す鏡でもある。ある医師がカルテに書き込んだ診断のせいで、それまでとはまったく別の病院にひょいと送られる恐れがある。ほかの医学的所見はみんな無視されて、精神科の所見だけに注目が集まるのだ。

ただしわたしはこの時点で、ほかの多くの患者のケースとは別の方向に向かう。さまざまな要素が運よく重なって——わたしの年齢、人種、住んでいた場所、社会経済状況、充分な保険——医師たちが検査を次々におこない、その結果、腰椎穿刺によって、脳を狙う自己抗体の存在が明らかになったのだ。これが精神科の診断への明確な反証となった。髄液検査や抗体精密検査、さまざまな研究結果が裏づけとなり、わたしの病気は神経系のものということに落ち着いた。今や医師たちは状況をわずか一文で説明することができた——体が脳を攻撃したのだ、と。治療の対策がたてられたことで、病状は快方に向かうだろうし、治癒さえ見込めるようになった。曖昧で間接的な治療のかわりに希望が生まれ、いろいろなことが明確になり、気持ちも前向きになった。わたしを責める人も、わたしが訴える症状が現実かどうか疑う人もいなくなった。酒量やストレス、家族との関係も尋ねられなくなった。もう誰も、問題はわたしの頭の中身だと遠回しに指摘したりしなかった。

わたしのケースは、医学の進歩の勝利で終わった。すべては最新の神経科学のおかげだ。「この女性は頭がどうかして」いたはずが、今や完治したのだ。医学はこういうさまざまな症例を基盤として成り立っている。たとえば、分子標的療法ののち完全寛解した、ステージ4の肺ガンを患っていた父親。人工内耳手術を受け、音のない世界から脱出した幼児。皮膚の難病だったが、幹細胞から生まれた新たな皮膚によって救われた男の子。こういう話が、医学は右肩上がりで進歩しているという認識を支えている。わたしたちはひたすら前進しており、体の謎を解き、すべての人を病から救うべく突き進むうちに、心という最後のフロンティアについてもいずれ理解が進むだろうと信じている。

診断がはっきりしてからこの四年間、わたしは自分の疾病について、闘いの歴史について、輸液療法のその後の進歩について、データを集めてきた。あの信じがたいほど不合理な孤独から身を守るための一種の鎧だ。わたし自身が進歩の証なのだ。それでも、あの精神病症状がまた舞い戻ってくるのではないかという不安が、いまだに頭から離れない。これを書いている今、双子を妊娠して五か月ほど経ち、体がいともたやすく思いどおりにならなくなる恐怖（とその経験）がつねによみがえる。一〇代の終わりにメラノーマと診断されたときもショックだったけれど、精神病症状を経験したときのあの「心の一部を病気に奪われた」ような感じはなかった。まさに人生で最も恐ろしい出来事だった。実際は神経学的な、要は「器質的な」症状ではあったが、あの混乱はわたし自身の中から出てきたもので、ほかのどんな「身体的」疾病にも増して怖いと思った。自己という感覚を、ものの見方を、自分の体という安心感を揺さぶられ、基盤を揺るがされた。どんなにデータを集めても、この事実の前では歯が立たない――人はみなとても細いロープにぶら下がっていて、なかにはそこから落ちてしまう者もいる。

わたしは『脳に棲む魔物』を出版して、こういう病気があるということをもっと世の中に知ってもらおうとし、その後、医学校や神経医学会に呼ばれてあちこちで講演もした。正しく診断されないまま放置される患者を一人も出してはならないという強い決意で、伝道師さながら、自分の病気についてふれまわった。あるとき、精神科の病院として機能しているある施設で、大勢の医師の前で話をする機会があった。兵舎を改築した建物ながら、白で統一された明るくモダンな雰囲気だった。本物の病院みたい、と思ったことを覚えている（出張用に荷造りしたとき、わたしはどうかしている感じじゃない、洗練された大人っぽい雰囲気の服装を心がけた。アンテイラーの黒とターコイズブルーのシンプルなシフトドレスと、ぱりっとした黒のジャケットだ）。講演が終わったあと、一人の精神科医が講演者たちの前で自己紹介し、ある担当患者について穏やかに、でもやや逼迫した口調で話し始めた。その女性は統合失調症と診断されていたが、医師本人の言葉を借りれば、「何かがしっくりこない」のだという。実際、彼女を見ていると、どうもわたしのことを思い出すらしい。女性はわたしと同年輩で、同じ診断を受け、似たような症状だった。しかし、一緒に治療を受けている、深刻な精神疾患を抱えるほかの患者たちと変わらないようにも見える。問題は、違いをどこで判断すればいいのか、ということだ。わたしが受けた処置（自分の体が自分を攻撃するのを止める輸液療法）に反応する患者か、精神科の治療をすべき患者か。医師のグループは次にどういうステップに進むべきか議論し、血液検査、腰椎穿刺、ＭＲＩ検査がこの女性の診断の再考に役立つだろうと結論した。その後、病棟の廊下をわたしたちみんなで移動していたとき、グループセラピーをしている患者の部屋を通りかかり、わたしはつい考えてしまった。この中に彼女はいるの？

この講演のあと、話に出たあの若い女性は、検査の結果、本当にわたしと同じ自己免疫性脳炎だと判明した。でも、入院期間が一か月ですんだわたしと違って、彼女が誤診されたのは二年も前のことであり、失った認知力の回復はおそらく難しいだろう。生活上の最も基本的なことさえもはやできなくなり、せっかく正しい診断がくだったというのに、ある医師の話では、今では永遠の子どものようになってしまっているという。

手記を出版したことで、自分の経験については調べ尽くしたと思っていた。でも、本物の狂気から生還した自分は二つの世界の橋渡し役だと気づいてしまったら、もう現実に背を向けることはできない。自分のカルテに記された「精神科病院へ移送」という言葉を、わたしは二度と忘れられない。あの女性に起きたことは、わたしにも起きるところだったのだ。姿見で自分の鏡像を見ているような感じだった。彼女は、そうなっていたかもしれない自分の姿だった。

重い精神疾患に苦しむ何百万という人々とわたしたち（わたしとわたしの鏡像）とではどこが違うのだろう？　なぜこれほど簡単に誤診が起きるのか？　精神病とは結局のところ何か、同じ病苦でも片や〝リアル〟なのに、片やそう思えないのはなぜか？　手記を出版して以来こうした疑問が頭から離れず、そうこうするうちに、わたしの電子メールの受信箱に医療システムの中でもがき苦しむ人たちの訴えが到着し始めた。

たとえばある電子メールは、二〇年にわたってつらい精神病症状と闘ってきた三六歳の男性の父親からのものだった。現代医学はまるであてにならないと彼は訴えていた。「医療従事者たちは、彼らにも治せる『身体疾患』ではないという理由で、息子を非難しているように思えます」[15]できるのは投薬治療だけで、これは何の役にも立たず、むしろ症状を悪化させた。ほかの治療法をお願いしますという家族の訴えに対し、医者の回答は「とにかく薬を飲んでください。さもないと無理やり飲ませます」というものだった。

わたしの本を読んで自分の息子の窮状を認識した彼は、わたしの両親が医療システムに抵抗して突破口を開いたことに触発された。わたしの回復した様子が支えとなって、もっと息子のためになる答えを今も探し続けているという。ところが、その後わたしが口にした言葉に、彼はひどく傷ついたというのだ。彼の電子メールに添付されていたのは、手記のペーパーバック版発売記念イベントでのわたしのスピーチの模様を録画したYouTubeへのリンクだった。それを見たとき、わたしは自分で自分の頬をひっぱたいているような気分になった。彼はわたしの発言をそこに引用していた。「わたしの病気は精神疾患のように見えましたが、じつは**そうではなく**、身体疾患だったんです」

この父親は、息子の担当医から頻繁に聞かされる、同じ不当な差別的発言をこのわたしがしているのを見て、裏切られた気分だったそうだ。「脳は身体器官であり、脳の中で発生する病気だって身体疾患です。どうしてそれが『精神疾患』という言葉になるのでしょう？　わたしは何か間違っていますか？」

もちろん彼は正しい。自分を閉鎖病棟に閉じ込め、下手をしたら殺しかねなかった、何の根拠もない同じ二分法を、どうしてわたしは平気で受け入れてしまっていたのだろう？　自分は身体疾患だった、精神疾患の人たちとは一線を画す治療法で〝治った〟のだ、と信じたかったから？　単純化しすぎる危険を平気で無視して、わたしは、そしてわたしたちは、ほかにどんなことを事実として受け入れてきたのか？　心と脳について、わたしたちはいったいいくつの誤りを常識と考えてきただろう？　脳疾患と精神疾患の境界はどこにあり、そもそもなぜわたしたちは両者を区別しようとするのか？　わたしたちは精神疾患について完全に誤解してきたのか？

これらの疑問に答えるには、大好きな医師で、わたしにとっては『ドクター・ハウス』のような存在である、神経科医のサウヘル・ナジャーが研修医によくあたえるアドバイスを心に留める必要がある。「未来を見るには過去を振り返らなければならない」

第2章 ネリー・ブライ[1]

一八八七年、ニューヨーク

その若い女性は自分の顔をじっと見た。悲しげな大きな目が鏡の中からこちらを見返すのを、かろうじて見て取る。彼女はほほ笑み、怒り、顔をしかめた。怪談を音読してみる。だんだん怖くなって、ガスランプをつけてからまた鏡の前に戻った。明け方までそのぞっとするような目つきを練習し、風呂に入ってから虫食いだらけの古ぼけたドレスを着る。先のことを考えると不安ばかりがふくらみ、無理やりそれを押さえ込む。ひょっとすると帰ってこられない恐れさえあり、たとえ帰ることができたとしても、すべてが一変しているかもしれない。「頭がおかしいふりを続けるストレスで、本当に頭がどうかしてしまうかもしれない。そうなれば二度と戻れないだろう[2]」と彼女は書いている。

ひどく空腹だったが朝食を抜き、二番街にある女性一時収容施設に向かった。今朝の彼女はネリー・ブラウンと名乗った。エリザベス・ジェーン・コクランとして生まれ育ち、プロのジャーナリストになってからはネリー・ブライという筆名を使ってきたのだが。ジョゼフ・ピューリッツァーが経営する『ニューヨーク・ワールド』紙の編集者からあたえられた任務は、ブラックウェル島にある悪名高き女性精神病院に患者として潜入し、内部の状況を一人称で「わかりやすくありのままに」[3]レポートすることだった。とにかく、かの病院に入るには、自分が明らかに精神的に病んでいると「証明する」必要がある。だから無理に徹夜して睡眠不足によるストレスを体に加え、さらには乱れたみてくれとぎらぎらした目つきを演出して収容施設を訪れ、そこの管理人が慌てて呼んだ警察が、ネリーをさっさと精神病院送りにしてくれれば、それで計画が動きだすことになる。

アメリカ政府が精神病の発症率を追跡し始めた当初、精神病は「愚挙」と「精神錯乱」の二つのカテゴリー[4]に大きく分けられた。一八八〇年には、調査対象は躁病、うつ病、偏執狂、不全麻痺、痴呆、てんかん、アルコール中毒の七分野[5]にまで広がったが、一九世紀前半では、医師の大多数は狂気というのは画一的なものだと信じていた。いわゆる単一精神病論である。[6]狂人のような振る舞いをすれば、すなわち狂人だ、ということだ。

ほとんどどんな症状でも、行政の管理下に置かれる理由になった。「強迫性てんかん、代謝異常、梅毒、流行性脳炎による人格障害、次のような非道徳的状態：友人を失う、仕事上のトラブル、精神的ストレス、宗教的興奮、日射病、過度の興奮」[7]カリフォルニアのパットン州立病院の入院記録にはこのような記述がある。一九世紀の同病院への入院事例の中には、「過度のマスターベーション」や「ロバに頭を蹴られた」という理由も見つかる。ほかの病院の記録では、「ペパーミントキャンディの習慣的消費」や「タバコの過剰摂取」によって入院させられたかわいそうな人もいる。[8]子どもを亡くして気持ちが不安定？　病院に放り込まれるかもしれない。汚い言葉を使った? 病院の独房行き。月経周期が狂ったら、入院させられる恐れあり。反抗的な市民に対する分類として、精神病のレッテルはじつに便利で、精神病院の年間記録のあちこちで目にすることができる。社会慣行をあえて拒む女性たちにはヒステリーという言葉が投じられた。イギリスでは、サフラジェットと呼ばれた参政権を求める過激な女性運動家たちは、暴動傾向のあるヒステリーと診断された。[9] 一九世紀のルイジアナ州のある医師は、[10] 彼が研究した奴隷に特有の二種類の状態について述べている。一つは知覚異常症もしくは病理的怠惰症。もう一つは、束縛から逃れようとする(とくに説明のつかない)欲求、放浪癖。両者への対処法として、たとえば鞭打ちが推奨されている。ここに挙げたようなことは、医学的・科学的にどう解釈してみても、本物の疾患や障害とは見なせない。似非科学であり、医学に見せかけた単なる社会的束縛である。

一九世紀末に人ごみに石を投げたら、精神病院に入院したことがある人に当たる確率はかなり高かった。[11] 一方で、実際に入った人が元通りの姿で戻ってこられる確率はあまり高くなかった。一度でも狂っていると診断されたら、親権や財産、相続権を永遠に剝奪されても不思議ではない。一生とまではいかなくても、長いあいだ監禁されたままになる人も多かった。抵抗した者は殴られるか、瀉血(しゃけつ)、ヒルによる吸血、浣腸、誘導による嘔吐などの〝治療〟(これらの行為は当時の一般的な治療の主要レパートリーだった)がおこなわれた。当時精神病院に収容された人の多くが、入って数か月、ひどいときは数週間で死亡した。ただし、本当は命が危ぶまれる病気だったのに誤診されたせいなのか、院内の環境が死に結びついたのか、あるいはその両方だったのか、はっきりした証拠はない。

当時は狂気の定義をいくらでも柔軟に解釈できたため、それなりの手段を持つ家柄のいい人物なら、どこぞの医者に袖の下をつかませて、たとえば不従順な妻や邪魔な親戚など、厄介払いしたい人間を病院送りにできた。こういう話が嘘の診断に対する恐怖を煽ったことは想像に難くない。本当は病気でも何でもない人間が精神病院に閉じ込められているという記事がいくつも新聞に載り、不安の火に油を注いだ。

その例として挙げられるのが、イギリスの作家、レディ・ロジーナだ。[12] ずけずけとものを言うフェミニストで、やはり有名な作家である夫、エドワード・ブルワー＝リットン（「暗い嵐の夜だった」という、小説の定番とも言える書き出しを生み出した人物）は妻を毛嫌いするようになった。国会議員の議席があやうくなっていたこともあり、そんなやかまし屋の妻にかかずらっている暇はなかったから、精神病院に閉じ込めてしまえと考えた。しかし、自身有名人であり、マスコミが夫にプレッシャーをかけたおかげで、三週間後には病院から戻ってきたレディ・ロジーナは、一八八〇年代に『最悪の暮らし（A Blighted Life）』という体験記を書いた。「わずか二人の医師の診断で夫が妻を精神病院に監禁できるようにした、こんな専横的で犯罪的な法律はかつてなかった。医師たちは往々にして賄賂を握らされ、ありもしない狂気を大急ぎで証明する」[13]

このレディ・ロジーナの闘いを、アメリカでエリザベス・パッカードが引き継いだ。[14] 心霊主義に興味があったパッカードは、長老派教会の牧師である夫セオフィラスと対立した。妻が交霊術に傾倒しているなんて、教会コミュニティにおけるセオフィラスの面目が丸つぶれだ。体面を保つため、彼は医者を雇って、妻は「少々頭がおかしい」と診断させ、彼女をジャクソンヴィル精神病院に送り込んだ。パッカードはそこに三年間監禁された。退院して夫の保護下に入ると、閉じ込められた部屋からなんとか脱け出そうと、窓からメモを落とした。これが友人の手に渡り、彼の手配で、パッカードの代理人となった一団が人身保護令状を請求したおかげで、彼女は法廷で自分の正常さを弁護する機会をあたえられた。陪審員たちはわずか七分の審議で、彼女の夫や医師の主張には耳を貸さずに、パッカードは正常だと結論した。彼女は『囚われ人たちの隠れた生活(The Prisoners' Hidden Life)』という本を出版し、病院で出会った、愛する者によって病院送りにされた女性たちの経験をそこに記した。その作品がきっかけとなって、イリノイ州は「個人の自由保護法案」を可決し、精神異常と告発された者はみな法廷でみずからを弁護する権利を認められた。医師は買収されている可能性があるという認識が共有されたからだ(パッカードが病院で矯正された可能性については否定の見解が多数だった。陪審員たちが精神病に関しては不案内だったせいだと思われる)。

さて、ネリー・ブライは施設でひと騒動起こしてまんまと警官たちに連行され、マンハッタンのエセックス・マーケット警察裁判所に引っぱり出された。そこで、彼女を病院送りにすべきかどうか、判事の判断がくだされることになる。幸い(彼女にとってというより、『ニューヨーク・ワールド』紙にとって)、判事は朝の騒動について何も疑いを持たなかった。

「かわいそうに」ダフィ判事は言った。[15]「身なりもいいし、レディだ……本当はとてもいい子にちがいない」ブライは手持ちの中でいちばんぼろぼろの服を着て、できるかぎり尋常ではない振る舞いをしたというのに、外見や所作に滲み出る品のよさを見抜いた判事は、なかなか判決を言い渡せなかった。ブラックウェル島は保護施設とはとても言えない場所だと知っていたから、育ちのよさそうなその娘を辱めるのが忍びなかったのだ。「この哀れな娘をどうしていいのか、わたしにもわからない」判事は言った。「充分に世話をしてもらうべきだ」

「島へ送ってください」警官の一人が言った。

判事は「狂気専門家」を法廷に呼んだ。この頃から、狂人を相手にすることを選んだ医師を俗にそう呼ぶようになったのだ。ほかにも「エイリアニスト」「メディカル・サイコロジスト（医療心理士）」などの名称のほか、揶揄する意味で「バグハウス・ドクター（精神病院の先生）」[16]「偽医者」「マッド・ドクター」とも呼ばれ、専門も職場もおもに精神科内に限定された（二〇世紀初頭には、現在も使われている「サイキアトリスト（精神科医）」という呼び方が好まれるようになる）[17]。

狂気専門家は、舌を見るために、「あー」と言ってくださいとブライに頼んだ。それから目に光を当て、脈を診、心音を聞いた。ブライは息を呑んだ。「狂人の鼓動がどんなふうなのか、見当もつかなかった」とのちに書いている。それでもバイタルサインは彼女をうまく取り繕ってくれたらしい。どんな計測値から彼女を正気ではないと考えたのかわからないが、専門家はブライをベルヴュー病院の精神病棟に送った。そこで別の医師の診察を受け、「完全に正気をなくしている」と診断されて、彼女はブラックウェル島に船で送致された。

ブライが船から岸に足を下ろしたとき、ウィスキー臭い係員が「女性精神病院にようこそ」と彼女を迎えた。「ここは狂人の居場所だ。一度足を踏み入れたら、二度と出られんぞ」[18]

「精神病院」を表す「アサイラム」という英単語は、「捕まらずにすむ安全な場所」という意味の古代ギリシア語（たとえばホメロスの戦士の台詞）から派生した。やがて古代ローマ時代になると、現在のような意味（「避難所」「暴力の危険のない場所」）を持つようになる。とくに精神病患者を収容するために建てられた最初のアサイラムは、後五〇〇年頃、ビザンチン帝国に出現し、[19]新たな千年紀が幕を開ける頃には、ヨーロッパ、中東、地中海地域の多くの町で、一つの町に一棟ずつ設置された。[20]先見の明があるように見えるものの、こんにちのような病院の概念が成立したのは近代のことだ。昔は、監獄、救貧院、病院はほとんど同じようなもので、[21]「アサイラム」は入所者の扱いに容赦がないことで知られていた。

精神病を持つ人の大多数は家族と暮らしていた。そう言うと穏やかなイメージが浮かぶかもしれないが、実際は過酷だった。一八世紀のアイルランド[22]では、精神病者は家の床に掘った五フィート〔約一・五メートル〕の穴に入れられた。たいていは立ち上がる動作をするだけの大きさもなく、脱け出せないように出口に障害物が置かれていた（「そこでたいていの人は死ぬ」）。当時のヨーロッパのほかの国々でも似たようなものだった。ドイツでは、病名もわからない精神病症状で苦しんでいた一〇代の若者が、長いこと豚小屋に鎖でつながれ、とうとう歩けなくなった。イングランドでは、精神病者は労役所の床の杭につながれた。あるスイスの町では、精神障害者の五分の一が自宅で常時、拘束状態にあった。

ヨーロッパ最古の精神病院、王立ベスレム病院[23]（俗名「ベドラム」）は、一二四七年にロンドンで何より優先されるものとして開設されたが、あくまで中世における意味での病院だった。つまり、貧しい人に慈善事業をおこなう施設である。約一世紀後には、精神病患者のみを受け入れるようになったが、彼らの考える治療とは、人を鎖でつなぎ、病を体から追い出すために鞭打ち、絶食させることだった。ある人は、ベスレム病院に一四年間幽閉され、首にはめられた「太い鉄の輪」[24]によって壁と鎖でつながれ、わずか一フィート〔約三〇センチ〕四方しか動けなかった。当時、正気をなくした人は家畜と変わらないと信じられていて、家畜と違って使い道がないのだから、それ以下の扱いをすべきだとされた。

一八〇〇年代半ば、アメリカ人活動家のドロシア・ディックスは、多額の遺産を活用して、精神病者問題に取り組んだ。[25]これほどの熱意をもってこの運動に身を捧げた人は、以降見当たらないくらいだ。三年間でアメリカじゅうを五万キロ近く移動して、[26]精神病者がいかにひどい扱いを受けているか明らかにしていった。「これほど人が苦しみ、貶められる姿を目の当たりにして、悲しみに沈んだ」[27]と彼女は記している。自分の皮膚をむしり取る女性、[28]家畜小屋で暮らすことを強いられている男性、光も差さない地下の檻に閉じ込められた女性、何年も同じ場所で鎖につながれた人々。アメリカ社会も、古いヨーロッパの「家庭内での扱い」からほとんど進歩していないことは明らかだった。疲れを知らない猪突猛進の運動家ディックスは、女性が政治と関わることが歓迎されない時代に、精神病者を保護するという「聖なる主張」[29]をマサチューセッツ州議会に要求した。彼女の努力が実って、道徳的療法をおこなう三二の精神病院が新たに創設された。[30]ドロシア・ディックスは一八八七年にこの世を去ったが、同年、かの勇敢なネリー・ブライがブラックウェル島に潜入した。本当の意味ではほとんど変わっていないということを明らかにするという点で、ディックスの思想の継承者だと言えるだろう。

ブラックウェル島はそれまでとは違う施設になるはずだった。「全世界の指標[31]」となるべく、イースト川の真ん中に建設された一四七エーカー〔約一八万坪〕の敷地を誇るその病院は、ディックスが主張する道徳的療法を実現するものだったのだ。主要方針はフランス人医師、フィリップ・ピネルの意見をもとにしており、彼は患者を（文字どおり）鎖から解放して、狂気に対して、より人間主義的なアプローチをしようとした。ただし、医学史学者たちは、彼の主張は現実的というより神話的なものだったと指摘しているが。「精神病者は、罰を受けて当然の罪人とは違い、人間性が病んでいるせいであのような悲惨な状態になっているのだから、その点をよく考慮すべきである[33]」とピネルは言っているのである。[32]

コネチカット州の医師エリ・トッド[34]は道徳的療法を合衆国に紹介し、新たに何が必要か概要を示した。平穏さと静けさ、健康的な食事、毎日のルーティン。古い「マッドハウス」や「ルナティックハウス」のかわりに、こういう新たな「保護施設（リトリート）」を建設し、都会のストレスから遠く離れた穏やかな環境で治療をおこなう。場合によっては小規模都市にも広め、そこでは病院幹部や医師、看護師が患者とともに暮らす。みんなで畑を耕し、キッチンで料理をし、家具を手作りしたり鉄道を引くようなことまでする。規則正しいルーティンや日々の労働が目的を生み、目的が意味を生み、それが回復につながる。医師と患者の関係が大事なのだ。患者は人として扱われ、病は癒えていく。

少なくとも、そういう意図はあったのだ。ブラックウェル病院は、一八三九年の創立当初はこの理想のもとで業務が開始されたのかもしれないが、ブライの時代にはすでに、国内でも最悪の部類に入るアサイラムの一つとなっていた。チャールズ・ディケンズは一八四二年にここを訪れ、その「活気のない、けだるげな、いかにもマッドハウスという雰囲気[35]」からすぐさま逃げ出したくなった（ディケンズはその後、妻のキャサリンをアサイラムに入れようとした。そうすれば若い女優と大手を振って浮気ができるからだ。彼がアサイラムの内情を知っていたことを考えれば、まさにぞっとするような行動である）。ブラックウェル病院には、収容可能人数をはるかに超えた人々が入っていた。たとえば、一人部屋に六人もの女性が押し込められていたのだ[36]。記事には「恐ろしい事例が次から次へと[37]」報告されていた。たとえば、独房で拘束衣を着たまま一人で子どもを産まされた患者[38]、あるいは殺鼠剤をプディングと間違えて食べて死んだ患者[39]。

ブラックウェル島でブライが目にした患者たちは、希望を失い、途方に暮れているように見えた。ぐるぐると同じところを回り続ける者、独り言を言う者、自分はまともなのに誰も話を聞いてくれないと何度もくり返す者。一方ブライは、院内に入るとすぐに狂人のふりをするのをやめた。「普段通りにしゃべり、振る舞った。ところがおかしなことに、わたしが普通に話したり行動したりすればするほど、どうかしているとまわりからは思われた[40]」と彼女は書いている。偽患者だと発覚するのではないかという心配（それはすぐに、発覚してほしいという切実な願いに変わったが）は、看護師に氷風呂に入れられ、体をごしごしと擦られたその瞬間に消えた。続けざまに水をバケツ三杯注がれ、鳥肌が立っていたブライの肌はしまいに青くなった。驚きのあまり、溺れているような気分になった（わたしが思うに、水責めに遭っているような感じではないだろうか）。「このときばかりは本当に頭がどうかしているように見えたはずだ」とブライは書いた。「今の自分がどんなに馬鹿げた姿をしているか考えると、自分で自分を抑えきれなくなり、大笑いしてしまった」

初日にしてすでに、人間性を捨てるとはどういうことか理解した。判事が目を留めたレディらしさが何だったにしろ、そんなものはそこでは無意味だった。ブライは大勢の無価値な貧者の一人でしかなかった。梅毒によるじくじくしたただれがある者さえ、患者はみな同じ浴槽で洗われ、お湯が垢や死んだ害虫でどろどろに汚れきったところで、やっと看護師が水を取り替える。食べ物はどれも腐敗し、バターさえ酸っぱかった。肉が食事に出たとしても、あまりにも硬すぎて、みな片隅をぎゅっと噛んだまま逆の隅を両手で思いきり引っぱって、食べられる大きさに裂かなければならなかった。トイレについて記事にするときには精一杯、端正な文章を心がけたものの、実際に使ったときは怖気を振るった。水を張った細長い水槽がトイレがわりで、定期的に中身を流すべきだということは誰が見てもわかった。でも、その神に見放された島では何もかもがそうなのだが、すべきこともめったにおこなわれない。

ブライは「六号棟」の仲間たちから話を聞いた。ドイツ人移民ルイザ・シャンツは、単に英語がしゃべれなかったせいでこの地獄に流れついた。「犯罪者と比べてみてほしい。犯罪者なら、自分の無実を証明するチャンスがいくらでもある。頭がどうかしていると宣告されたら、ここを出る希望さえない。生き延びる希望があるのだから、殺人者のほうがはるかにましではないか」[41]とブライは書いている。

別の患者からは、風呂に入るのを拒んだら看護師にさんざん叩かれ、翌朝死んでしまった若い娘の話を聞いた。また、島でおこなわれている「治療」の一つに「ベビーベッド」[42]という恐ろしい発明品があった。それはとても狭い檻で、患者はそこに横にならなければいけないのだが、あまりに狭いので身動き一つできないのだ――まるで棺のように。

数日もすると、暴露記事を書くのに充分すぎるほどの証拠が揃ったが、今度は二度とそこから出られないかもしれないという不安のほうが大きくなった。「そこは人間ネズミ捕りみたいなものだった[43]」とブライは書いている。「中に入るのは簡単だが、二度と出られない」それはけっして誇張ではなかった。一八七四年の報告によれば、ブラックウェル島に収容された人の平均滞在期間は一〇年から三〇年だった[44]。

この時点で、ブライは耳を貸してくれそうな人なら誰彼かまわず、自分は正気だと訴えた。ところが、「説得しようとすればするほど、相手は疑いを深めた[45]」という。

「あなたたち医師は何のためにここにいるんですか?[46]」ブライは尋ねた。

「患者の治療をし、治ったかどうか検査をするためですよ」医師は答えた。

「どんな検査でもしてください」ブライは訴えた。「それからわたしが正常かどうか判断を」

ところがいくら頼んでも、答えはいつも同じだった。「彼らはわたしのことを気にも留めない。ただの狂人のうわ言だと思っているからだ」

幸い、一〇日間も何の連絡もなかったので、仕事を彼女に頼んだ編集者が弁護士を送り込み、ブライはネズミ捕りから生還した。無事にマンハッタンに戻ってきたブライは、一八八七年、挿絵入りの記事を前後編に分けて『ニューヨーク・ワールド』紙に発表した。前編を「アサイラムの鉄格子の向こうで」、後編を「マッドハウスの内側」と題し、全国に配信された記事は人々を震えあがらせ、政治家も対処せざるを得なくなった。マンハッタン地方検事は大陪審を招集して調査に乗り出し[47]、ブライも証人として証言し、陪審員が島を見学する運びとなった。島は大急ぎで体裁を整えたが、隠蔽すべきものがあまりにも多すぎた。結局、ブライの勇気ある行動のおかげで、公的慈善矯正局は、患者のケアのための年間予算を六〇パーセント近く増やすことで合意した。

もし編集者の介入がなかったら、ブライはいつまで島に閉じ込められていただろう？　ほかの女性たちは？　誰も認めたくないかもしれないが、正気と狂気の境界は科学的に決められているとはとても言いがたく、量化も難しい。『ニューヨーク・ワールド』紙の特集ページの記者は、ブライの記事は「精神科の専門家たちは誰が正常で誰がそうでないか、じつは判別できていない[48]」ことを暴き、「彼女を診察した医師たちの持つ、精神病の診断に関する科学的学識は意味があるのか」という疑問を生んだ、と書いている。

つまり、一九世紀の時点では、精神科医たちは、アサイラムにあふれる患者の群れをどうしていいかわからなかったのだ。当然ながら、ほかの医療分野は、何の専門性もないように思える「狂気専門家たち」には目もくれなかった。ブライがアサイラムに潜入する数年前にルイ・パスツールによって微生物が病原体であることが明らかにされ、それがコレラや狂犬病のワクチン開発につながって、予防という概念が医学に革命をもたらした。数十年のあいだに、医学は瀉血のような危険な措置をおおむね放棄し、（ブライがアサイラムに入院する何十年も前に）白血病は血液疾患だということを特定して、病理学に新たな分野を切り拓いた。目に見えなかったものが突然目に見えるようになり、医学は新世紀に突入したのである。ところが、いまだ何も目に見えていない精神科医の持ち駒は、相変わらずアサイラムやら残酷な「ベビーベッド」装置やらで、原因を説明するはっきりした理論が何もなかった。

多少予算が投じられただけで、ブライの暴露記事が発表されたあとも結局何も変わらなかった（およそ一世紀のちにわかるように、変革するには、精神医療のど真ん中にもっと大きな迫撃弾を撃ち込む必要があったのだ）。

世界で最も洗練された裕福な都市の一つで、市民にこんな恐ろしいことがおこなわれているというせっかくの報道も、単純に捨て置かれた。

それは今も変わっていない。

第3章

狂気の存在する場所[1]

ブラックウェル島は、今はもう存在しない。ブライが悲惨な一〇日間を過ごした場所は、一九七三年にはフランクリン・D・ルーズベルト島と改名され、現在は都市計画によって高級マンションが林立している。しかし、彼女がそこで目撃したような恐ろしい苦しみはけっして消えたわけではない。ブライが答えを見つけようとしていた問い、つまり正気とは、あるいは狂気とは何か、ぞっとするような苦境にある人をケアするとはどういうことか、その問いの答えは、今もまだ見つかっていないのだ。

有史以来、狂気は人類につねにつきまとってきたが、その原因（いうなれば、狂気はどこに存在するのか）は長らくつかめなかった。歴史を通して眺めてみると、三種類の回答のあいだで認識が行ったり来たりしていたことがわかる。心あるいは魂の問題、脳の問題、環境問題の三つである。かつては、神や悪魔が直接手をくだした結果だというような、超自然的なものと信じられていた。発掘された紀元前五〇〇〇年頃の頭蓋骨から、そこに巣くっていたと思しき悪魔を追い出すために頭に穴をあける[2]、いわゆるトレパニングが人類最初期の解決策だったことがわかった。あるいは、別の魂を捧げれば悪霊がとらえた魂を返してくれると信じ、子どもや動物を生贄にするということもおこなわれた。[3] 初期のヒンドゥー教徒たちは、魂がとらえられるのはグラーヒーという女神のしわざだと信じ、グラーヒーという言葉は文字どおり「魂をとらえるもの」[4]を意味した。古代ギリシアでは、狂気は神々が腹を立てたり復讐心を燃やしたりしたときに降りかかってくると信じられ、それはユダヤ教やキリスト教の教えにも引き継がれた。信仰をなくしたり、高慢になったりすると、「主はあなたを撃って気を狂わせ」[5]ると旧約聖書は警告する。ダニエル書では、神はネブカデネザル[6]（「高ぶり歩む者」[7]）を荒れ狂う獣に変え、人間としての理性を奪って一種の狂気に陥らせて罰した。悪魔祓い、儀式的拷問、場合によっては火刑さえ、荒ぶる心から悪魔を追い出す方法として使われた。自殺は悪魔にそそのかされた行為と見なされ、未遂に終わった者は通りを引きまわされて絞首刑に処された。[8]

啓蒙主義の哲学者たちは、狂気とはすなわち非合理であるという異なる理論体系を構築し、人が狂うのは悪魔に乗り移られたせいではなく、理性が崩壊したことの副産物であると考え始めた。ルネ・デカルトは、心／魂は本質的に合理的な非物質であり、物質的な身体とはまったく別のものであると論じた。依然として宗教色が色濃く影響した考え方ではあるが、この二元論のおかげで狂気は「間違いなく、哲学的にも医学的にも探求するに足る正当な対象」[9]となった、と医学史学者ロイ・ポーターは著書『狂気』の中で述べている。

この医学分野がドイツ人医師ヨハン・クリスティアン・ライルによってpsychiatrie（プシュヒアトリー：精神医学）と名づけられたのは一八〇八年のことだった[10]（psychiatrieはライルの造語）。この新たな医学分野（最先端の考え方をする医師しか興味を持たないだろう、とライル自身が述べている）は精神と脳、心と体の関係を扱うもので、現代でいうホリスティック医療である。「純粋に精神的な疾病とか、純粋に化学的な、あるいは機能的な疾病などというものはありえないのだ。どの疾病にも全体性がある」[11]とライルは書いた。当時彼が提示した概念は現代にも充分通用する。いわく「精神疾患は総合的な病気である」、いわく「われわれは精神病患者を人道的に扱うべきであり、哲学者や神学者ではなく医師が対処しなければならない」。

ライルがこうして精神医学という分野を立ち上げても、どこかに必ずあるはずの「狂気の存在する場所」を見つけようとする多くの医師たちは、探求の手を止めなかった。何が狂気を起こすのだろう、と彼らは悩んだ。特定の居場所があるのか、あるいは寄生虫のしわざか？　外的環境によるものか、あるいは脳の中だけに原因があるのか？　精神科医たちは体を標的にし始めた。どうにかして狂気をそこから分離し、退治できればと考えたのだ。その過程で、恐ろしい治療法が次々に生み出された。チャールズ・ダーウィンの祖父であるエラスムス・ダーウィンが開発した回転椅子[12]は、それで目を回した患者にとことん嘔吐させ、感覚麻痺を起こさせて心を静めるとされた。あるいは「びっくり風呂」[13]は、患者の立っている場所の床が突然抜け、下に置かれた冷水のバスタブに患者を落として、ショックで狂気を追い払おうとするものだった。ずいぶん乱暴な治療法ではあるが、それでも精神医学の前進だとされた。少なくとも、もう悪魔のせいにはしなくなったのだから。

初期の精神科医で、アメリカ建国の父の一人でもあるベンジャミン・ラッシュ[14]は、狂気の原因は脳血管にあると信じ、それを根拠に常軌を逸した治療法をいくつかひねり出した。たとえば

「鎮静椅子」(史上最悪のトンデモ広告の一つ)は忌まわしい感覚麻痺装置で、患者は頭に木製の箱をかぶされて椅子にベルトで拘束される。刺激を遮断されたうえ動きも制限されるため、頭部への血流量が減るというわけだ。患者は長時間そこに座り続けなければならず、椅子には大きな穴があいていて、座ったまま用を足せるようにさえなっている。狂人は単に無視され、捨て置かれただけに留まらず、虐待されたのだ。精神病患者は「われわれとは違う存在」と見なされ、残虐行為の格好の的となったのである。

顕微鏡の発明によって、脳や神経系の輪郭が一つひとつ明らかになっていった。一八七四年、ドイツ人医師カール・ウェルニッケ[15]は、損傷すると、相手の話す言葉の意味がわからなくなる脳の部位を特定し、こういう状態はウェルニッケ失語と呼ばれるようになった。一九〇一年、フランクフルトで研究を続けていたアロイス・アルツハイマー博士[16]は、重度の精神機能障害や認知症を患う五一歳の女性の治療をおこなっていた。女性は一九〇六年に死亡し、その脳を解剖したアルツハイマー博士は病の原因をつきとめた。繊維状のストリングチーズが絡み合ったように見える、アミロイド沈着である。つまり、彼女の精神疾患は、不運にもそうしたタンパク質が脳内に蓄積した、ただそれだけのことが原因だったのか?

最大の成果は、梅毒研究からあがった。こんにちではすっかり忘れ去られている(とはいえ、復活の兆しはある)★[17]、一五世紀頃に見つかった疾病である。梅毒を患っていたと思われる有名人を挙げていけば、西欧文明に殿堂が堂々と建つくらいだ。フィンセント・ファン・ゴッホ、オスカー・ワイルド、フリードリッヒ・ニーチェ、ヘンリー八世、レフ・トルストイ、スコット・

ジョプリン、アブラハム・リンカーン、ルートヴィヒ・ヴァン・ベートーヴェン、アル・カポネ。

中世末期以来、この「あらゆる疾病の中で最も破壊的な疾病」[18]に関する話はいくらでもある。医師たちはのちにこの病を「心神喪失全身麻痺（ＧＰＩ）」と呼ぶようになり、二〇世紀初頭にアサイラムに入院した全男性の約二〇パーセントを占めていた。梅毒患者たちはまず躁病のような症状を呈し、ふらふらしながら病院に入ってくる。なかには大金持ちになったという誇大妄想に取り憑かれ、たとえば風変わりな帽子みたいなおかしなものに全財産を注ぎ込んでしまう者もいた。つっかえながらもたもたとしゃべる。月単位あるいは年単位でしだいに衰弱していき、人格が変わり記憶をなくし、歩いたり話したりする能力も失い、最終的にはどこかの精神病院の奥まった病棟に隔離されたまま死を迎えることになる。そうした患者たちの病歴がもし手に入れば、そこには必ず共通点があった。みな過去に梅毒性の潰瘍を患ったことがあるのだ。性感染症であるこの病気が狂気の潜在的な原因なのだろうか？

その疑問は、二人の研究者がＧＰＩで死亡した患者の脳から梅毒トレポネーマというらせん状の細菌を発見したことで[19]解決した。どうやらこの病は何年ものあいだ静かに潜伏し、やがて脳を侵して、今では第三期梅毒として[20]知られる諸症状を引き起こすらしい（梅毒は、ほかにも、たとえば「グレート・ポックス（ひどい疱瘡）」[21]「インフィニート・マラディ（無限疾患）」[22]「レディーズ・ディジー

★ 梅毒の患者数は全米で上昇している。二〇〇〇年にはわずか六〇〇〇例だったが、二〇一七年には三万六四四例になった。

ズ（貴婦人の病）[23]」「グレート・イミテーター（真似上手）[24]」「グレート・マスカレーダー（仮装上手）[25]」などと呼ばれた。つまり梅毒も、たとえば精神疾患のような何かほかの疾病のように見える、「なりすまし上手（グレート・プリテンダー）」疾病の一例である）。心理学者のクリス・フリスの言葉を借りれば、梅毒は「玉ねぎ状になった診断を次々に剝いていくようなものだ[26]」。こうして、一般に「狂気」と考えられていたものにじつは身体的原因があったということが、解明されたのである。何よりありがたかったのは、早期に対処すれば治療できるとわかったことだ。

（原因が異なるとはいえ、梅毒の症状と、わたしが罹患した自己免疫性脳炎には多くの共通点がある。だからわたしとしては、自己免疫性脳炎に「現代版梅毒」という不名誉な称号をあたえてもけっして間違いではないと思う。）

　心の科学が明らかになればなるほど、神経科学と精神医学の境界が曖昧になっていった。神経科学は二〇世紀に医学の一分野として確立され、それによって卒中、多発性硬化症、パーキンソン病など[27]「神経系の器質性疾患を独占支配する王国を築いた[28]」。一方、精神科医は、統合失調症やうつ病、不安障害[29]のような「実験室ではうまく原因が特定できない病気[30]」を引き受けた。いざ生物学分野でブレイクスルーが起きると、心の病気の一部は精神医学のもとを飛び出し、一般医学に合流した。神経科学者は脳が損傷を受けると体にどんな影響が現れるかを明らかにしようとし、精神科医は脳がどうやって感情や意思、自我を生むのかを理解しようとした。両者は多くの点で重なり合っているものの、そこにある境界線には精神と肉体を分けて考える二元論が如実に表れていて、それは現在も続いている。

もちろん、狂気の原因は梅毒とアルツハイマー病だけではない。ほかの原因を追跡して治療するうえで（ほかの原因が見つかれば、の話だが）、精神科医はさまざまな精神疾患をタイプ別に分類できるような（それがひいては原因の特定につながるかもしれない）、診断用語を開発する必要があった。それさえまだおぼつかない状態だったのである。

一九世紀末になって、ドイツ人医師エミール・クレペリン[31]がこの問題に取り組み始めた。読者のみなさんはひょっとすると彼の名前を聞くのは初めてかもしれないが、こんにち実践されている精神医療においては、じつは同じ一八五六年生まれのかのジークムント・フロイトよりも、はるかに大きく寄与しているのだ。流しの役者／オペラ歌手／語り部の息子として生まれたクレペリンが精神病の分類に生涯をかけたのは、そういう風来坊の父親への反発心もあったのかもしれない。彼は、誕生しつつあったこの精神医学という分野に新たな疾病分類あるいは診断体系をもたらし、これはのちに、現代精神医学のバイブルとも言える『精神疾患の診断・統計マニュアル（DSM）』にもつながった。クレペリンは何千という症例を検討し、いわゆる「狂気」とされるさまざまな症状をできるかぎり明確に分類していった。そして最終的には「早発性痴呆」という医学用語にたどり着くのである。[32]クレペリンは、一八九三年にまとめた『クレペリン精神医学』という精神医学の教科書の中で、早発性痴呆は精神病症状を引き起こす生物学的な疾病で、慢性痴呆の初期段階であり、しだいに悪化して「治療不可能な永続的障害を引き起こし[33]」、回復はまず見込めないと定義した。そして早発性痴呆の患者と「躁うつ病」の患者を別に分類した。躁うつ病とは、うつ病と躁病のあいだで気分や感情が変動する精神障害で、予後は長期にわたって良好である。この分類はこんにちも統合失調症（とそれを構成する各症状）と双極性障害（とそれを構成する各症状）に引き継がれている。クレペリンが早発性痴呆という診断名を発表してから約二〇年後、一九〇八年に、スイスの精神科医パウル・オイゲン・ブロイラー[34]がこの診断名にスキゾフレニアという新たな用語を提案した。訳すと「精神の分裂」という意味になり、長年この用語に誤解をもたらした。★その後、精神科医のクルト・シュナイダー[35]が、このスキゾフレニアを、幻聴や妄想、考想伝播といった「シュナイダー一級症状」と呼ばれる症状リストによって定義し直した〔日本でも二〇〇二年まで精神分裂病と呼称していたが、差別的な意味合いがあるとして、現在は統合失調症に変更された〕。

こうしてとうとう精神科医は症状の進行や結果を予測できるようになった。何より重要なのは、患者の苦しみに名前があたえられたことだ。個人的には、これは医師ができる最も重要な作業だと思う——たとえ治療法はわからなかったとしても。とはいえ、精神病の病因はまだ判然とせず、それは今も変わらない。

医師たちは「狂気に駆られた」脳をありとあらゆるやり方で切り刻み始めた。狂気は遺伝的なものであるという生半可な理論にもとづき、患者の甲状腺、卵巣、精嚢が切除された。ニュージャージー州トレントン州立病院の院長だったアメリカ人精神科医ヘンリー・コットン[36]は、感染症の副産物として生じる毒物が脳にまわって狂気を起こすという、精神疾患の「感染症理論」を発表した。発想としては悪くはない（実際に感染症が原因で精神病症状が出ることがある）が、そこからコットンが考えた治療法が悪夢だった。病原菌を排除するためにまず患者の歯を抜いたのだ。もちろん治療はうまくいかず、それでも考え直そうともせずに、扁桃腺、結腸、脾臓を次々に切除して、患者に治療不能な障害を負わせたり、死なせてしまうことさえあった。だが、患者には担当医を止める手段も発信力もなく、コットンにはこれといって何のお咎めもなかったのである。

また、臨床医も研究医も、狂気は劣悪な遺伝子によって引き起こされるという優生学運動の盛り上がりを支持した。[37] アメリカ合衆国では、一九〇七年から一九三七年までのあいだに三二州で断種法が成立した。[38] 望ましくない人間をこれ以上増やさないために、生殖能力を奪うことの何が悪い？ というわけだ。ナチスドイツは、アメリカで科学的に承認されたこのサディズムに、渡りに船とばかりに飛びつき、一九三四年から一九三九年にかけて、三〇万人ものドイツ国内の精神病患者に断種手術をおこなった[39]（対象となる診断名で最も多かったのが「先天性精神薄弱」[40]、続いて精神分裂病、てんかんだった）が、彼らはその後さらに踏み込んで、「無用の命」の絶滅を始め、第二次世界大戦の終戦までにドイツ国内で二〇万人以上の精神障害者が殺戮された。

戦後、ナチスの暴虐ぶりがアメリカ国内に知れ渡り、人々を震撼させたとき、精神医学のあり方を見直そうとする機はすでに充分に熟しており、精神病の生物学的原因を執拗に見つけようとする方針がようやく疑問視され始めた。とりわけ一九五五年には、五〇万人以上の人々が精神病院に入院するという史上最悪のレベルとなり、いよいよ待ったなしの状況に追い込まれたのであ[41]

★「スキゾフレニア」は今も非常に誤用の多い医学用語の一つだ。たとえば「schizophrenic」という単語をグーグル・ニュースで検索すると、ブラッド・ピット主演の『ウォー・マシーン』からフェイスブックの新しいコミュニティガイドラインまで、あらゆるものをこの言葉で形容しているのがわかるだろう。どれもはなはだしく誤った使い方である。

る。

一度に何か起きるときは起きるもので、クレペリンが早発性痴呆という疾病について発表した同じ年、フロイトが精神分析学という、精神を扱う新たな理論を打ち立てた。精神病院の臨床医たちが患者の身体を診察する一方で、精神分析医と呼ばれる医師たちはそれとは遠くかけ離れたところに答えを求め、どちらも同じ心を扱いながらまったく違う学問に携わっているようにさえ見えた。精神病院の外で研究される精神医学は、その内側での実際の診療とはほとんど共通点がなかった。精神病院の外での研究は、精神病の存在する場所は灰色の脳みそではなく、「心」だとした。わたしのように神経伝達物質やドーパミン作動性経路、NMDA受容体みたいな言葉になじんでいる人間からすると、ペニス羨望、男根期、エディプスコンプレックスといった当時流行した表現はいかにも過去の遺物という感じがして、なんとも居心地が悪い。でもこうした言葉が普通だったのは、そう昔のことではないのだ。今ではすっかりお年を召したベビーブーマーたちは、こういう単語が精神医学を席捲していた頃に生まれたのである。

精神分析学は、第二次世界大戦が始まる直前にヨーロッパからアメリカ合衆国になだれ込んできて、[42]精神的な悩みをこれまでにない新鮮な角度から照らす（そして今度こそ本物の治療法をもたらす）新理論として脚光を浴びた。折しも、体は健康そのものなのに、精神的な問題のせいで普通に仕事をしたり家庭生活を送ったりすることができない、戦争で疲弊した帰還兵たちが問題になっていた。肉体面より精神面で傷を負った兵士のほうが記録として多かったのは、歴史上このときが初めてだ。誰もが愕然とした。健康な若者が、肉体的には何の問題もないのに、いつもびくびくして縮こまり、何かというと癇癪を起こすようになるなら、自分だっていつそうなるかわからないではないか。

フロイト（アメリカで精神分析学が本当の意味で大流行する前にこの世を去った）が、この暗い不安の森から脱け出す道を提示してくれた。彼の説明によると、わたしたちの心は三つの部分で構成されている。イド（抑圧やかなえられなかった欲望であふれた無意識領域）、自我（自分自身）、超自我（意識）であり、その三つがつねに拮抗し合っているという。精神分析の目的は「無意識領域を表面化させて意識する」ことであり、分析の過程で、医師は患者の心の奥底にある葛藤に注目する。リビドー、抑圧された欲望、死の欲動、投影、願望充足的白昼夢など、幼少時から心の奥深くに封印してきた暗いぼんやりした気持ちである。ジャーナリストのジャネット・マルカムは、『精神分析——不可能な告白（Psychoanalysis: The Impossible Profession）』の中で、「わたしたちの行動には、どれ一つとっても、任意なもの、でたらめなもの、偶発的なもの、無意味なものはない」[43]と述べている。

エミール・クレペリン流の「こうであれば、必然的にこうなる」という厳格な生物学的診断より、丁寧に患者の話を聞いてくれ、治る可能性を示してくれるこの手の治療法を求めたくなるのは当然というものだ。たとえば、ある患者の症例をクレペリン派の医師たちとフロイトが分析して、まったく異なる解釈をしたことからもわかる。一八九三年、五一歳のドイツ人判事ダニエル・パウル・シュレーバー[44]は、世界を救うために、自分が女性になって新たな人類を生み出さなければならないという妄想にとらわれた。こんなおかしな考えを自分に吹き込んだのは「魂の殺人者」であるかかりつけの精神科医で、その医師は「神聖な光線」によってこの妄想を自分に植えつけた、と彼は非難した。クレペリンの言う早発性痴呆と診断されて、精神病院に入院させられたが、結局シュレーバーはそこで死亡した。シュレーバー判事の回想録『ある神経病者の手記』を読んだフロイトは、シュレーバーの行動は治療不能な脳疾患のせいではなく、抑圧されたホモセクシャル衝動から出たものだと論じた。心の奥の葛藤を癒せば、人そのものを癒すことになる、というわけだ。治療法を選べるとすれば、あなたならどちらを選ぶだろう？　アメリカ人はフロイトに殺到し、クレペリンとその一派は専門家だけが集う僻地へ追い払われた。

一九七〇年代には、精神科の教員は誰もが精神分析医になる訓練を受けさせられ、教科書も彼らによって書かれるものばかりとなった。精神分析医は一夜にして、「それまでも、そしてそれ以降も、持ったことがないほどの権力を手に入れた」[45]と精神科医のアレン・フランセスはわたしに言った。聖職者や両親のところに相談に行く人は今や誰もいなくなった。お金を払って精神分析医のところに行くのだ。「心のドクター」はあなたの「家族関係、文化的背景、職歴、男女関係、子どもとの関係、性的欲望」[46]について根掘り葉掘り聞きだそうとする。精神科医は、治療の難しい患者たちで一杯の精神病院の最奥部から大喜びで脱け出し、精神分析を勉強し直して、現代生活がもたらすストレスで神経をすり減らしている、いわゆる「心配性の健康人」を相手に、贅沢なトークセラピーを提供するようになった（なんなら週に五日も！）。精神分析医は患者を慎重に選り好みし（たいていは、それほど病状の深刻でない、裕福な白人）、本当に助けの必要な人々はなおざりにされた。[47]

アメリカ人は寝椅子に喜々として横たわり、セラピストの「ブランクスクリーン」化（分析者は患者の感情転移をありのままに映すスクリーンであるべきだとする考え）や「心は改善できる」という考え方に飛びついた。フロイトの死後何十年ものちに、突如としてフロイト式精神分析法が世間にあふれ返った。女性誌にも、広告にも（フロイトの甥エドワード・バーネイズ[48]は「広報の父」と呼ばれている）、CIAさえ精神分析法を採用した。フロイト理論にもとづいた『スポック博士の育児書』は、アメリカで聖書の次に売れた本となった。当時ベストセラーになった書籍には、ほかに、自由と抑圧のあいだのフロイト的拮抗という視点から歴史を再構築しようとした、ノーマン・O・ブラウン著『エロスとタナトス』があった。ハリウッドは、映画のセットについてアドバイスを仰ぐため精神分析医と契約した。保険会社は何か月分ものトークセラピーの料金を補償し、もっと深刻な医療行為と同じレベルで損害を賠償した。

しかし、いくら精神科医が大挙して分析医に鞍替えしても足りなかった。一九七〇年には、需要が供給を大幅に超過するようになっていた。それまでの精神科医は病人を管理するばかりだったが、精神分析医は患者の言葉に耳を傾けてくれた。うまくいけば、分析医とのやりとりから悩みの意味を知り、霧が晴れる。分析医は、患者を十把ひとからげに病人と断定するのではなく、患者一人ひとりに独特の悩みがあると考えた。そして、人の内面はさまざまな悩みが幾重にも重なった奥深いものだと理解させてくれた。性衝動の複雑さ。幼少時の体験が成人になってからの生活にどれだけ重大な意味を持つか。無意識が行動を通じて訴えかけること。フロイトによれば、

「患者とセラピストが交わす言葉」[49]から、わたしたちの内面の病んだ部分を掘り起こし、理解し、治療することさえできるという。一九二〇年、「言葉は本来魔術的なものであり、こんにちもその古来の魔力の大部分を持ち続けている」とフロイトは書いた。「よって、心理療法においては言葉の使い方を軽視してはならない」★

とはいえ欠点も多く、その一つは、両親（と家族）、とくに母親を明らかに非難の餌食にしている点だ（たとえば「冷蔵庫マザー」「母親のぬくもりの欠如」や「分裂病原の母親」「高圧的で口やかましく、支配的な女性で、父親のほうはたいてい弱い」。どちらもわが子を精神分裂病や自閉症にすると考えられていた）。ウィーンの精神分析医で「多大な影響力を持っていた」[51]ブルーノ・ベッテルハイム★★は、一九六七年の著書『自閉症――うつろな砦』の中で、精神障害、とくに自閉症を持つ患者の家族構成をナチス強制収容所にたとえた。[53]これは、ベッテルハイム自身ダッハウとブーヘンヴァルトの強制収容所に二年間収容されていたことを考えれば、はなはだ恐ろしい主張である。回復するには、家族との関係をいっさい絶つしかないとされた。

しかし、フロイトの何が解せないかといって、それは診断にこだわる点だ。実際、フロイト学派の人たちは「極端に診断中心のニヒリズム」[54]を展開していた。専門用語やら何やらは、精神分析医にとっては実際どうでもよかった。じつのところ、彼らのせいで社会的逸脱者の定義域が広がり、分析によって誰もがなんらかの診断を受けて、事実上、狂気と正気の境界がほとんどなくなってしまった。人類学者タニヤ・マリー・ラーマンが精神科医について研究した著書『二つの心について（Of Two Minds）』で書いたように、「現実のメンタルヘルスなど幻想だ」[55]というわけだ。

一九六二年にニューヨークの真ん中で一六〇〇〇人の人たちに二時間にわたっておこなったインタビューにもとづいた、今では悪評ふんぷんたるミッドタウン・マンハッタン研究[56]では、精神的に「健康」と考えられる人は全体のわずか五パーセントしかいなかった。世界じゅうの人がにわかに頭がおかしくなり、それを救うのが正義の味方たる精神科医、という図式だった。

誰もが精神病と診断される恐れがあり、しばしば実際にそう（誤）診断されたネリー・ブライの時代に、アメリカは逆戻りしてしまったかのようだった。

そして一九六九年二月、ペンシルヴェニア州のどこかの病院の受理面接室に〝デヴィッド・ルーリー〟なる人物が現れて、象徴的爆弾を仕掛けた。彼の存在そのものが、長いあいだ多くの人々が疑っていたことを証明したのだ。精神医学はもてはやされすぎている。じつのところ、そうして手に入れた力を自分でもどうしていいかわかっていなかったのだ。

★ 用語の定義を簡単に。「サイコセラピー（心理療法）」はより広い意味を含み、トークセラピーとの相互変換が可能である（しかし、特定の問題に絞る傾向が強いカウンセリングとは異なる）。一方、フロイトが始めた「サイコアナリシス（精神分析）」は、英国精神分析協議会によると、「最も複雑なトークセラピー[50]」だとされる。

★★ ベッテルハイムは一九九〇年に自殺したが、そのあとで彼が経歴を詐称し、研究でデータを捏造し、保護していた子どもたちを虐待していたなど、次々に問題が報じられた[52]ことを付け加えておく。

第4章

狂気の場所で正気でいること

わたしはときどき、ブラックウェル島からマンハッタンへ戻るフェリーに乗ったブライのことを想像する。風が髪をなぶり、川からたちのぼる饐えた臭いを嗅ぎながら、安堵の気持ちに酔っている。でも、自分が置き去りにしてきた女性たちのことを考えずにはいられない。「わたしは一〇日間、彼女たちと一緒にいた。[1] そしてたがいの悲しみを分かち合った。彼女たちは依然としてとらわれの身だというのに、自分だけ解放されることがひどく身勝手に思えた」ブライはそう書いている。「生きながらにして墓に埋葬され、地上の地獄で暮らす彼女たちを置き去りにし、わたしだけが再び自由になった」

自分の鏡像のことを、わたしのようには救われなかった、精神病棟に置き去りにした人たちのことを考えるたび、わたしもまさにそんなふうに感じていたのだ。

精神科病院で講演をして一、二か月後、わたしはマクリーン病院の心理学者デボラ・レヴィ博士と、同病院の彼女の同僚の精神科医ジョセフ・コイル博士と、ディナーをともにした。[2] レヴィ博士は重い精神疾患を引き起こす恐れのある（ほかでもない）遺伝子について研究しており、コイル博士は、わたしを襲った疾病で攻撃を受ける脳の器官、NMDA受容体研究においては随一の専門家である。二人の神経科学者の会話を追うのは、白熱したアイスホッケーの試合を観戦するようなもので、一瞬でもパックから目を離せば、戦況がわからなくなった。わたしたちは昔でいうヒステリー、現在は転換性障害と呼ばれる症状について話し、それから詐病とミュンヒハウゼン症候群の違いについて話題にした。詐病は、何かしらの報償のために（たとえば裁判で勝つため）病気のふりをすることであり、ミュンヒハウゼン症候群はとくに得するわけでもないのに病気を装う精神障害である。有名なジプシーローズ・ブランチャード事件〔二〇一五年、米国ミズーリ州で、人の同情や注目を集めるため母親によって重度の病気のふりをさせられていたジプシーローズが、恋人と共謀して母親を殺害した事件〕は、他人（子どもの場合が多い）に病気を装わせる代理ミュンヒハウゼン症候群の極端な例だ。さらに、精神医学と神経科学の境界を曖昧にするグレート・プリテンダー疾患について少し話し、わたしの罹患した病気が、「精神」疾患のふりをする「身体」疾患だという意味で、二つの世界をつなぐものになるかもしれないという話もした。

　わたしは最近自分の鏡像についてわかったことを打ち明けた。自分とあの鏡像――二年間も誤診され続けた自己免疫性脳炎の女性――とはどこにも違いはないはずだった。彼女だって同じ治療を受け、同じようにすばやく医師が介入し、同じように回復してしかるべきだった。しかし、一つの重大な違いで、彼女はそのレールに乗れなかった。彼女は精神病と診断され、診断はそのまま覆らなかった。わたしの診断は覆った。レヴィ博士はわたしに同情を示し、スタンフォード大学教授のデヴィッド・ローゼンハンの研究について聞いたことはあるかと尋ねてきた。

「幻聴があるふりをさせて人を精神病院に送り込み、統合失調症と診断させたのよ」

発表されて五〇年近く経つ今でも、ローゼンハンの論文は精神医学史上、最も版を重ね、引用されたものの一つだ（しかも彼は精神科医ではなく心理学者だった）。一九七三年一月、著名な科学誌『サイエンス』が、「狂気の場所で正気でいること」と題した九ページの論文を掲載した。その論旨を要約すると、精神医学には正気な人とそうでない人とを区別する信頼に足る基準がない、という驚くべきものだった。「じつは、診断法というのはときに使い勝手が悪く、信頼できないものだと以前からわかってはいたが、それでもわれわれはずっと使い続けてきた。だが今こうして、正気の人とそうでない人を区別することはできないと明確になったのである」[3]詳細にわたる実験データと、科学誌の中でも信用度の高い『サイエンス』で発表されたという事実が裏づけとなって、ローゼンハンのこの劇的な結論は「精神医学の心臓を刺し貫く刃」[4]となった、と三〇年後に『ジャーナル・オブ・ナーヴァス・アンド・メンタル・ディジーズ』誌に載った記事にも書かれた。

心理学と法学、両方の教授だったローゼンハンは、論文の冒頭でこんなふうに攻撃の火蓋を切った。「もし正気と狂気が存在するなら、違いはどこにあるのか？」[5]精神医学は、過去何世紀ものあいだそうだったように、これに答えられないことがわかった。この研究は「精神科の診断法にわずかなりとも残っていた正当性の名残をことごとく打ち砕いた」[6]と、コロンビア大学精神医学部の学部長ジェフリー・A・リーバーマンは言った。論文の発表後、「精神科医は、医学革命には仲間入りできない時代遅れな偽医者のように見えた」[7]と精神科医のアレン・フランセスはこぼした。

論文発表から一〇年以上が経過した一九八〇年代末には、心理学の入門書の八〇パーセント近くがローゼンハンの研究に触れていた。[8] 精神医学史ではたいてい、少なくとも一章は割いていて、たとえばわずか一三三ページしかない、ポケットサイズの *Psychiatry: A Very Short Introduction*（"どんなポンコツにもわかる精神医学"という感じの本）でさえ、「騙されやすい精神医学」と題したパートで丸々一ページ近くを使って取り上げている。[9] 今でも精神医学の入門講座の大部分で、四〇年前の大偉業として教えられている。なぜこの研究がここまでの権威を持ち続けているのかといえば、確かな科学的根拠があるからだ。それまでにもジャーナリストや作家、精神科医さえ、精神病患者の世界に潜入し、その惨状を暴露してきたが、ローゼンハンの研究は厳密性、サンプルの多さや範囲の広さ、幅広い内容という点で傑出しており、世間の注目度も高く、発表の場もタイミングも的確だった。ある新聞記者が書いているように、ボランティア調査員たちは「センセーションを巻き起こすことを目的とした無責任な連中」[10] ではなく、ローゼンハンという、スタンフォード大学で法学と心理学を教えているような信用できる人物が各方面から集めた人々だ。世界でも指折りの学術誌に掲載されたこの論文にもとづき、医薬品の使用量や、一日に職員が患者と過ごす時間、職員と患者の相互関係の質までもが定められた。ネリー・ブライのものをはじめとする、それ以前あるいはそれ以降のレポートにはいろいろと問題があったが、ようやくほとんど非の打ちどころのないデータが登場したというわけだ。

ボランティアは八人。[11] ローゼンハンもその一人だが、それ以外の七人はバラエティに富んでいて、大学院生一人、心理学者三人、医師二人、画家一人、主婦一人、合計すると男性五人、女性三人である。東海岸と西海岸の五つの州の一二の施設を受診した彼／彼女たちは、決まった症状を訴えた。「ドスンという音」や「空っぽだ」「空虚だ」という声が聞こえると医師に話すのだ（ローゼンハンの定めた厳密なデータ収集方法に従わなかった偽患者一人のデータについては研究対象からはずした、と脚注に書かれている）。この統一規格のもと、幻聴以外の点では異常のない人が入院できるかどうか、この研究は探った。そして、すべての精神科施設が、「偽患者たち」をこの症状のみにもとづき、重い精神疾患を患っていると診断した。躁うつ病の一件を除き、全員が精神分裂病と診断されたのである。入院期間は七日間から五二日間と幅広く、平均すると一九日だった。入院期間中に二一〇錠の薬剤（強力な向精神薬）が処方されたが、偽患者たちは薬を口内や衣服に隠す方法を教えられていたため、飲まずにあとでトイレで吐き出したり、捨てたりすることができた。

偽患者たちは、入院に際し、プライバシーに配慮して多少個人情報を改変はするが、病院内では自分のことをありのままに話した。いざ入院したあとは、退院の方法は自分で考えなければならなかった。「基本的には、自分は病気ではないと病院スタッフを説得しなければならないが、その方法は自力で編み出さなければならない旨、事前に了承を得ていた[12]」とローゼンハンは書いている。一世紀近く前にネリー・ブライが実行したように、彼／彼女たちは入院するとすぐ、「普通に」というか、その特異な環境で可能なかぎり普通に振る舞い、幻聴があるふりもやめた。それでも、入院した瞬間から、臨床医たちは罹患しているとされる精神疾患のプリズムを通してしか患者の行動を見なくなる。偽装であることを職員に見破られたボランティアは一人もいなかったが、最初の三つのケースでは、そこに入院していた患者たちの三〇パーセントがどこかおかしいと気づき、[13]一度など「あんたは病気じゃない。ジャーナリストか大学の先生だろう。病院の中をのぞいてるんだ」[14]と言われたという。偽患者が病棟内の様子を冷静に記録しているのを見た看護師の日誌には、「書くという振る舞いに従事している」[15]と報告されている。「精神分裂病のレッテルを一度貼られると、偽患者が何をしてもそれを覆すことはできない。そのレッテルのせいで、まわりの人間は患者自身や患者の行動をどうしても色眼鏡で見てしまうのである」[16]とローゼンハンは書く。

「精神科施設の入院患者の中には、本当は正常なのにそう思われていない人がいったいどれくらいいるのか、と人は思うだろう」[17]ローゼンハンは疑問を投げかける。「精神病院内にいると病気に見えるが、外に出れば〝正常〟になる人もいるかもしれない。言ってみれば、本人の中に狂気が巣食っているわけではなく、特異な環境に反応しているだけなのでは？」あるいは、看護師の「書くという振る舞い」という言葉からわかるように、ごく当たり前の行動をしているのに、精神病患者というレッテルのせいで、普通ではないと誤解されているのかもしれない。このような説話体の論文が、『サイエンス』誌のような、世界で最も広く科学者たちに読まれている学術誌[18]に掲載されるのはめったにないことだった。古くはトーマス・エジソンの、のちにアレクサンダー・グラハム・ベルの資金提供を得て発行された権威ある雑誌（ここに掲載された最も有名な論文には、たとえば初めてのヒトゲノムの完全解読結果、エイズウィルス発見当初の論文、アルバート・アインシュタインによる重力レンズ論文、天文学者エドウィン・ハッブルによる渦巻き銀河に関する論文などがある）。ここで発表されたという事実が、誰にも、おそらくはデヴィッド・ローゼンハン自身にさえ想像できなかったような成功をもたらしたのだろう。

世に発表されたとき、ローゼンハンの論文は、当時、精神医学界内部で起きつつあった、精神疾患などというものはそもそも存在しないのだという、より理論的な反論と同調する結果となった。振り子が再び大きく振られ、今度は第三の位置に向かおうとしていた。最初は、精神疾患はガンのように形ある脳内の病気だという考えが主流だったが、解決できない心の葛藤から生じるという理論へ移り、今や、「病気」そのものがそう見ようとする人の目の中にしか存在しないという考えが幅を利かせつつあった。最初からそう意図していたのかどうかは別にして、ローゼンハンの論文はこの考えに沿う結果となり、ボランティアたちは実際は健康体なのに、診断材料となる客観的事実からではなく、単に精神病院にいるから精神を病んでいると見なされたと論じている。こうしてローゼンハンは、反精神医学派に欠けていた重要な要素を提供した――論拠となる証拠である。

この研究が発表されたのは、ちょうど精神医学界がさまざまな悩みを抱えていたときだった。精神医学界が大きく揺れ動く、最初のきしみが聞こえ始めていた。あっと驚くような複数の研究結果から、精神医学に不信の目が向けられていたのである。一九七一年に米国と英国で大規模におこなわれた研究[19]では、両国の精神分裂病〔現統合失調症〕の診断基準がほとんど一致しないことが明らかになった。アメリカの精神科医はこの精神疾患をかなり広範囲にとらえ、恐ろしく大勢の人を精神分裂病と診断していたが、英国の医師は、躁うつ病、今でいう双極性障害と診断する傾向が強かったのである。また、別の研究によれば、同じアメリカ（イギリス）の精神科医でも、ある患者について診断が一致する確率は五〇パーセントに満たなかった。これはブラックジャックの勝率より低い。のちに認知行動療法の開祖となるアメリカ人精神科医アーロン・T・ベックは、精神科の診断の信頼性の低さに関する論文を二本発表した。たとえば一九六二年の論文では、同じ患者を診たとき、精神科医の診断が一致する確率はわずか五四パーセントだとした。[20]

一方、全国的に精神病院が次々に閉鎖されていった。一九六七年にロナルド・レーガンがカリフォルニア州知事に就任したときには、すでに州立病院は全精神病患者の半数を退院させていた。[21] レーガンの指揮のもと、カリフォルニア州は州内の精神科施設の閉鎖を加速させる複数の法案を成立させ、他州もこれに追随した。しかし、病院は閉まっても、精神医学は雑草のごとくハリウッド、政府、教育、子育て、政治、企業へと広まっていき、にわかに社会でもてはやされるようになった反面、重い精神疾患を抱える、本当に医療の助けを必要としている人々には背を向けた。

しかし社会全体としては、この精神医学の過度の普及を押し戻そうとしているように見えた。デヴィッド・ローゼンハンは、かの論文を発表したあと有名学者となり、マスコミにも頻繁に登場して、その研究は広く全国紙で取り上げられた。次から次へと記事が出て、なかには敵意むき出しのものもあった。『ニューヨーク・タイムズ』紙から『ジャーナル・オブ・アブノーマル・サイコロジー』誌に至るまで幅広いメディアで、人々は医療分野としての精神医学の限界を論じた（今も米ニュースサイトRedditで検索すると、[22] この研究に関するページがいくつも現れ、コメント欄にはたくさんの投稿があって、自分を無視し、利用し、さんざんな目に遭わせてきた精神医学という医療分野に一矢報いる、権威ある学術論文として讃えている）。一九七〇年代には偽患者を真似する人さえ大勢現れて、たとえば一九七三年には、ジャクソンヴィル州立病院で、職員がある大学生を偽装者だと見破った[23]。その病院では、六か月間で二人目の偽患者だったという。

ローゼンハンは、精神医療の診断法を批評したというまさにその点を根拠に、精神病診断の権威と見なされるようになった。しかしじつは、臨床経験としては、心理学者の仕事を始めたばかりの頃に重い精神病患者の調査をするため（ただし治療はいっさいしていない）、病院で六か月間過ごしたことがあるだけだったのだ。それでも海軍の審問会で、ある艦長の精神分裂病の診断と非自発入院について証言したり[24]、退役軍人省で心理コンサルタントを務めたりし、精神医学の限界を象徴するマスコットとしていくつもの学会に呼ばれた。弁護士はローゼンハンの研究を引き合いに出し、精神科医を専門家の証人とすることは自己矛盾だと述べた。法廷で証言されても、「コイントス」[25]程度の確率の信憑性しかない、というわけだ。

わたしがデボラ・レヴィ博士から最初に教えてもらったときには、五〇年近くも昔のこの論文の影響が意外な方面にまで波及していて、たとえば精神疾患の生命中心主義モデルや精神病患者の脱施設化、反精神医学など、かなり異質なムーブメントでも言及されていることなど、知る由もなかった。それに、これをきっかけに、自分ではすっかりわかったと思っていたことについて考えを変えさせられるとも、思ってもみなかった。初めて論文を読んだときには、今までにこれを読んだ人たち同様、自分の経験とあまりにも共通点が多いことに気づいた。実際に、医師が貼ったレッテルによって、わたしに対する見方がころころ変わるのを体験したからだ。たとえば入院中、ある精神科医は、シンプルな白シャツに黒いレギンスというわたしの格好は「女性性を強調しすぎて」おり、それは過剰性欲の表れで、双極性障害という彼女の診断を裏づけると言った。この種のレッテルから来る決めつけはなかなか無視できないのだ。ところが、精神疾患と診断されて何週間も経ったのち、じつは神経性のものだったとわかるや否や、対応の質がよくなった。それまで医療関係者はだいたいにおいてよそよそしかったのに、急に同情や理解を示し始めた。まるで、精神疾患はわたしに落ち度があるけれど、身体疾患は不本意にも罹患した、もっと「リアル」な病気だと言わんばかりに。それは、精神科医が偽患者の症状を見て「精神的なもの」と断定したときの対応と同じだった。

「『精神疾患がある』とか『正気ではない』といった個人の特徴がなぜこれほど強力な印象を人にあたえるのか、はっきりしない[26]」ローゼンハンは書いている。「脚を折っても治癒するが、精神疾患はずっと治らないと言われている。折れた脚を見ても人は怖がったりしないが、精神分裂病患者だったら？　精神病患者に対する人々の反応は、不安、敵意、よそよそしさ、疑い、恐怖心が特徴だということは、いくつものデータですでに明らかにされている。精神障害者は社会的に疎外されているのである」

入院していたあいだ、この八人の偽患者たちはきっとみな自己喪失感を覚えていただろうし、同情されたりケアされたりするに値しないかのように白い目で見られていた様子に、わたしは心底腹が立った。「偽患者たちはすっかり人格を奪われて、透明人間になったような気がし、存在価値がないとさえ思えたという」[27]とローゼンハンは書く。医師たちの傲慢な態度にも、彼らは怒りを覚えたはずだ。本当ははっきりわからないくせに、自分は絶対に間違っていないと言わんばかりに強気に出るのだ。「病気についてようやく理解が進み始めたばかりだと認めもせず、われわれは患者に『精神分裂病』、『躁うつ病』、『正気をなくしている』とレッテルを貼り続ける。まるで、そうした言葉をあたえれば、それで病気の本質がわかったかのように。だが、実際のところ……わたしたちには正気と狂気の区別もつけられないのである」[28]とローゼンハンは書いた。

初めて「狂気の場所で正気でいること」をボストンの静かなホテルの部屋で読んだとき（その後、何百回と読むことになるのだが）、なぜ大多数の人がこれを歓迎し、逆に精神医学界の権威筋はおおむね歯牙にもかけなかったか、すぐにわかった。わたしに電子メールをくれたあの父親の主張を、ローゼンハンの研究はおおやけに認めたのだ。元患者として、あのときの自分の失望や鬱屈が、そこかしこにあるのがわかった。そして、わたしが自分の鏡像を思い描いたときに感じた怒りが、ローゼンハンの論文の底流に終始流れているのが本能的に感じられた。精神疾患という診断にがんじがらめにされた、あの名前も知らない女性。彼女はもう二度と、以前の彼女には戻れないのだ。

「あなたは現代の偽患者ね」あの晩、レヴィ博士は食事をしながら言った。わたしも精神病患者と誤解された人間だという意味でそう言ったのだ。

でもわたしは別の意味にとった。つまり、これはわたしへの挑戦であり、この論文についてもっと調べて、この研究と五〇年前にローゼンハンが投げかけた劇的な疑問が、わたしたちの医療システムに置き去りにされた声なき人々をはたして救うことになったのか、追究しろという指令なのだと。

第5章

謎が謎に包まれている謎の男［1］

デヴィッド・ローゼンハンについては、わからないことがたくさんあった。彼自身の体験について、偽患者たちのこと、実験内容をどう構築し、どうやって実行したのか。しかしローゼンハンは二〇一二年に亡くなっていた。ちょうどわたしが自著『脳に棲む魔物』の出版に向けて準備をしていた頃だ。彼の詳しい業績を血眼になって探したが、例の論文の姉妹編が一編あるのと（そこでローゼンハンは、本編のほうで指摘したいくつかの疑問点について説明している）、彼が執筆した異常心理学の教科書の序文で簡単に触れている以外は、この研究について何の文章も残していない。じつはある出版社と出版契約を交わしていたのだが、結局原稿は提出されず、のちにその出版社から訴訟を起こされている。あんなに強く主張していたテーマを、あっさり放棄しただなんて。なぜ彼は口をつぐんでしまったのか？

ところが、答えはそう簡単には見つからなかった。グーグル検索や各種資料の基本的な調査では、論文「狂気の場所で正気でいること」の成立について今わかっていること以上の情報は何も手に入らなかった。それは新聞記事にしても同じだった。八人の匿名の偽患者、一二軒の病院、「ドスン」という音、「空っぽだ」「空虚だ」という声など、実験の前提条件として提示されていること以外にはほとんど明かされていないかのようだった。偽患者は一人もおおやけの場に出てきていないし、名前もわからない。潜入した病院がどこか、打ち明けた者もいなかった。ローゼンハンは病院の名前については死ぬまで口にしなかった（ただし、一軒だけ例外がある。デラウェア州立病院だったのでは、という噂に対し、そこには偽患者を送っていないと院長にはっきり否定した）[2]。自身、病院名はけっして明かさないと心に決めていると書き残している。告発したいのは精神医療のシステム全般であって、個々の医師や病院を非難する気はなかったからだ。これだけ画期的な研究だったことを考えれば、五〇年近く経った今もその大部分が謎のままだというのは驚きだった。

たとえ内容が秘密めいていようと、この論文にショックを受けた人はわたしだけではなかったらしい――ただし別の意味で。一月にこの論文が発表されたあと、『サイエンス』誌四月号には、編集者宛ての怒りの手紙の数々が一二ページにわたって掲載されている。イェール大学のある精神科医はこう書いた。「ローゼンハンは独自の方法で人の関心をひきつけて、精神医療を貶め、その可能性を無視する今の傾向を是とする口実を、また一つ社会に提供したのかもしれない」[3]別の手紙にはこうある。「精神医療を必要としている人にいわれのない恐怖と不信感をあたえ、できるだけ質の高いケアについて教え、提供しようとしている人の仕事を難しくしただけだ」[4]彼らがおのおの立場からそう訴えたのだということは理解できる。だが、そうして彼らが立つ地面そのものが揺らぎだしていたのだ。

ローゼンハンが起こした議論は、その後何十年も尾を引いた。二〇〇四年、心理学者で作家のローレン・スレーター[5]は、彼の実験を再現したと発表した。彼女の著書は精神医学界から手厳しい批判を受けたが、その多くは、三〇年以上前にローゼンハンの研究をこき下ろしたのと同じ顔ぶれによるものだった。わたしは精神医学界の閉鎖性に驚いてしまった。ローゼンハンがデータで裏づける前からこの問題について認めていた人は大勢いるのだ。なぜそれを世に伝えたメッセンジャーだけを叩くのか？

しかし、そのメッセンジャーに多少なりともつながりそうなリンクについに突き当たった。デヴィッド・ローゼンハンが亡くなる前にBBCラジオで放送されたニュースレポート[6]から、ローゼンハンの個人資料は、彼の親友で同僚でもある、スタンフォード大学の将来有望な社会心理学者、リー・ロス[7]が管理していることがわかったのだ。わたしはすぐにレンタカーに飛び乗ったが、ジョーダン・ホールにあるスタンフォード大学心理学部に向かう途中で完全に道に迷ってしまった。

「遅れてすみません」リー・ロスと会ったときの録音テープから、わたしがそう言うのが聞こえてくる。その声からは、自分がインタビューしようとしている相手がいかに才能あふれる人物か意識して、緊張していることが痛いほど伝わってくる。リー・ロスは一〇〇編以上の論文を発表し、影響力のある学術的著書を三冊、編著は五冊にもおよぶ（わたしが訪ねたとき、ちょうど共著『その部屋のなかで最も賢い人』を書いている最中だった。社会心理学を読者の日常に当てはめて考えさせてくれる好著である）。また、かの有名な心理学者エイモス・トヴェルスキー（マイケル・ルイス著『かくて行動経済学は生まれり』の主人公の一人）とともに、スタンフォード国際紛争調停センターを設立した。

またリーは「根本的な帰属の誤り」という造語を作り、人は、他人の失敗はその人の人格と結びつけがちだが（彼女が遅刻したのは、時間管理がまるでできない、救いようのない方向音痴だからだ）、自分の失敗については外的要因のせいにする傾向がある（わたしが遅刻したのは、スタンフォード大学のキャンパスが意味もなく複雑な造りで、そのうえ駐車スペースが見つからなかったからだ）ことを理論化した。彼の研究テーマは、直感的判断／決断の欠点、人と人あるいは集団間で起きる誤解の原因、さらには「素朴実在論」（人それぞれで物の見え方は違うということを認めようとしない考え方）など、幅広い。また、初期の論文で「直感的心理学者」の欠点を論じ、研究者の思考バイアスがデータ解釈を歪めることを明らかにした。信念固執、言い換えれば、信じていることに反する証拠を見せられると、ますます頑なになることについても研究した。ほかにも、「偽の合意効果」という用語を使って、人は自分の信念がいかに一般的か過大評価する傾向があり、それが極端な思想の持ち主である場合とくに危険だと論じた。

もしリーの幅広い関心を数語にまとめるとするなら、それは「信念の誤謬性」だろう。そして彼は、この人の経験は自分と似ているとわたしが思い込むに至った人、デヴィッド・ローゼンハンの親友なのである。

リー・ロスは温和な人だが、ある同僚によれば、「馬鹿な真似には容赦しない」という。話し方はゆっくりで、まなざしには少し怖いくらい熱意がこもり、声はやさしく、何か意見を言おうとするとそっとこちらに首を傾け、人を見透かすようにじっと見つめる。そのすべてがわたしを緊張させた。

わたしはリーに、とりとめもなくまず自分の経験について話し、それがデヴィッド・ローゼンハンの論文につながった経緯を説明した。するとリーが途中で口を挟んだ。
「わたしはギラン・バレー症候群を患ったことがある。その頃は幻覚症状もあった。だがその原因は重度の睡眠不足にあったんだ。あのときは目を閉じることができなくてね。それにマイナス一四度以下になると誰でも幻覚を見ると言われている」

幻聴は重い精神疾患と結びつけられることが多い症状だが、じつはそう珍しいものはなく、左利きと同じぐらいの割合で起きるという研究結果もある。[8] 原因はさまざまで、高熱はもちろんのこと、聴覚損失、てんかん、アルコール禁断症状、大切な人との死別、強いストレスなどが挙げられる。もしあなたにも声が聞こえるとしたら、偉人たちの仲間入りをしたと言ってもいい。[9] ソクラテス、ジークムント・フロイト、ジャンヌ・ダルク、マーティン・ルーサー・キング牧師、ウィンストン・チャーチルがそうだからだ。

ギラン・バレー症候群は自己免疫疾患の一つで、体の免疫システムが神経を攻撃し、ときには全身麻痺に陥ることもある。リーの場合、わたしたちが会う五年前に発症し、一時的にものを呑みこむこともしゃべることもできなくなってしまったという。人と人との交流に大きな関心があった彼のような人間にとっては、最悪の病気だったはずだ。数か月間呼吸器やら栄養チューブやらにつながれたすえに回復し、後遺症があったとしてもわずかですんだ。

偶然だが、じつはデヴィッド・ローゼンハンもギラン・バレー症候群患者だった。この話は、リーと廊下に出て、ローゼンハンが三〇年以上仕事で使っていたオフィスを教えてもらったときに彼から聞いた。小さな建物の同じフロアで仕事をしていた二人が同じとても稀な自己免疫疾患にかかったことについて、ある医師に話したところ、とても驚いていた。一〇億分の一の確率だ、と彼は言った。だが事実なのだ。のちにローゼンハンの家族や友人にも確認した。この調査の過程でわたしが出くわした、無数の小さな奇跡の最初の一つだった。

わたしの訪問に先立ち、リーはローゼンハンの蔵書の中から、彼の理論の鍵になったとリーが思う本を数冊、用意してくれていた。トーマス・サズ『精神医学の神話』や、R・D・レイン『自己と他者』、アーヴィング・ゴッフマン『アサイラム――施設被収容者の日常世界』など、どれも反精神医学運動に関わる書籍ばかりだった。

ローゼンハンの本をめくるわたしに、リーは二人の友情について話してくれた。二人が出会ったのは一九七〇年代初頭で、ローゼンハンがスワースモア大学からスタンフォード大学心理学部に移ってきたときだった。当時のスタンフォードは名だたる心理学者の宝庫で、たとえば一九七一年に有名なスタンフォード監獄実験[10]を主導したフィリップ・ジンバルドーもその一人だ。最近映画にもなったこの観察研究は、大学のジョーダン・ホールという建物の地下で、有志の被験者に監守役と囚人役を演じさせ、刑務所生活のシミュレーションをさせようとしたとされる。数日も経つと、あたえられた権力に酔ってしまった監守役が囚人役を虐待し始め、囚人役のほうは逆に萎縮し、状況におとなしく従うようになった。ジンバルドーの研究論文は一九七三年、ローゼンハンの論文からそう時を置かずに発表され、ローゼンハンの論文と同様に、ジンバルドーを伝説の心理学者に祭り上げた。

リーとしばらくおしゃべりをしていたが、やがて彼がおもむろにファイルキャビネットに手を伸ばしていちばん上にあった書類箱を下ろし、ファイルを繰り始めた。そしてふと、書類ではち切れそうな分厚いフォルダーのところで手を止めた。

わたしは目を見開いた。フォルダーの中身が何か気づいたとき、自分の幸運が信じられなかった。もし予想通りなら、この掘り出し物は、ローゼンハン自身にインタビューする（もちろんもうできないわけだが）のと同じくらい価値がある。フォルダーからのぞいている書類には、〈正気でいることについて〉やら〈偽患者〉といったタイトルがついている。書類はさまざまな方向に飛び出していた。ファイル一つひとつは、ローゼンハンがそこにどう収めたかによって、きちんと整理されていたり、あまり整理されていなかったりした。中身をかきまわし始めると、それは文書係によってきれいに無菌化されているというより、彼の頭の中がそのまま表現されたものだとすぐにわかった。なんとなく覗き見をしているような感じがして、後ろめたいとも思えたが、よきにつけ悪しきにつけ長年タブロイド紙のニュースルームで仕事をしてきたせいで、人の汚れ物を漁ることにもすっかり慣れていた。

フォルダーのタイトルと中身が一致していることもあれば、していないこともあった。たとえば〈子どもの利他行動〉と書かれたフォルダーを開けてみたら、彼の愛車メルセデスの売買証書が見つかったり。「狂気の場所で正気でいること」の草稿もあり、ローゼンハンがばらばらに切った原稿をまるでパズルか何かのように貼り合わせたものや、彼自身が病院に潜入したときの手書きの日記式のメモも出てきた。〈批評〉とあるフォルダーには、同じ学者たちからの辛辣なコメントが収められていた。「科学のふりをした擬似科学」[11]「根拠なし」[12]「まったく不当」[13]このフォルダーから何かわかるとしたら、ローゼンハンが精神科医たちに心底腹を立てていたということだろう。こうしてその証拠を保管しているところを見ると、自分の仕事をよほど誇りに思っていたらしい。

やがて、使い古しの太い輪ゴムでまとめられた紙束に行き当たった。一ページ目にはこうある。

第1章[14]

どこからアイデアが生まれたのか、本当のところはわからない。わかるのはいつ、どうやってということだけだ。アイデアが完全にできあがってしまえば、出どころなどあまり関係ないが、まだ形成途中ならいくらか意味を持つかもしれない。今夜闇の中に潜んでいたものが、翌日行く道を台無しにしてしまうこともときにはある。

この研究をなぜ始めたのか話そうと思っても、アイデアについて何かしら明らかにするようには、自分では話せないと気づいた。おそらく、わたしより読者のみなさんのほうが、状況を客観的に見てうまく推察できるのではないだろうか。とりあえず、状況説明をさせてもらおう。

ローゼンハンの未出版の本だ。そこに少なくとも二〇〇ページ分はあった。わたしは胸が高鳴った。出版社ダブルデイが彼を訴えた、あの原稿なのだ。出版社はこれをかけて法廷で争い、結局手に入れられなかった。世間の人は誰一人、読んでいない原稿だ。わたしは何気ないふりを装ってそれを脇に置き、ほかにも情報はないか、血眼になって探し続けた。この研究について隅から隅まで理解するまで、投げ出すわけにはいかないと思っていた。何がきっかけでこの研究が始まり、どんな経過を経て実現したのか。関わった人全員の頭の中を探りたかった。今ここにそのチャンスが転がり込んできた。わたしは興奮を抑えようとしながら、〈偽患者〉のファイルを開けた。

わたしのロゼッタストーン発見。偽患者全員の名前[15]がそこにあった。

- デヴィッド・ルーリー、偽患者1番。三九歳の心理学者で、経済学者を装い、ビリントン州立病院に一〇日間入院。退院時の診断は寛解期にある分裂情動型精神分裂病。
- ジョン・ビーズリーとサラ・ビーズリー、偽患者2番、3番。精神科医と心理学者の夫婦で潜入。ジョンは二度潜入を試み、一度目はカーター州立病院に三週間、二度目はマウンテンヴュー病院に二週間入院した。ジョンは入院体験について、「カフカ的」と表現した。サラはウェスタリー郡立病院に一八日間入院。二人とも退院時の診断は寛解期にある精神分裂病。
- ジョンの姉のマーサ・コーツ、偽患者4番。未亡人で、主婦を装った。弟と義妹に続いて実験に参加し、ケニヨン州立病院に二週間入院して、精神分裂病の診断を受けた。
- ローラ・マーティンとボブ・マーティン、偽患者5番、6番。ローラは名の知れた抽象画家で、今回の実験では唯一私立の精神病院に入院した。五二日間の入院生活はショッキングで、退院したときの診断はほかの患者と違って躁うつ病だった。夫のボブは小児科医で、医療技術者と偽って、あまりきらびやかとは言えない精神病院に入院した。彼も精神分裂病と診断された。

・カール・ウェント、偽患者7番。四度にわたって潜入し、合計すると七六日間、閉鎖病棟に入院した。この研究にひどく取り憑かれており、カールはだんだん「中毒になりつつある」とローゼンハンも懸念していた。

・最後はビル・ディクソン、偽患者8番。ローゼンハンのもとで学ぶ大学院生で、閉鎖間近の公立病院に七日間入院、やはり精神分裂病と診断された。これで、八人中七人が精神分裂病と診断されたことになる。一二例の入院について、すべて誤診という結果となった。

偽患者1番のデヴィッド・ルーリーが、実際にはデヴィッド・ローゼンハンだということはすぐにわかった。つまり、ここにある偽患者の名前はすべて仮名ということだ。ビル・ディクソンやマーサ・コーツを一〇分程度ネット検索すればすむ、そんな簡単な話ではなさそうだったし、病院名にもやはり手が加えられていた。

そのときリーの声がして、わたしはいきなり現在のスタンフォードの彼のオフィスに引き戻された。

「デヴィッドは、どこかちょっとわかりにくい男だったよ」

「どういう意味ですか？」わたしは尋ねた。

「つまり……」リーはここで言葉を切り、言葉を慎重に選んだ。「彼には秘密があった。まあ、誰だってそうだがね。彼の中には劇作家が住んでいたんだ。俗に言う、謎が謎に包まれている謎の男だった」

今思い返すと、具体的にどういう意味なのか、尋ねておけばよかったと思う。でもそのときは、目の前にある文書への期待で頭が一杯だったのだ。

リーはまたファイルに話を戻した。「この中にあなたの答えが見つかるかもしれないね」彼は書類を示して言った。そこで急に言ったのだ。「ああそうだ、あれはどこにいったかな？」書類の束からあるフォルダーを見つけると抜き出して、自分のファイルキャビネットに近づいた。「これは個人的なものなので」そしてキャビネットにしまってから、わたしににっこり笑った。その笑みは何か誘いかけているのだろうか？　それとも考えすぎ？

車に戻ったわたしの頭の中で、ふいにリーの言葉がぐるぐると巡りだした。謎、謎、謎。

第2部

フェリックス・アンガー：
おれ、頭がどうかしちまったんだと思う。
オスカー・マディソン：
それでおまえの気がすむなら言うけど、おれもそう思う。*

――映画『おかしな二人』（一九六八）

第6章　デヴィッドの本質

六か月後、わたしはファイルと再会するために再びカリフォルニアを訪れた。ファイルは本来の持ち主で、ローゼンハンの親友だった臨床心理学者、フローレンス・ケラーのもとに移されていた。ローゼンハンは脳卒中を起こして体の自由が利かなくなり、二〇一二年に亡くなるまでの一〇年間介護施設に入っていたのだが、その混乱のさなか、フローレンスがその書類を預かることになったのだ。研究室の中のものが慌てて持ち出されていく中、フローレンスはなんとか〈正気であることについて〉とタイトルが書かれた箱を確保した。フローレンスがローゼンハンにそのことを報告すると、どうか預かっておいてくれと頼まれたのだという。

フローレンスは七〇代前半のすらっとした魅力的な美人で、[1]どこかキャサリン・ヘップバーンを思わせる雰囲気がある。ドアを開けて、屈託のない笑顔でわたしを迎えてくれたときも、振る舞いに余裕と自信が感じられた。パロアルトにある、ジョセフ・アイヒラー設計のミッドセンチュリー様式の平屋建ての屋敷を、彼女がひと通り案内してくれた。庭にはオレンジやマイヤーレモンの木々が植えられている。わたしは、キッチンのテーブルに同じ『ニューヨーカー』誌が二冊並べてあるのに気づいた。

「なぜ同じものが二冊?」わたしは尋ねた。

「これだけはラドリスと共有できないの」フローレンスは笑って言った。三〇年来の彼女のパートナー、ラドリスにはさまざまな呼び名がある。フローレンスは「LD」あるいは「彼女自身」と呼び、それ以外の人々のあいだでは「コーデル判事」で通っている。ラドリスはパロアルトの有名人で、高等裁判所判事を初めて務めたアフリカ系アメリカ人女性であり、引退後は全国ニュースで法律関係のコメンテーターをするほか、司法の独立性の訴えから警察の横暴に対する抗議まで、さまざまな問題を積極的に提起している。パロアルトに住んでいたら、助けを借りる、結婚を承認してもらう、弁護を頼む、そのいずれかの形でラドリスの世話になっている可能性が高い。

靴を脱いで部屋に入ったその瞬間から、フローレンスとわたしは共犯者になった。わたしは彼女を「ローゼンハン情報屋」と呼んだ。調査のあらゆる段階でどんでん返しが起きるたびに、わたしは彼女を頼りにした。ローゼンハンの胸のうちについて、彼の秘密について、誰より知っているのはフローレンスだった。二人が出会ったのは共通の友人のパーティの席だった。フローレンスはいつしか、男同士で交わす罵り言葉はほとんどどれも、じつは女性に向けられたものだと熱弁していた。目を熱っぽく輝かせている禿げ頭の男がすぐに彼女の意見に賛同し、二人はその考え方に合致する言葉を次々に挙げていった。

「サン・オブ・ア・ビッチ（娼婦の息子）、バスタード（父なし子）……」

「マザーファッカー（母親とヤルやつ）……」彼が続けた。

こうして思いつくかぎりの罵詈雑言を並べ、とうとうネタ切れする頃には、二人は固い友情で結ばれていた。

わたしはローゼンハンが実験で入院する前や最中に黄色い法律用箋に書いた手書きのメモの解読を、ずいぶんとフローレンスに手伝ってもらった。彼は達筆で、初めはわかりやすく見えたのだが、読み始めたとたん、不思議と理解できないことに気づいた。フローレンスはドイツ語を使い、「エヒト・デヴィッド（デヴィッドの本質）ってとこね」と冗談めかして言った。


その後の数か月間、わたしは未発表の著書の原稿をひたすら調べ続けた。そして、すぐにわかったのだ——ローゼンハンの研究の始まりは、当時の精神医療に対する挑戦だったわけでも、精神病院内の状況がどうなっているか知りたいというネリー・ブライ的好奇心でもなく、一九六九年にローゼンハンがスワースモア大学で開講していた異常心理学の講座で、学生からそういうリクエストがあったからだ、ということが。

「『やってみようじゃないか』という冒険心から始まったことなんです」[2]ローゼンハンは地元紙で語った。「当時わたしはスワースモア大学で心理学を教えていたんですが、内容があまりにも概念的で抽象的すぎると学生たちから指摘されましてね。そこで言ったんです。『よし、精神病患者がどういうものなのか本気で知りたいなら、なってみればいい』」

一九六九年一月　ペンシルヴェニア州スワースモア[3]

キャンパスは、いや、実際のところ世界じゅうが、狂いつつあるかのようだった。一九六九年の前半だけで、各地の大学内で八四件以上の爆弾騒動、爆弾の脅迫、放火が報告された。もう数か月もすれば、マンソン・ファミリー連続殺人事件でアメリカじゅうに激震が走ることになる。飛行機のハイジャック事件は今や日常茶飯事だった。先日は、シカゴでおこなわれた民主党全国大会での非武装の抗議デモの群衆に、警官隊が警棒や催涙ガスを振るう様子を、世界じゅうが目撃した。人々は「全世界が見ている」とシュプレヒコールをした。スワースモア大学の春学期が始まる同じ週に、リチャード・ニクソンの就任式[5]がおこなわれた。ローゼンハンの学生たちも、ワシントンに集合した、新大統領を歓迎、あるいはブーイングする何万人もの群衆に加わり、パレードする大統領の車に瓶を投げつけたり、「犯人はニクソンだ」「最大の戦争犯罪者だ」というプラカードを掲げたりした。勝利感に酔ったニクソンはリムジンの屋根から顔を出し、今となっては悪名高い、両腕をVの字に高々と掲げた勝利のサインをして見せた。今では、ニクソンが自己便宜のために政治的介入をしたことがヴェトナム戦争を長引かせ、けっして勝つべくして勝ったわけではないということがわかっている。一九六八年にヴェトナム戦争の戦死者がピークを迎え[6]、夜のニュースは戦況をリアルタイムで紹介した。地球の裏側にいる敵と終わりの見えない戦争をして、何万人もの若者を殺し続けている。いったい何のために？　そんなふうに地球規模でわけのわからないことがおこなわれていれば、狂気はもはや精神病院内に限られた話ではないように思えた。早い徴兵番号の若者たちの中には、徴兵を免れるために精神を病んだふりをして、システムを悪用する者も現れた。かまわないだろう？　どうせ何もかもが狂っているんだから。

「六〇年代の緊張感を人は簡単に忘れてしまう」[7]と、スワースモア大学の卒業生マーク・ヴォネガット（かの有名な作家の息子）が、その激動の時代に精神病症状に悩まされた経験を記した回想録『エデン特急』で述べている。

一九六九年、精神病（あるいは狂気、狂うこと、逸脱）のことが、国内でこれまでになく話題にのぼるようになった。それは医学的問題ではなく、哲学的な問題となった。「精神病」というのは、人との違いを選り抜く方法にすぎないのでは？　狂気はもはや恥ずべきことではなくなり、詩人も、アーティストも、思想家も自分の狂気を口にした。むしろそれで人生が啓蒙されると考えられた。若者たちは、精神分析家フリッツ・パールズが掲げた（そしてティモシー・リアリーが広めた）スローガン「狂おう、そうすれば覚醒する」[8]に飛びついた。正気なのは堅物だけ。

それにドラッグのこともある。一九七〇年までに二〇〇〇万人のアメリカ人がLSDを試し[9]、現実の「向こう側」を垣間見て「意識革命」を経験し、作家のジョーン・ディディオンが書いたように「真実は狂気の奥にある」[10]と確信した。社会（学校、両親、ニクソン大統領）が彼らに求めるものには背を向けた。自分たちと精神病院を隔てるのは有刺鉄線だけであり、自分がそこにいた可能性はいくらでもあるのだ。

若者たちはどことも知れない場所にあるユートピアをめざした。当時最も人気のあったバンパーステッカーは〈権威を疑え〉[11]だった。バイセクシャルであることをおおやけにしていたあるアナーキストが書いた『不条理に育つ』は、「企業国家アメリカ」の台頭と若者の幻滅を結びつけ、大ベストセラーとなった。一九六六年公開のシュールリアリスティックなフランス映画『まぼろしの市街戦』は、第一次世界大戦中のフランスの小村が舞台で、地元の精神病院ののんきな住人たちがそこを占拠してしまうのだが、戦争で荒廃した狂気じみた世界では、本当に正気なのは誰なのか、と観る人に問いかける。だが、精神医療に対する人々の批判を最も焚きつけた本といえば、やはり、ドラッグカルチャーを背景に登場したケン・キージーの小説『カッコーの巣の上で[12]』だった（そして、数年後の一九七五年に公開されたジャック・ニコルソン主演の映画がその火に油を注いだ）。キージーの物語のパワーはいつまでも消えなかった。〝正気の人〟が精神科施設でおかしくなる典型的な例は何かと人に訊かれたら、たぶん誰もがすぐにこれを挙げるはずだ。この作品は、大局的に見れば、体制への強制順応を批判しようとしているとはいえ、今後もずっと精神医療のマイナス面と結びつけられるだろう。ある精神科医の言葉を借りれば、この作品は「精神医学は精神病患者のためではなく、社会的な目的で利用されているという、人々の根深い不信感を表面化させた[13]」。

略農家の息子で、学生時代は一流アスリートだったキージーは、メンローパーク退役軍人病院で夜間に看護助手として働いていたときに、覚醒した。その病院でおこなわれていた政府主導の実験に参加した彼は、研究者からあたえられるさまざまな薬剤を服用することになり、その中にはたとえばメスカリン、ジトラン、IT－二九〇、それにやがてお気に入りとなるリゼルグ酸ジエチルアミド（LSD）が含まれていたのである。

この体験が究極のアンチヒーロー、ランドル・パトリック・マクマーフィーを生んだ。彼は監獄から出るために精神疾患を装って、まんまと病院に収容される。「あの豆畑から脱け出せるなら、どんなものにだってお望み通りなってやるさ。狂人だって、暴漢だって、人狼だって[14]」マクマーフィーは言う。

いざ刑務所を出て入院すると、マクマーフィーはありとあらゆるトラブルを起こし、そうこうするうちに、同じ病棟の入院患者たちが自分とたいして違わないことに気づく。「おまえたち、まったく正気じゃないじゃないか。驚いたぜ[15]」マクマーフィーは患者たちに言う。「街に普通にいる馬鹿どもとたいして変わらないと言ってもいい」いちばんの違いは、ここにいる連中は進んでこの施設に拘束されている点だと気づき、マクマーフィーはショックを受ける。彼らはここにいることを選んだのだ。

患者の一人、ハーディングが理由を説明する。「おれは子どもの頃からわかっていた……まあオブラートにくるんだ言い方をすれば、人と違うってことが。社会が恥ずかしいと見なすようなことを、おれはいろいろやった。それからおれは病気になった。おれを病気にしたのはそういう行為じゃなく、社会のでっかくて恐ろしい人差し指と、『恥ずかしい、恥ずかしい、恥ずかしい』とわめく大勢の人たちのでっかくて恐ろしい声が、おれに向けられる感じなんだと思う[16]」彼は生物学的な意味では病気ではないが、まわりの環境によって病気にさせられたのだ。

正気と狂気の曖昧さがもっとはっきり表れているのは、語り手である酋長（チーフ）・〝箒男〟・ブロムデンが、耳も聞こえずしゃべることもできないふりをしているが、すべてを記録して、まんまとそれを持ち出すところだ。施設側は、彼をいつも箒を抱えているただの頭のおかしな男と見なし、眼中にないのである。最終的には、マクマーフィーは闘いに敗れる。施設の権威――怪物さながらのラチェッド看護師に体現されている――はマクマーフィーに集中攻撃をかけ、二度とラチェッド看護師が仕切る病棟で問題を起こさないよう、ロボトミー手術でおとなしくさせてしまうのだ。

これでおわかりのように、一九七〇年代初め、精神病院はあまり評判がよくなかった。

そのうえ、ソビエトでは政治的理由で大勢の人が精神病院に強制収容されているという話が米国にも伝わってきて、誰もが〝冷戦パラノイア〟[17]に駆られた。たとえば、積極的に発言することで知られた赤軍のピョートル・グリゴレンコ将軍[18]は、戦後、共産党による政治体制を批判するようになり、「精神病質的性質を持ち、また脳に動脈硬化の症状も見られ、改革論的考えをふくらませるようになったパラノイア人格」と診断された（そう言っていいかわからないが、ロシア特有の何層にも重なったマトリョーシカ的表現）。彼はソビエトでも最悪の「精神病院刑務所」で五年間過ごしたのち[19]、やっと解放されると、米国に亡命した。

抑圧の道具として精神病患者のレッテルが利用されていたのか、あるいは体制を支持しない者は頭がおかしいとソ連の精神科医の多くが本気で信じていたのか。はたしてどちらが恐ろしいだろう？

だが、こういう精神医学の不当利用はアメリカでもおこなわれていた――それもホワイトハウスで。ヴェトナム政策に関わる国防総省秘密文書ペンタゴンペーパーズを『ニューヨーク・タイムズ』紙にリークした学者ダニエル・エルズバーグを貶めるため、元ＣＩＡ工作員ハワード・ハントはエルズバーグの担当精神科医のオフィスに「鉛管工」（ホワイトハウスの汚れ仕事を引き受けていた秘密工作員）を送り込み、信用を落とすネタになりそうな情報を探させたのである。

精神疾患の病歴のせいで排除された最も有名な人物は、共和党の大統領候補になったバリー・ゴールドウォーターだろう。一九六四年の『ファクト』誌の「一一八九人の精神科医が、ゴールドウォーターの精神状態は大統領にふさわしくないと訴える！」と題した記事で、精神科医たちは彼を（直接診察もしていないのに）「危険な狂人」[20]と呼び、大統領の執務にふさわしくないとしたのだ。アメリカ精神医学会（APA）はこの記事があたえた悪影響（と『ファクト』誌を名誉毀損で訴えたゴールドウォーターの勝訴）を憂慮し、一九七三年に「ゴールドウォーター・ルール」を定めた。これは、直接診察していない公人に対し安易に診断をくだすことを精神科医に禁じる倫理規定で、批判があるとはいえ今も有効である。★心臓病専門医は、テレビでしか見たことがない人を診断したりしない。精神科医も同じ原則にのっとるべきだ、というのが彼らの意見だ。これは暗に、精神医学もほかの医学分野と同等の基準を持つべきだと訴えているのであり、自己弁護していることがありありとわかる。「精神科医も医師である。糖尿病や心臓病の診断に負けず劣らず、さまざまな角度から漏れなく診察して診断をくだしている」[21]とAPAは書いている。

一方で、一般の人々は相変わらず「はたして狂気というのは本当に存在するのか」と疑っていた。実際に精神疾患に悩んでいる人（自分自身にしろ、家族にしろ）からすれば馬鹿げた疑問に思えるかもしれないが、たとえば同性愛傾向のある人さえ「精神病」のレッテルを貼られていた時代だったことを思えば、当然だろう。反権威主義運動が台頭し、わたしたちの持つさまざまな思い込みを疑問視して、狂気なんてみんな社会的構築物だと論じた。彼らはフランスの哲学者であり歴史家であるミシェル・フーコーの『狂気の歴史』を論拠として、精神医療施設は太古から、人を監禁する支配の道具として利用されてきたと主張した。社会学者はラベリング理論を説き、精神疾患とは、「奇人変人」を類別しステレオタイプ化しなければならないという社会の要求にもとづく自己成就的予言であるとした。

どこかで聞いたことがある話？ それはそうだろう。わたしたちは大昔から、たとえ状況は違っても、この答えの出ない同じ疑問のまわりをうろうろし続けてきたのだから。そしてローゼンハンはそれを、自身の画期的な研究の中ではっきりと形にしようとしていたのだ。

同じ頃、反精神医学運動の盛り上がりを受けて、精神医学界内部からも強烈な批判が飛び出した。スコットランド人精神科医R・D・レイン[22]の主張は、とりわけカウンターカルチャーにおおいに受けた。彼は、狂気というのは狂った世界に対するまっとうな反応だと主張した。精神分裂病は超正気、つまり真に心を解放した人だけが手に入れることができる一種の悟りであり、いつの日か「精神分裂病と呼ばれるものは、［聖人などではない］ごく普通の人を通じて、閉じすぎた心にできた裂け目から光が漏れ出ようとしている現象なのだとわかるだろう[23]」と論じる。

一九六七年、レインは「狂気は必ずしも心の崩壊(ブレイクダウン)ではない。むしろ飛躍(ブレイクスルー)かもしれない[24]」と書いた。学生たちはぼろぼろになった彼の二冊の名著『ひき裂かれた自己』と『経験の政治学』を

★ APAは二〇一八年、ドナルド・トランプ大統領の精神的資質が執務にふさわしいかどうか世間で議論が沸き起こったことに対して、このゴールドウォーター・ルールを再び適用し、「精神医学の見地から正しい評価をくだすには、テレビ出演、ツイート、公的発言だけではデータとして不充分である」と発表した。

ズボンの後ろポケットに突っ込んで持ち歩いた。この二冊は彼の著書の中で最も人気がある、草分け的な作品であり、「自分は心について社会が押しつける判断を批判し、自己や正気、社会についてもっと高次の意識を持っている」とまわりに宣伝する名誉の証だった。その一方で、レインを茶化す者も多かった。エリカ・ジョングは著書『飛ぶのが怖い』の中で「精神分裂病者は本物の詩人だった」[25]と冗談を飛ばした。「錯乱している狂人は誰もがリルケだった」まもなく、ロンドンにある、レインが提唱する精神病院スタイルを採用したキングスレー・ホールという施設で、ドラッグが乱用されているという噂が立った。「再生」セッションやら、その他七〇年代のさまざまなトンデモ療法に加え、大量のドラッグとアルコールを患者にあたえるなどして、導師として有名になるにつれ、レインは狂気のカリカチュアのようにさえ見え始めた（彼が模様入りのカウチで「母親の産道」から自分が産まれるところを演じている様子を、彼の元カメラマンが録画したものを見せてもらったのだが、顔を真っ赤にして汗をだらだら流していたレインの顔は、二度と忘れられない）。

ハンガリー系アメリカ人精神科医トーマス・サズは、精神病を「神話」と呼び[26]、精神病という概念は「科学的に無意味で、社会的に有害である」と言った。最も有名な著書『精神医学の神話』の冒頭は「精神病などというものは存在しない」という一文で始まり、精神医学を錬金術や占星術の部類に分類する。精神科医は、実際にはどこにも信頼性などないのに、医学用語を使って人を目くらましをしている、と彼は訴える。「神に話しかければ、祈りを捧げていることになる。だが、神が話しかけてくれれば、精神分裂病扱いされる。死者が話しかけてくれれば、神秘主義者ということになる。だが、死者に話しかければ、精神分裂病患者にされる」[27]制度としての精神医学はとくに、問題児や倫理的なはみ出し者（サズは「寄生者」と呼んだ）[28]を管理する、抑圧の道具である。いや、単に抑圧の道具であるだけでなく、最悪の人間に力をあたえる、とサズは論じた。少なくともしばらくのあいだ、サズの理論は精神医学界内外の知識人に支持された（ローゼンハンの個人メモによると、少なくとも初めのうちは、精神病について、レインよりサズの考え方に触発される部分が多かったらしい。だがその後、サズには愛想をつかし、例の研究を始める原動力になったのはレインのほうだと書き直している）。

反精神医学運動が公民権運動と連動するようになったのはそう不思議なことではない。両者には共通の敵がいたからだ。何が社会的に「普通」か、あるいは「受け入れ可能か」を決める、「体制」の力である。

この反体制精神が、ローゼンハンがいたスワースモア大学に充満していたのだ。そこはペンシルヴェニア州デラウェア郡という、ジャガイモ畑と肉牛農家で働くブルーカラーの多い、保守的な土地柄にあって、クェーカー教徒を創始者に持つ、例外的にリベラルな大学だった。一九六九年の春学期、キャンパスはこれまでになく政治色に染まっていた。大学ならではのほほ笑ましい論争（たとえば、髭面の学生による学内ツアーガイドを禁じるという規則を、入学事務局は今後も維持するべきか）も依然としてあるにはあったものの、今や海軍新兵募集係をキャンパスから締め出せという学生側の要求に対し、喧々囂々の議論が起きていた。

その抗議のさなか、スワースモア黒人学生協会（SASS）が、黒人学生の受け入れをもっと増やしてほしいと要求し、座り込みのストライキを始めた。スワースモアが黒人学生に門戸を開いたのはわずか二〇年前のことで、学生数はかろうじて二桁に届く程度だった。ハンガーストライキなどさまざまな戦術を駆使して、ＳＡＳＳは春学期の開講を遅らせることに成功し、結局、一週間分の授業がキャンセルされるに至った。これはのちに「一九六九年危機」[29]と呼ばれるようになり、コートニー・スミス学長が大学の階段で致命的な心臓発作を起こすという幕切れを迎えた。ある記者は、スミス学長は「傷心のせいで」命を落としたと書いた。キャンパス内は人望のあった学長の死を悼む声であふれ、ＳＡＳＳの抗議は棚上げにされた。スワースモアは「学生が学長を殺した場所」と呼ばれ、副大統領のスピロ・アグニューが「クラムのクレムリン宮殿」とあだ名をつけたとも言われている[30]（「クラム」とは大学の周囲を囲む森の名前）。当然ながら、その春の校内の空気はひどくぴりぴりしていた。

そしてその季節風の後押しで、一九六九年の春学期が始まると同時にデヴィッド・ローゼンハンの異常心理学講座を受講する代表者たちが、大学のマーティン・ホール地下の薄暗い研究室にいたローゼンハンのもとへ押しかけることになる。この会合こそが、その後世界を一変させる一連の出来事の皮切りとなるのだ。

第7章 「ゆっくり進め、場合によっては足踏みのままでもいい」[1]

デヴィッド・ローゼンハン教授は前学期にスワースモア大学に赴任してきたばかりだったが、革の肘あてのあるツイードジャケットを着たその姿は、最初からそこに所属していたかのように周囲になじんでいた。大きな禿げ頭は「わたしの脳は大きい」という意味だと冗談を飛ばす学生もいた。ローゼンハンが背中で手を組み、お尻をさっさと振ってキャンパスを歩く姿を、同僚たちはよく覚えていた。我が物顔の堂々とした足取りだったという。

スワースモアに来る前はプリンストン大学心理学部で講師を務め、また、教育試験サービス（大学進学適性検査［SAT］をこんにちのような形に作りあげた教育テスト作成組織）で心理学研究員をしていた。教育試験サービスは、研究員にどんなテーマでも好きなように取り組ませた。自由自在に方向転換し、障害があっても軽々と飛び越えてしまうローゼンハンのような人間にとっては、申し分のない居場所だった。たとえば彼は小学生のときでさえ、巧みに心理学的トリックを使った。やせっぽちだったがレスリングが大好きだったローゼンハンは、[2]自分の弱点を強みに変える方法を編み出した。マットの上でわざとつまずいたりして自分を弱く見せ、相手を油断させるのだ。

ローゼンハンの思考がいかに柔軟だったか、彼が選んだ研究テーマを見ればおのずとわかる。

夢診断[3]や、催眠術[4]について論文を書いたほか、たとえばフリーダム・ライダー[5]（人種差別撤廃を求めて乗り合いバスで南部に向かった市民権運動家たち）の動機といった、同時代的な社会問題も取り上げた。また、心理学者スタンレー・ミルグラムによる一九六三年の服従実験の追試をおこない[6]、被験者が命令に従うとき、どこまでの行動をとるか確かめた。ミルグラムは、一五ボルトから「XXX」までの電圧量が示されたレバーのある偽の電気ショック箱を作った[7]。「XXX」という伏字は、相手を死亡させる恐れさえある高電圧を意味する。そして、「教師」役となった被験者は、「生徒」役の人物に対し、命令に従って電気ショックを与える。実験結果は世界を驚かせた。有志の被験者たちは、ただそう頼まれただけで、見ず知らずの相手に対して高電圧の電気ショックを平気であたえ（ミルグラムの実験では、七〇パーセントの被験者がXXXレベルまでレバーを動かした）、第二次世界大戦後の世界に不快な衝撃が走った。東欧出身のユダヤ人を両親に持つミルグラムは、ローゼンハン同様、ホロコーストが投げかける暗雲の下で生まれ育ったこともあり、この結果は予想とそうかけ離れていなかった。「大勢の人間があなたの仕事を引き継ぎたいと思っているのです」一九六三年、ローゼンハンはミルグラムにそう書き送っている。「言うまでもなく、あなたの発見はすばらしいと誰もが思っています[8]」

ローゼンハンが当時情熱を注いでいたのは、子どもの向社会性行動、とくに、彼が「価値観の探究」と呼ぶ「子どもの自発的な他者への関心[9]」を探る、国立精神衛生研究所から助成金も出ていた研究だった。言い換えれば、人は成長過程で善人あるいは悪人になるのか、それとも生まれつきそうなのか、ということだ。これは、当時の社会心理学者が活発に議論していたテーマで、ミルグラムの電気ショック実験も、その後のジンバルドーによる監獄実験も、どちらもこのテーマに取り組んだものだ。

ローゼンハンは研究室に小型のボーリング場を作り[10]、ビー玉をボールがわりにした。そして、子どもの勝ち負けをコントロールできるようにセットし、子どもの利他的な行動（ゲームでもらった賞金を寄付する）は大人がそこにいるかどうかで変わることを立証しようとした。[11]助手をしていたビー・パターソンは、ローゼンハンが、結果はランダムで振り分けられていると知りながら、「勝たなきゃだめだ、意味がない」と子どもに言い聞かせていたのを見て、身がすくんだことを覚えている。負けた子どもが泣きだすこともあったし、小さなピンを手で倒すとか、ズルをする子もよくいた。ローゼンハンとパターソンにとって予想外だったのは、勝った子どもはもちろんだが、不正をした子どもも、お金を寄付する確率が高かったことだ。ほかの研究者ならさじを投げたかもしれないが、すぐれた科学者だったローゼンハンは、研究の趣旨をがらりと変え、不正行為における責任感を論じるもっと興味深い論文を発表した。[12]これも彼が切れ者だったことを示す証の一つだ。

ローゼンハンの知識の幅には限度がなかった。異常心理学にも強い関心を寄せていて、友人の心理学者ペリー・ロンドンと共同で教科書を二冊書いている。彼は同僚であり友人でもある人物への手紙で、このテーマに惹かれる理由を説明した。「異常心理学はきわめて複雑な心理学の一分野だ。生物学や化学、遺伝学と密接に関わり合い、社会知覚とも、うつ病や不安障害などの精神疾患にかかったことがある人の経験とも照らし合わせなければならない。そんなふうに複雑に見える分野をわかりやすく噛み砕いて解説することに、やりがいを感じるのだ」[13]

だがローゼンハンには何より教師としての才能があった。人を惹きつけるカリスマ性があったのだ。学生が詰めかけた講堂でも、彼のバリトンはよく通った。元学生たちは、まさに天賦の才だと語った。「彼のダイナミックな講義には情感があふれ、詩情があり、個人的な逸話がふんだんにちりばめられていました。二、三〇〇人の学生をたちまち虜にしたものでした」[14]

ローゼンハンの最初の異常心理学の授業は大好評で、大学側が彼に同じテーマで、他学部の学生も聴講できる少数制のオナーセミナーを開いてほしいと依頼したのも不思議ではなかった。わたしも初日の授業をできれば受けてみたかった。まあ、それは無理な話なので、その後の彼の授業を録音したテープをいくつか手に入れた。どこかオーソン・ウェルズを思わせる、よく響く低い声が、わたしのパソコンのスピーカーから流れだした。「この春学期にわれわれがめざすのは、心をその異常性を通じて理解することです」単語を引き延ばして発音し、端々で言葉を切ったり強めたりするその話し方は、ユダヤ教律法書タルムードの韻律にも似て、劇的効果を生む。若い頃に、礼拝の独唱者カントルとして詠唱の訓練をしていたことで、体にリズムが刻み込まれたのかもしれない。聞くとつい釣り込まれてしまう、権威を発散する声だった。

「問題は……異常性とは何か?……われわれは何のためにここにいるのか?」彼は問いかけた。「黒になるものもあれば……白になるものもあるだろう。だが、その中間の灰色にもなる可能性がある」[15]

どの濃度の灰色になるのか、わたしにはまだわからなかった。

ある日の遅い午前、学生たちがローゼンハンの研究室に現れた。ローゼンハンが未発表の著書の原稿で説明しているところでは、彼らは「講座には二点欠陥があると苦情を伝えにきたのだ。一つは、わたしが精神科の患者のケーススタディを避けていること。もう一つは、わたしがあえて、精神病院への学生の訪問を許可しようとしないことだ[16]」。ローゼンハンは続けた。

われわれはときに、精神科の患者も人なのだということを忘れてしまう。彼らにも、われわれと同じように自尊心や羞恥心、弱さがあるのだ。病院に行ってみろと学生に奨励して、自分で自分の身を守れない人のプライバシーを侵害するのは不当に思えた。もしあなたが入院しているとして、好奇心旺盛な見ず知らずの若い学生に観察されたり、根掘り葉掘り質問されたりしたら、たとえ相手に悪気はないとしても、いい気がするだろうか？……

一方、学生は学生で主張があり、そう簡単には引き下がらない。机上の空論は通用しないと彼らは言う。手ごたえのある、肌で感じる体験が必要です、と。たとえば、精神分裂病患者と直接会ったこともないのに、どうして精神分裂病がわかるというんですか？　彼らの考えや気持ち、世界のとらえ方をじかに見聞きしないで、いったいどうやって？　そんなの、金で何が買えるのかも知らずに金の価値を知ろうとするのと同じです。

わたしは学生の考えと持論のあいだで明らかに板挟みになっていた。問題がはっきりするにつれ、議論はいよいよ白熱した。やがてとうとう、この二つの相反する立場の妥協点が見つかったような気がした。

「どうだろう」わたしは切り出した。「精神病患者について本気で知りたかったら、ケーススタディを検討したり、単に病院を訪問したりするのは時間の無駄だ。いっそ、患者として精神病院に入院してみたら？」

「いつですか？」彼らは尋ねた。

いつ、だって？「どうやって？」も、「どこで？」も、「ちょっと待ってくださいよ」もなし。いやはや、ずいぶんと怖いもの知らずな連中だ。

学生たちがそうして主張を続けるあいだ、ローゼンハンはイェシーヴァー大学で受けた、マイノリティグループについて学ぶ学部生用の授業[17]のことを思い出していた。貧困をじかに体験するために、スパニッシュハーレムの宿屋に学生おのおのが宿泊することが義務づけられていた。四人用のアパートに一一人が詰め込まれた状態で生活したことが、ローゼンハンの心に強い印象を残した。ジャージーシティでポーランド系ユダヤ人の息子として育ち、しがない訪問セールスマンだった父のわずかな給料で貧乏暮らしをしたローゼンハンにとってさえ、それは衝撃的だったのだ。学生時代の興奮が再燃するのを感じていた。

やる気になったローゼンハンは、講座を実践的な内容に仕立て直すことにし、計画を練り始めた。まず、学生を受け入れてくれる精神病院を見つけなければならなかった。幸い、車で一五分ほどのところにあるハヴァフォード州立病院で同僚が働いており、彼が病院のジャック・クレメンス院長に打診してみると約束してくれた。ローゼンハンは自分の幸運が信じられなかった。第二次世界大戦中、CIAの前身である戦略諜報局の工作員をしていたクレメンスなら、こういう大胆な試みを持ちかけるのにうってつけの相手だと思えたからだ。学生のほうも、病院内の実態をじかに調べて報告し返す二重スパイを演じてくれる、とクレメンスが考えれば、興味を示す可能性が大きい。ローゼンハンは学生たちとともに、患者のケアに関わる院内規則と日々の現実的な作業とのすり合わせをし、文書化した。クレメンスは、院内に違法薬物が出回っている可能性についてとくに憂慮しており、院内の誰かが持ち込んでいるのかどうか知りたがっていた。ローゼンハンのこの計画を使えば、その問題について潜入捜査ができそうだった。[18]

しかし、まさにそういう状況だったからこそ、ハヴァフォード州立病院に学生を潜入させるのはかなりまずいと思われた。その三年後、一九七二年には、リンダ・ラファティという看護師が、院内でいくつか犯罪行為がおこなわれていたことを明らかにし、病院を訴えるという出来事も起きる。[19]内容を列挙すれば、たとえば「患者が別の患者におこなっていたホモセクシャルな虐待、外部の作業員による性的搾取、週末に看護師が書き込めるように、事前に医師がサインだけした白紙のカルテが施錠されていない引き出しに常備されていたこと、慢性的な医療スタッフ不足」[20]などだ。

ラファティの申し立ては極端だったとしても、重大変革が起きつつある精神病院としては注意を要する時期だった。患者たちに新種の薬が投与され始めていたこの当時ほど、精神医学界が揺らいでいたときはなかったのだ。この頃クロルプロマジン（アメリカではソラジンという名で流通）は、精神医学における二〇世紀最大の発見と騒がれていた。一九五四年にアメリカに上陸したその薬は、その後の一〇年間で大多数の精神病院に行き渡った。歴史家のエドワード・ショーターの言葉を借りれば、ソラジンは「効果のある初めての向精神薬」であり[21]、また精神科医で精神薬理学者であり、製薬産業を積極的に批判するデヴィッド・ヒーリーは、「現代医学における最大の革命として、ペニシリンとその座を争うことになるだろう」[22]と述べた。

クロルプロマジンは嬉しい偶然の産物だった。ある研究者が、抗ヒスタミン剤として開発されたこの薬をラットにあたえたところ、食事を手に入れるためにロープをよじのぼろうとしなくなったことに気づき、その後フランス海軍外科医のアンリ・ラボリが手術する患者に試験投与したところ、乖離性鎮静作用が見られた。「さっさとあたしのお腹を開けて、かまいやしないから」という感じだ。まわりの医師たちは考えた。精神科の患者に使ってみてはどうだろう？

問題がまったくなかったわけではないが、結果はめざましかった。幻覚、パラノイア、攻撃性といった、とくに精神分裂病に顕著な症状が、大勢の患者から消えた。ジャーナリストのスーザン・シーハンは、一九八二年の著書『この地球上にわたしの居場所はどこにもないの？（Is There No Place on Earth for Me?）』でこう述べている。「攻撃的だった大勢の患者がおとなしくなった。ずっとわめき続けていた患者の多くが静まり、ぶつぶつと独り言を言うだけになった。病棟の備品も改善された。椅子は木製のベンチになり、窓にはカーテンが掛けられた。それまでは危険と見なされていたカミソリやマッチも患者に渡されている。今はちゃんと自分で髭剃りができるし、自分や他人にやけどを負わせたり病院を火事にしたりすることなくタバコに火が点けられるようになったからだ[23]」製薬会社は、ローゼンハンが精神病棟に潜入した一九六九年までに、コンパジン、ステラジン、ハルドールといった商品名で関連薬を次々に開発した。一年後には、抗精神病薬はアメリカ製薬業界に年に一億一六五〇万ドル[24]〔こんにちの貨幣価値で言えば七億八〇〇〇万ドル〕もの売り上げをもたらした。

こうして精神医学に薬物依存時代が到来した。精神科医は「狂気の存在する場所」は見つけられなかったかもしれないが、それがどこにあるにしろ、とにかく治療の方法は見つかった。ほかにも革命が次々に続いた。抗うつ剤、双極性障害の治療薬リチウム、不安障害にミルタウン。脳化学についてはまだほとんどわかっていなかったとはいえ（依然としてうつ病は「内側に向かう怒り[25]」、強迫性障害は「心理性的発達段階が肛門期で停止してしまったことが原因」、精神分裂病は高圧的な母親が原因と見なす者が多かった）、精神医学は今では、本物の医学分野として正当性を主張できるような（「これでどうだ、腫瘍学め！」）軍備一式と専門用語を揃えたのである。やがて脳化学がさらに解明されると、専門用語は変化した。統合失調症になるのは「ドーパミン障害」が原因[26]、うつ症状が出るのは「カテコールアミン障害」（のちに「セロトニンの不均衡」）、不安障害は「5HT障害」。どれも科学的で安心でき、誰もがこの心と脳に関する目新しい理論に納得した。しかしここから新たに誤診問題が副次的に生まれたのである。状態が異なれば異なる薬が処方され（ソラジンのような抗精神病薬は精神分裂病の患者に、リチウムのような気分安定薬は躁うつ病に、うつ病には抗うつ剤というように）、誤診が突然「大問題」と化した。今や診断が生命線となった。医師や患者にとってだけでなく、保険会社や製薬会社にとっても。

明らかに進歩したとはいえ、移行はそうすんなりとはいかなかった。キージーは『カッコーの巣の上で』の中でおびただしいほどの投薬とそれに対する反発を記した。「ラチェッド看護師に壁沿いに並ばされたおれたちは、薬を装填したショットガンのくそったれな銃口と対峙することになる。ミルタウン！　ソラジン！　リブリウム！　ステラジン！　そして、ブン！と彼女が剣をひと振りすると、おれたちはみんな鎮静されて、完全に存在感をなくす」[27]薬の有効性は間違いない（キージーの小説の引用でわかるように、効きすぎるということは若干あるにしても）。とはいえ、その効果は表面的なもので、普段の生活全般に悪影響をおよぼす障害を、包括的に治すことはできないと主張する精神科医が多かった。

さまざまなリスクに目をつぶって、ハヴァフォード州立病院に学部生を潜入させることにジャック・クレメンス院長が同意すると、ローゼンハンと学生たちは実験の細部を詰めた。スタッフには自分たちの存在を知らせるべきか否か？　偽名を使うか、本名を名乗るか？　住所は伝えるか？　何より重要なのは、入院したあとどうやって退院するか？

いくつかの項目についてはすぐに決まった。名字は変えるが、名前のほうは変えない。学生を名乗るとはいえ、個人を特定されにくくするため、所属大学名は変更する（そもそも、就職活動をしたとして、「ええ、たしかにわたしは精神病院に入院していました。でもそれは授業のためであって……」

と訴えても、雇用主の誰がそれを信じるのか……）。

最初は単に挑戦として始まったかもしれないが、たちまちじつに刺激的な実践教育に変容した。院長は事情を知っていても、ほかの職員には何も知らせないよう頼むことにした。だから潜入する偽患者は、自分には医療の手助けが必要なのだと病院側を納得させなければならない。どういう症状を偽装すればいいのか？　そこが議論の的となった。いかにも狂人に見えるようシナリオを徹底するのか（大きく見開いた目、汚れた服、ネリー・ブライがやったように大声でわめき騒ぐ）、それとも冷静に演じるのか。そもそも、常軌を逸した人というのはどう見えるものなのか？

「僕らはみんな興奮していました」[28]スワースモアの学生だったハーヴェイ・シプリー・ミラーは回想する。「少なくとも僕はそうでした。［精神病院の］中に入ったことなんて、一度もありませんでしたから。わくわくしましたよ」

まず幻聴を訴えることにした。例の「空っぽだ。中身が何もない。空虚だ。ドスンという音がする」という、倦怠と実存的危機を表す言葉である。率直に言うと、こんなことを精神科で言えば、すぐに相手に警戒されてもおかしくなかった、とローゼンハンは述べている。過去の文献を探しても、実存的危機を報告している症例は文字どおり一つもなかったからだ。ローゼンハンは友人への手紙で、「今回の実験をもとに連中は論文を書くかもしれないな！」[29]と冗談を飛ばした。こんなやり方を選んだのは、キルケゴールさえ読んだことがないにちがいない、世間知らずの精神科医を明らかに馬鹿にしていたからだ。いわばスワースモア流の内輪のジョークである。ローゼンハンの未発表原稿によれば、この時点では、この実験で論文を書くことも、厳密なデータを収集することも、まったく考えていなかったという。彼らの目的は、できるだけ危険がないようににしながら、とにかく学生を精神病棟に入院させることだった。

これまでに同じような試みをした学者たちの例について調べ、とくに一九五〇年に、イェール大関連の精神病院で二か月間患者として過ごした医療人類学者のウィリアム・コーディルが、その恐ろしい経験を記した「精神科病棟における社会構造と相互作用プロセス」という論文[30]を詳しく分析した。彼は入院時の受理面接で、夫婦問題を大げさに訴え、怒りのコントロールやアルコール問題をかなり脚色して話したとはいえ、ほかの個人情報についてはとくに手を加えなかった。しかし、そんな些細な嘘でも彼にとっては負担となり、自分は嘘つきだと責めながら鬱々と過ごすことになった。悩みはしだいに深刻になり、受け答えをするときはいつもびくびくした。面会に来た上司の一人は、「彼は参与観察者としての客観性を忘れ、単なる参与者、つまり患者になってしまっていた[31]」とコメントした。ローゼンハンはそのことに留意し、コーディルの轍を踏まないよう、参加者は「自分のプロフィールはいっさい変えず、ありもしない症状を打ち明けたり、自分が抱えている問題を大げさに訴えたりしない[32]」ようにすることを決めた。

また、先駆者のブライのように、精神病棟でおこなわれていた暴虐を暴露した全国のジャーナリストたちの記事も、学生たちとともに読んだ。第二次世界大戦中、三〇〇〇人の良心的兵役拒否者たちが、代替条件として精神病院での市民労役に就かされた[33]。そうした兵役拒否者が撮影したショッキングな写真の数々が、『ライフ』誌に掲載されたアルバート・メイゼルの記事「ベドラム一九四六[34]」で紹介された。メイゼルはペンシルヴェニア州バイベリーのフィラデルフィア州立病院とオハイオ州のクリーヴランド州立病院内部のぞっとするような状況（たとえば患者が激しく殴られ、死亡する者さえいた）を描写し、そこに添えられた恐ろしい写真は、ドイツの強制収容所から解放された人たちと重なるところが多く、人々を不安にさせた。たとえばある写真では、白い拘束衣を着て手をミイラのように胸で交差させた患者が木製のベンチに座り、あらわになっている脚は生傷だらけで、治療された形跡もなかった。別の写真では、ゴミだらけの床に、全裸の男たちが首をうなだれて群がっている。

これはタイムリープ映画『恋はデジャ・ブ』の狂気バージョンだ――同じ残虐行為が何度も何度もくり返されるのだから。ハロルド・オーランスキーは、一九四八年に発表した論文「アメリカ版死の強制収容所」で、アメリカの精神病院をナチスの強制収容所になぞらえた[35]。映画監督フレデリック・ワイズマンは、モノクロのドキュメンタリー映画『チチカット・フォーリーズ』[36]で、ブリッジウォーター医療刑務所（精神障害犯罪者を収容する病院）内で、カメラの前だというのに職員が平気で患者を身体的および言語的に虐待する様子を、赤裸々に撮影した。病院内を全裸でうろつく男たち。独房に拘禁され、壁に頭やこぶしをぶつけ続ける男。あたりには黒い血しぶきが飛んでいる。東欧の精神科医が小児性愛者を面接し、こんな質問を投げかける。「大きな胸と小さな胸、どちらに興味がある？」思わず目を覆いたくなるようなシーンの一つでは、同じ精神科医が、ゴムチューブで無理やり食事を流し込まれている患者のそばで、タバコを吸っている。食事の入った漏斗（ろうと）のすぐそばで、タバコの先端の灰が今にも落ちそうになっていた。どれもドラマチックで、ぎょっとするような話ばかりだが、現状全体を変革するには、重要な要素が欠けていた。科学的根拠がないのだ。最終的には、ローゼンハンの研究がその空白を埋めることになるのだが、この時点では、彼も学生たちも、自分たちのアイデアにそれほどの影響力があるとは思ってもみなかった。

ローゼンハンが最も影響を受けたのは、ワシントンDCのセントエリザベス病院で、体育教師の助手に扮して一年間過ごした社会学者アーヴィング・ゴッフマンの労作だった。そこは六〇〇〇人もの患者が収容され、小都市の様相を呈していたが、著しく機能不全に陥っていた。ゴッフマンはその内部の状況をずっと記録し続けたのである。一九六一年に発表した有名な著書『アサイラム』(一九六一年はレインの二作目の著書『自己と他者』とサズの『精神医学の神話』も出版され、いうなれば精神医学が大打撃を受けた年だった)で、ゴッフマンは病院を刑務所や強制収容所のような「全制度施設」と表現し[37]、患者(実際のところ囚人)を子ども扱いあるいは非人間的な扱いをして、効果的な治療をおこなっていないばかりか、むしろ精神疾患を引き起こしていると主張した。制度的な生活は精神疾患を癒すのではなく、実際には慢性化させている。一九五九年に精神科医ラッセル・バートンが「施設神経症」と名づけた状態である[38]。『アサイラム』は画期的な著作であり、今も社会学や心理学の世界では高く評価されているが、ローゼンハンの論文のように一般大衆にまで影響が広がることはなかった。

ローゼンハンは学生たちに、精神病院を、よりによって「権威主義的」[39]「品位に欠ける」[40]「病を慢性化させる」[41]といった表現と結びつける文献をあたえたのである。施設の壁の中で患者の適切な治療がおこなわれていると彼が思っていないことは明らかだった。

だからこそローゼンハンは、学生たちはみな一八歳以上だったにもかかわらず、親御さんから実験参加の許可をもらっておかなければと考えたのだろう。親たちの反応は好意的とはとても言いかねるものだった。「危険なのでは？」[42]彼らは尋ねた。「本物の患者が偽患者に危害をあたえないと言いきれるのか？　職員だってそうだ。職員が患者をひどい目に遭わせることがあるとよく耳にする」偽患者たちが「薬を口に流し込まれたり注射されたりするのはもちろんのこと、電気ショック療法や、下手をすればロボトミー手術さえ受けて、苦しんだり危害をこうむったり」する可能性を、ローゼンハンは本当に否定できるのか？　ある母親は、自分はかつて精神病院で働いていたことがあり、そこに患者として息子を預ける気には到底なれないと言って、言下に拒絶した。別の母親は、皮肉まじりに一言でこうまとめた。「あなたの狂気に関する狂った実験への息子の参加をここに許可します」

学生の親たちの意見は結局一つにまとまった、とローゼンハンは書いている。「病院はおそらく患者の治療をするが、精神病院はしない。精神病院は患者を残忍に虐待する。柵で囲まれた安全地帯の外に存在しているのだ。病人をもっと病気にし、どんなに丈夫で健康な人でも病気になる」[43]

〝病人をもっと病気にする〟。

ローゼンハンは友人の精神科医マーティン・オーン★に助言を仰いだ。オーンはこう答えた。

「ゆっくり進め。場合によっては足踏みのままでもいい」[45]

★オーン医師はのちに、詩人アン・セクストンに対して一九五六年から六四年までおこなっていたセラピーの内容を、彼女が自殺した一七年後に伝記作家に開示したことが明らかになり、物議を醸した。[44]

歴史が証明していた。たしかに精神病院はまともな治療をおこなっているとはとても言いがたい。ローゼンハンは、実験の現場を見ておかないかぎり、学生を病院に送り込むことはできないと思った。

まずは、自分が一人で潜入しよう。

第8章

「わたしなら、正体を隠しとおせるかもしれない」[1]

ローゼンハンは、現実の経験を活かしつつ名字と住所と職業は変えた、いわば〝一風変わったデヴィッド〟を創造した。母の旧姓を使ってデヴィッド・ルーリーと名乗り、経済学者としての職を失って、今は広告会社で管理職をしていることにした。これならうまく演じられそうだった。実際、一時期は数学の修士号を取ろうとしていたからだ（途中でやめたのは、クラスでいちばんになれなかったからだ。父は、自分がトップだと思えないものにはいっさい手をつけようとしなかった、と彼の息子ジャックが話してくれた。だから心理学に鞍替えしたのだ）[2]。髭をたくわえた（「わたしだとわかってしまわないようにね！」）以外には見た目はあまり変えず、普段よりみすぼらしい服を着る程度に留めた。

彼は作業を進め、クレメンス院長を通じてハヴァフォード州立病院訪問の日時を決めた。ただし、ほかの職員にはからくりを漏らさないよう、院長に固く口止めした。しかし、それまでの大胆さが嘘のように、決行のときが近づくにつれて腰が引け始めた。「あれこれ考えたり話し合ったりするのと、実行するのとではわけが違う」[3]ローゼンハンは未発表の原稿に書いている。「正直なところ、パニックに陥っていた。本当に潜入するつもりなのか？ あんな単純な症状を訴えるだけで？ 入院まで持っていけるかどうか自信がなくなっただけでなく、その気があるかさえわからなくなっていた」

妻のモリーも夫の不安をやわらげる役には立たなかった。いやむしろ、不満があったときに黙っていられないのは彼女のほうだった。二人が出会ったのは、[4]一九五八年のローシュ・ハッシャナー〔ユダヤ教の新年祭〕初日、ニュージャージー州レイクウッドのシナゴーグの外でのことだった。若い二人はおしゃべりにすっかり夢中になり、礼拝に出席することさえ忘れていた。その夏、モリーがローゼンハンのもとを離れ、シカゴ大学に戻らなければならなくなったとき、二人はやむにやまれず手紙を交換した。ローゼンハンから彼女に渡した手紙にはこうある。「どうか忘れないで。僕が君の腕に触れ、君がそこに手を重ねてもっと触れてほしがり、だから僕は君の胸に触れ、君が僕の体に腕をまわしたことを。君に愛し返してもらえなくても、僕はきっと君を愛したと思う……。君の愛が泣きたくなるほど欲しかった。胸が痛い。ああ、引き裂かれそうなくらい」[5]初めて出会って二週間後に、ローゼンハンはシカゴに飛び、彼女にプロポーズした。モリーは自立した女性だったが、繁盛しているホテルで一人っ子として育ったから、子どもを欲しがった（両親は、夏休みを過ごす裕福なユダヤ人相手のホテルを経営していた）。二人は結婚し、数年後、子どもを二人養子にした。最初がニナで、次がジャックだ。

モリーは怒りっぽくて扱いにくく、タフな女性だった。とくに食事に関してうるさく、レストランでも平気で料理を突き返し、ずけずけと苦情を言った。いや、少なくともまわりからはそう見えた。でも親しい友人たちに言わせると、やさしくて思いやりがあり、ユーモアのセンスが抜群だったという。それがまだ悪口だった当時からフェミニストで、二人の子どもの子育てをしなから、ロシア史で博士号を取得した学者として大学で教え、フェミニズム問題について数々の著作を発表し、のちにスタンフォード女性研究センターの設立に携わった。彼女の幼なじみの一人がわたしに見せてくれた写真が、モリーという女性を集約していた。モリーが一〇代だったときにイスラエルに旅行し、セミオートマチックのライフルを持ってトラックの荷台に座っている写真だった。

モリーが夫を尻に敷いているように見えたものの、二人をよく知る人たちは別の見方をした。ローゼンハンは彼女の操縦法を知っていた。モリーとしては、夫が精神病院に覆面で入院することには反対だったが、結局は手伝わずにいられなかった。

一九六九年二月五日、ローゼンハンはついにハヴァフォード州立病院に病状を訴える電話をし、実験を開始した。通話記録には、なかなか思うように話せない男性からの電話について記されていた。[6]「知恵が遅れているような話し方で、ひどく感情的」ローゼンハンの話し方を今の用語でいう「知的障害」になぞらえるとは、彼が生来の雄弁家だということを考えれば笑える話だ。たぶん緊張のあまり普段通りに話せなかったのか、偽物だと発覚するのが怖くて役を演じることに徹していたのか、相手は「狂人」だと決めてかかるオペレーターにはそんなふうに聞こえてしまったのか。いずれにしても、ローゼンハンは恐れる必要はなかったのだ。オペレーターは彼の状態を心配し、明日の午後、奥さまと一緒に病院に診察にいらしてくださいと「デヴィッド・ルーリー」に勧めた。彼は最初のテストを軽々とパスしたのである。

その晩、ローゼンハンはなかなか眠れなかった。だが朝を迎える頃には、不安はうずうずするような期待に変わり、急に目的意識がはっきりした。古いよれよれのボタンダウンシャツ[7]、着古したグレーのフランネルのズボン、虫食い跡のあるベージュのセーターに着替え、週末の庭いじり用に長年使ってきたくたびれたクラークスのワラビーシューズをつっかけた。

その朝、朝食の席でもしローゼンハンが『ニューヨーク・タイムズ』紙を読んでいたら、この記事に気づいていたかもしれない。座り込みのデモに参加して軍法会議にかけられていた二人の兵士に対し、精神鑑定がおこなわれたのだ[8]。精神科医は、デモを主導したとされる二人の兵士には精神疾患はないが、どちらにも「社会病質傾向が見られるため、社会規範上正しい行動をとる能力に欠陥がある」と証言した。つまり、二人はまともではないということだろうか？　結論は出ていなかった。

〝もし正気と狂気が存在するなら、違いはどこにあるのか？〟

いよいよ、ローゼンハンが精神病棟に入院するときが来た。

誰しもそうだとは思うが、ローゼンハンにも、個人的な日記としてさえ書き残していない、いや、書き残せないことがあった。彼の息子ジャックから初めて知らされたのだが、ローゼンハンの弟は躁うつ病（今で言う双極性障害）に苦しんでいた[9]。ローゼンハンの家は厳格な正統派ユダヤ教徒で、成人する頃、弟はいよいよ保守的になって[10]、急進的正統派に変貌していた。ユダヤ律法トーラーを趣味で研究したとしても、真の信者というより学者の立場でユダヤ教と関わっていたデヴィッドとは正反対だった。弟の急進主義は生活のその他の側面を転覆させた。たとえば金銭面で困っており、薬を飲まず躁状態にあるときにはよくローゼンハンに電話をよこし、家計のことや、増える一方の家族のこと、あいつやこいつが自分を捕まえにくるといったさまざまなパラノイア的執着について訴えた。

「父はいつも電話で叔父とあれやこれや話をして、助けようとしていました」[12]ジャックは言う。「父が腹を立てているのが声から伝わってきました。リチウムを飲んでいれば大丈夫なのに、飲んでいないと躁状態になって、誇大妄想に取り憑かれると話していました。結局、そういう誇大妄想のせいで、家族を連れてイスラエルに移住してしまったんです」この弟との出来事から、ローゼンハンは心理学、とくに異常心理学に関心を持ち、精神医療改革に熱意を燃やすようになったのではないかとジャックは考えているが、[13]ローゼンハンがこうした家族の問題をおおやけに語ったことは一度もない。

一九六九年二月九日、晩冬の朝に、ローゼンハンとモリーはフォルクスワーゲンのハッチバックに乗り込んだ。五歳のジャックと七歳のニナは、父の計画のことなどつゆ知らずに、ベビーシッターに預けられた。新たな不安がふいに頭をもたげ、正体が暴かれる恐怖さえ凌駕した。「正体を暴かれなかったら、どうなるか」[14]という不安である。「ワイシャツ、ネクタイ、下着がいるのか、それとも一日じゅうパジャマなのか？　あるいは政府からのお仕着せを着せられるのか？　寒い日のために分厚いセーターが必要では？　少しは外に出られるのか？　子どもたちは学校だ。棟内から子どもに電話ができるのだろうか？　そもそも棟内に電話はあるのか？　タバコは吸えるのか、ライターを持ち込めるのか？」[15]

ローゼンハンはフィラデルフィア・メイン・ラインを運転していった。手入れの行き届いた芝生を備えた豪邸が建ち並んでいる。美しい芝地がそのまま続いていたので、ハヴァフォード州立病院の敷地内に入ったのだとわからず、半円形の灰色の石壁[16]が見えてようやく気づいた。二人は五階建ての赤いレンガの建物に向かった。その四番棟が受付だった。

人々が「ハヴァフォード・ヒルトン」[17]と呼ぶのもうなずける。ローゼンハンが受診したわずか七年前、一九六二年に建てられたハヴァフォード州立病院は、まず〝新しい〟というだけで特異な存在だった。精神病院の建設に予算を配分する州などほとんどなかったからだ。そこに勤務していた精神科医は、巨大娯楽施設のようだったと表現した。ジム、ビリヤード室、プール、床屋、美容院、喫茶室、四〇〇人を収容する劇場、ボーリング場、図書館のほか、レントゲン、手術室、高速滅菌装置（当時としては最先端）など、完璧に施設の整った手術設備もあった。

それは次世代の精神病院の模範例であり、まさに「旗艦」[18]だった。ハヴァフォード州立病院の建設が計画されたのは、近くのノリスタウン州立病院の混雑緩和が目的だったが、高級住宅地のすぐ近くに（それがどんなに革新的なものだろうと）精神病院ができることに近隣住民が反対したため、実際の建設は当初の計画より五年も遅れた。ジャック・クレメンス院長は一軒一軒住民の家を訪ね、病院は危険なものでも目障りな存在でもなく、コミュニティが歓迎できるような場所になると丁寧に説得した。おかげで、人々の承諾を取りつけただけでなく、ボランティアスタッフさえ集めることに成功した。完成後、クレメンス院長は「革新的設計のお手本」[19]であり、世界初の試みだと、胸を張って記者たちに語った。

しかしクレメンスの言葉には誇張があった。実際には、世界で二番目だったのだ。長期入院患者の収容を目的としたハヴァフォード州立病院の五棟の建物は、イギリス人精神科医ハンフリー・オズモンドの画期的な成果をモデルとしていたのである。[20]

LSDを科学研究のメインストリームに躍り出させた「一九六〇年代の幻覚剤ムーブメントの導師」[21]であるオズモンドは、幻覚剤の効果と精神病症状の共通点を研究した最初の科学者の一人だ。精神科のレジデントだったときに、スイスの化学者アルバート・ホフマンの論文をたまたま読んだ。そこには、一九四三年にリゼルグ酸ジエチルアミドをごく微量摂取したあと自転車に乗ったときのとんでもない体験が記されていた。オズモンドは、主体感の喪失、幻覚、パラノイアといった症状が、レジテントとして目にした精神分裂病のそれだと気づいた。そして、LSDは精神分裂病と同じように脳に働きかけるのかもしれないと考えた。依然として精神分析が精神医学の主流だった時代としては、精神疾患の原因を神経生物学に見出そうとするまったく新しい考え方だった。この脳化学理論にもとづき、オズモンドは精神病患者に(そしてもちろん自分にも)LSDやメスカリンをあたえる実験をおこなった。また、そうした幻覚剤をアルコール依存症などさまざまな依存症患者や難治性の精神病質者にも処方し、好結果を得た。

オズモンドは自分で幻覚剤トリップを何度か経験してみて、環境が体験を左右することに興味を持ち、自分がいる建物の構造によって、ポジティブなものにしろネガティブなものにしろ、幻覚が強烈になったりやわらいだりすることに気づいた。今ある精神病院はどれも破壊すべきだと彼は訴えた。「医学の過ちと人々の無関心を象徴する、醜い記念物だ」[22]一九五七年には『マクリーン』誌でそう断定すらしている。オズモンドの再設計した病院は、病棟を円形にして人と人との交流を増やす一方、一人になれる場所も作り、患者のプライバシーと自尊感情にも配慮していた。[23]

オズモンドは、カナダの精神病院を設計するうえで協力を仰ぐことになった建築家キヨシ・イズミにLSDをあたえた。そうすることで「自分も病を体験し、患者の目で見、患者の耳で聞き、患者の肌で感じる」[24]ことができると考えたからだ。「患者の目で見る」ことは、自分と一緒に作業をする前提条件だとオズモンドは感じていた。一九五七年の有名な論文「精神病棟設計の基礎となる機能」でも、「脚のない人を、はしごや急勾配を通らないと中に入れない建物に住まわせるのは思いやりがなさすぎる」[25]のと同様、知覚や感情に問題を抱えている人を治療するのに気が滅入るような不吉な建物を建てるのは思いやりがないと書いている。

LSDの影響下にあるうちに古典的な設計の病院を見てまわったイズミは、[26]知覚に問題がある人が使うにはさまざまな欠点があることに気づいた。壁を覆う柄入りのタイルを見ると目がちかちかした。カレンダーや時計がないせいで、そもそも時間の感覚が持てない。クローゼットが引っ込んだ場所にあると暗すぎて、そこに大きな口が開いているような感じがする。ベッドが高すぎると、座ったときに足が床につかず、居心地が悪い（精神的に不安定なときは床に足が触れたほうが安心する）。長い廊下は恐ろしい。

オズモンドもこれに賛成し、古い病院を「非常にすぐれた、とても高価な幻覚作成マシン」[27]と呼んだ。「心に少しでも不安定なところがあるなら、今は亡きお父さんが壁からあなたをじっと見ているような気がするかもしれない」オズモンドとイズミは理想とする精神病院をカナダで建設し、クレメンスはそれをお手本としてハヴァフォード州立病院を設計した。カットしたチーズ型構造（Yを二つ並べた形状で、[28]プライベートルームを備えているが、居間と浴室は共有だった）は使わなかったものの、オズモンドの理論の多くを採用した。壁は柄入りのタイルを貼るかわりに、気持ちが明るくなるようなやさしい色が塗られた。ベッドは低く、床に近い。家具は、患者の自宅から持ってきたかのようなものが揃えられた。つまり、少なくとも身近な環境については、患者第一だった。運よくオズモンド仕様の病棟に入院できたとしたら、だが。

だがローゼンハンはついていなかった。

受付に入っていったとき、ローゼンハンはそこにある家具は「利用されてはいるが愛されていない」[29]と気づいた。州からの支給品だ。これといって特徴もなく、さえない。「いかにもお役所っぽい殺風景な内装を明るくするような絵や装飾品、ポスターさえない。最低限の仕様を備えた、最安値の品が購入されたことは明らかだ……顔の見えないお役所が部屋の所有者だった」[30]とローゼンハンは記している。どうやらここは、病院の中でもオズモンド理論が採用されなかった場所らしい。ローゼンハンは受付嬢に自己紹介した。自分のものではない名前を使うのが物珍しくて妙に高揚し、笑いだしそうにさえなった。運転免許証を求められたときには素直に渡してしまいそうになり、急いで取り繕うと、家に忘れてきてしまったと言い訳した。受付嬢は何も言わずに、受付票の次の質問に移った。

カルテ番号：五二一三[31]
患者名：デヴィッド・ルーリー
住所：ペンシルヴェニア州メディア、ステート・ロード四二番地
最も近い親族（名前、本人との関係）：モリー・ルーリー（妻）
相談時の年齢：三九歳
生年月日：一九二九年一一月二日
人種：白人
性別：男性
宗教：ユダヤ教
結婚：既婚
職業：コピーライター
雇用主：なし
入院歴：なし

そして二人は待った。

さらに待った。

ローゼンハンはいらだちを募らせた。ベビーシッターとの約束の時間にモリーが帰れなかったらどうするのか。見渡す範囲に公衆電話はない。自分が本当に患者だったとしたらどうだろう、[32]

と思う。

予約の時間から二時間近く経った、四時一五分前になってようやく、受理面接担当精神科医、バートレット医師がローゼンハンをオフィスに呼んだ。

第9章

入院許可[1]

デスクの上にある五二一三番のカルテが、すでに患者を二時間近く待たせているとバートレット医師に訴えていた。珍しいことではなかった。病院での時間管理という闘いに勝とうなんて気持ちは、もう何年も前になくしていた。

何をするにもタバコを欠かしたことがないバートレット医師[2]は、タバコをふかしながら受付票を読んだ。デヴィッド・ルーリー氏にとってはこれが初めての入院らしい。

ルーリーが部屋に入ってきた。瞬時に外見を確認する。カルテに書き込むのはあとだ。背は低く、禿げ頭で、学者風の雰囲気がある知識層だ。詩人か、なかなか芽の出ない大学教授を漫画にしたら、こんな感じだろう。眼鏡をかけ、髭をはやし、くたびれたペニーローファーと着古したチノパンツみたいな外見。

バートレット医師は基本的な質問から始めた。名前は？　年齢は？　今日の日付は？　ここはどこですか？　患者はゆっくりと答えた、と医師は記した。居心地が悪そうだし、ぴりぴりしているようにも見えたが、答えは的確だ。

「ずっと声が聞こえるんです[3]」ルーリーは言った。顔をしかめ、ぴくっぴくっと引き攣らせているとバートレットは記した。四か月前から幻聴があるとルーリーは話した。「空っぽだ」「中身がない」「空虚で、ドスンと音が鳴る」

面接は三〇分間続いた。ルーリーは、大学時代の成績は優秀だったが、方向性を決められなかったと語った。「非生産的な空想ばかりふくらませて迷う傾向があり、仕事の面でも社会的にも、失敗したりうまく進歩しなかったりしたことを、知恵を絞って正当化してきたようだ」[4]とバートレット医師は記している。ルーリーはまた、仕事の悩みについても語った。それに、妻の母親から借金したことを「ばつが悪い」と感じ、恥ずかしいという。

ルーリーの話は二ページにわたる詳しいタイプ原稿になっており、最後にこう結論づけられていた。「きわめて知的なこの男性は、自分をうまく制御できず、せっかくの能力を発揮しきれないままここまできた……ひどく怯え、ふさぎ込んでいる」[5]

バートレット医師の診断は以下のようなものだった。分裂情動型精神分裂病、つまり「分裂病の症状と極端な躁状態とうつ状態が混在している患者」と分類される。

・印象：分裂情動型精神分裂病、抑うつ状態　295.74[6]

この程度であれば、必ずしも入院させる必要はなかった。同じ敷地内にある外来診療もすぐれているので、通院を勧めてもよかったのだ。しかしバートレット医師の目には「デヴィッド・ルーリー」の病状がかなり深刻に映り、集中的な治療が必要だと思えた。だからモリーに夫の閉鎖病棟への入院を許可してもらい、実質上市民権の多くを、最長で三〇日間病院にゆだねてほしいと考えた。退院したくなったら、病院に申請をしなければならないだろう。モリーはためらった。そして、書類にサインをする前に夫と二人きりで話をさせてほしいと医師に頼んだ。

二人は待合室の隅に行き、ひそひそと相談を始めた。ジャック・クレメンス院長に電話すべき？　任意入院との違いは具体的に何なのか？　休暇期間が終わるまでに退院が認められなかったら、デヴィッドは授業を休まなければならないのか？　子どもたちはどうする？　今回のことについては何も知らず、お父さんは小旅行に行くだけだと思っているのに、何の説明もないままお父さんが戻ってこなかったら、どう考えるだろう？[7]　ローゼンハンの日記によれば、モリーはこのとき友人の心理学者（名前の記述はなし）に電話をして、意見を聞いたようだ。その心理学者は激高した。「二人ともどうかしてるわ。彼は実際にそれをやろうとし、あなたはそれを止めなかった」[8]

モリーはバートレットのオフィスに急いで戻り、ほかにも何か方法があるのでは、と迫った。しかしバートレットは引き下がらなかった。病院としては任意入院ではなく、閉鎖病棟への入院しか認めません。ルーリーは閉鎖病棟に入るべきです。これが標準的な治療です。ほかの手段は認められません。「患者のためには本当にこうするべきなんです」[9]　とバートレット医師は主張し、「単純に医学的な措置で、何も慌てることはありません。ここではこういう措置が普通に取られていますし、特別なことではないんです」

「特別なことじゃないだと、くそっ！」[10]　ローゼンハンはかっとなった。何が腹立たしかったかと言って、それはクレメンス院長が事前にこういうことになると警告してくれなかったことだ。たぶん、実際に自分が体験してみないと、こういう手続きみたいなものは単なるお役所仕事にしか見えないのだろう。だが、出たいときに施設を出る、投薬を拒否する、好きな時間に食べ眠るといった、人の当然の権利が取り上げられるとなれば、話は別だ。

ローゼンハンは、見るからに怯えているモリーがなんとか冷静さを保ってサインをする様子を記録している。しかし、電気ショック療法を病院に許可するという書類を前にしたときには、さすがに手を止めた。だが、夫を入院させるには許可するしかないのだ。バートレット医師はモリーに、「インスリン投与や電気ショック療法のような治療をおこなうときは、必ず事前に家族に可否を尋ねます」[11]と約束した。それでも恐怖は消えなかった。絶対にサインしないとモリーは心に決めたが、ローゼンハンは彼女の手を握った。妻の協力が必要なのだ。毎日でも面会に来られるんだから、大丈夫だよ。どんなふうに説得したのか説明はないが、結局モリーはサインをした。

こうしてローゼンハンの狂気への旅は始まったのだ。

第10章 マッドハウスで過ごした九日間[1]

一日目

看護師の日誌[2]：二月六日、三九歳。本日午後、南三号棟に入院。病歴確認。精神科への初めての入院。

看護師はまずローゼンハンの私物を没収した。着替えの入ったカバン、歯ブラシ、テープレコーダー。とくにテープレコーダーを見たとき、これを所持するのは「違法[3]」で、「ほかの患者さんにもいやがられる」ので没収すると言った。看護師は（幸い）ペンと五ドルは手元に残してくれた。患者が所持できるのはそれが精一杯だという。それから、ドアを開けた状態で着替えるようにと告げた。安全措置だとしても、ローゼンハンのプライバシーへの配慮はまったくなかった。制度上、精神疾患を抱えていると見なされたとたん、基本的な礼儀さえ払う必要がない存在になったかのようだった。看護師は彼の体温、脈拍、血圧を測った。すべて異常なし。それから身長と体重を計測した。終始無言だった。そうしてローゼンハンの体のさまざまなデータを取りながら、彼がそこに存在すらしていないかのように振る舞った。

看護師はローゼンハンを伴ってエレベーターに乗り込み、二階分上がった。エレベーターの扉が開くと、鍵の掛かった重い両開きのドアがそこにあった。彼女が持っているたくさんの鍵の一つでそれを開ける。鍵束は、看護師が歩くとカチャカチャと音を鳴らした。彼らの同類ではないということを知らせ、彼女を守るチャイムの音。だがローゼンハンは「彼ら」の仲間だ。薄暗い廊下を眺める。精神病院特有の騒音に迎えられるものと思っていたのに、聞こえるのは自由の象徴である看護師の鍵束がたてる金属音だけだった。「この病棟のドアの鍵を開けると、危険が待つ暗い不吉な洞窟に入っていくような気がしたものだった」[4]ハヴァフォードのある精神科医は、ローゼンハンの新しいわが家、男性用閉鎖病棟南三号棟に勤務していたときのことを、回想録にこう記している。「体に危害がおよぶのではないか、そんな恐怖をしばしば感じた」

それから照明が明るく灯った、ガラス張りのナースステーションの前を通った。つねに鍵がかかっているので、「鳥かご」とも呼ばれている。ガラス張りだから、患者と直接接触しなくても娯楽室を監視できる。

ローゼンハンは臭いに気づいたかもしれない。コーヒーやタバコ、アンモニア、失禁など、病院の娯楽室につきものの気持ち悪いくらい甘ったるい匂い。患者が一人駆け寄ってきて、ローゼンハンにぎゅっと抱きついた。看護師がなんとか引き離し、ローゼンハンをテーブル席に座らせる。新入りだ！　病棟内のエコシステムが乱れて、娯楽室の中が大騒ぎになった。

「くそったれ！」[5]

「ごますり！」

「おれはやつの顔を平手でひっぱたいただけだ！」

これはローゼンハンが待ち時間のあいだになんとかメモできた、飛び交っていた言葉の断片だ。ローゼンハンと同様、精神分裂病と診断された人がほとんどだった。廊下にいた男たちのように、ぴくりとも動かずにぼんやり宙を眺めている者もいれば、ぶつぶつ何かつぶやいたりこぶしを振りまわしたりわめいたりしながら、うろうろ歩いている者もいる。ある精神科のレジデントは、南三号棟の様子を見て「おれはいったいどこに来ちまったんだ？」と自分の胸に尋ねたという。[6]

ローゼンハンはそこに二時間じっと座り込んでいた。空腹が募り、小便がしたくてたまらなかったが、怖くて動けなかったという。のちに日記には「フリーズした」と書いた。身を守りたくても守りようがないことに彼は気づき、頭の中をさまざまな思いが駆け巡った。どこで顔を洗ったり、シャワーを浴びたりすればいいのか？　ここで何をするのか？　自由な時間をどう過ごすのか？　電話はあるのか？　妻や子どもに電話はできるのか？　いつ医師の診察を受ける？　いつ服を返してもらえるんだ？[7]

「わたしはいろいろと経験も積み、まったく正気だったし、ほかの人たちに比べたら状況をよくわかっていたというのに、ひどい無力感を覚え、どうしていいかわからなかった」と彼はのちに書いている。

おそらく看護助手と思われる人から冷めたゼラチン状のシチューと生ぬるいミルク、それにオレンジを一個渡された。ローゼンハンはそれらをむかむかしながら眺めていた。病棟にいる者にとっては、オレンジはめったにないごちそうだということにも、そのときは気づかなかった。病院外で作られた食べ物は何でも宝物なのだ。

二日目

看護師の日誌：一九六九年二月七日、患者から夜間にとくに cps（complaints 不平）なし。熟睡できた模様。

午前六時半、耳をつんざくような火災警報が鳴り響いた。[8]

「おい、くそったれども、行くぞ！」[9]

入院初日の朝、ローゼンハンを迎えたのはその言葉だった。

夜はなかなか眠れなかった。病棟内に響くいろいろな音に、ずっと戦々恐々としていた。朝方になってやっとうとうとしたが、正体を見破られる鮮やかすぎる夢を見て、はっとして目が覚めた。今、日差しのおかげで、やっと周囲の様子を確認することができた。スチール製のベッドのスポーク、カーテンのない窓、何の装飾もないベージュの壁、金属製の小卓、ベージュのタイルの床。横に並んでいるベッドに横たわる見知らぬ人々の体。

またしても「おい、くそったれども、ベッドから出ろ」という声。

ローゼンハンの同室の患者たちが身じろぎし、スローモーションのようなのろのろとした動きで体を起こした。見ず知らずの患者たちの毎朝の習慣を邪魔しないよう、目をそらしたが、怖くて目の隅で動きを追わずにいられなかった。大声で呼ばれる名前以外、彼らのことは何もわからない。なぜここにいるのか？　何か犯罪に手を染めた人間なのか？　危険はないのか？　ルームメイトの一人で、シンナー中毒者[10]だったドレイクという男は、歯ブラシを持って歩きだし、ローゼンハンのベッドの横を通りかかると、「やあ」というように手を振った。「わたしに観察されていたことを知っていたのだ[11]」とローゼンハンは書いている。

　ローゼンハンはのろのろとトイレの列に並んだ。男たちは人をからかったり、押し合ったりしている。ローゼンハンはあまりの悪臭にたじろいだ。便器から中身があふれ出していた。裸足の患者たちは汚物を避けるようにしてつま先立ち、見ても何もしない看護助手に文句をこぼしている。混乱の中、ローゼンハンは人を押しのけるようにして、蛇口が二つある洗面台になんとかたどり着いた。「鏡をのぞき込むと、目の腫れた髭面の男がそこにいた[12]」未発表の原稿にはそう記述されていた。「心境がそのまま顔に出ていた――げっそり」

　カフェテリアに入ったときも食事の作法がわからず、まわりの人々を観察して、その自動的な動きを真似た。プラスチックのトレーを取り、ナプキンをつかみ、列に並んでじりじりと移動し、皿を取ってトレーに置き、左に動く。そのくり返しだ。カウンターの背後に給仕のおばさんが三人いたが、彼女たちの仕事は食べ物を取りすぎる患者を止めることだ。

「ちょっと、バターは一人一個だよ[13]」一人が言った。

「そのコップの分を飲み終えたらもう一杯飲んでもいいよ」別の一人が言った。

「ちょいとあんた、そこに入らないで！」

「あんたはデザートだめ。虫歯になる」

席についたとき、ローゼンハンはナイフやフォーク、それにオレンジを取ってくるのを忘れたことに気づいた。でも、怖くて列に戻る気になれなかった。またしても「フリーズ」してしまったのだ。

廊下や病棟内の静かな場所に一人でいると、つねに周囲に目を配り、注意を怠らないようにしなければならないような気がした。誰かがこっそり背後に忍び寄ってきたりしないように、ずっときょろきょろしていた。「トーマス・サズは間違っている」[14] ローゼンハンは、サズの著書『精神医学の神話』に触れて言った。「彼らがわたしと違っていることは確かだ」ローゼンハンはサズや反精神医学運動と何かと関連づけられるが、彼らと十把ひとからげにされることを不満に思っていた。精神病は実在しないという彼らの主張に反対だったからだ。

待つこと以外、することがなかった。朝食を待ち、昼食を待ち、医師を待ち、看護師を待った。タバコを吸いたければ（今やチェーンスモーカーになっていた）、テレビがつきっぱなしの娯楽室に行くしかなかった。おちおち手紙も出せなかった。入院当初、ローゼンハンは病院を秘密裏に観察した記録を自宅に送っていた。暗号を作ってあったのだ。わけのわからない戯言に見えるよう（じつは彼の筆跡はひどく読みにくく、暗号の助けを借りなくてもそれで充分だったのだが）、一行おきに文を書き、最下段まで来たところで上に戻って空いた行を埋めていくというやり方だ。ローゼンハンが封をしようと蓋を舐めていると、モリソンさんという看護師から、出す前に中身をあらためるので、閉じないでと言われた。「みんなで読むわけではありません」[15] 安心させるように彼女は言った。「医師と看護師だけです」でも、その後も中身についてとくに病院側から指導はなく、彼が病院について何を書いても誰も気にしていないのだとわかり、手紙を書くのはすっぱりやめて、日記として記録を残すことにした。人に見られても、もうかまわない。

無力感。彼の日記には、この言葉がくり返し登場する。入院中、患者は基本的人権の多くを失った。行動が制限され、食事は決まった時間しかできず、それは睡眠やテレビの視聴にしても同じだった。便器はいつも汚物であふれているので、娯楽室にまで臭いが漂ってきた。共同寝室のドアは施錠された。たった一つ残された自由は、書くことだけだった。

ローゼンハンの日記：一九六九年二月七日、午前一〇時三〇分

薬は飲んでいないが、疲れ果てている。ゆうべほとんど眠れなかったからだ。それに退屈なせいもある。

娯楽室では次から次へと騒動が巻き起こる。

画面がちらちらするテレビから流れてくる単調なおしゃべりを聞いて、二人の患者が大笑いを始め、体が言うことをきかなくなったかのようにそのまま床に転がり落ちた。

ある患者が別の患者を殴った。

とくに情緒が不安定な患者の一人、ウォルターが何気なくトイレから出てきて、球状にした糞便を次々に廊下に運び出していたが、とうとう看護助手に見つかって体を洗わされた。

トラブルメーカーのソニーが看護師を殴り、宙を蹴ったりわめいたりしながら監禁室に引きずっていかれた。ローゼンハンは、「暑さと病棟内にはびこる無気力のおかげで頭がぼんやりしていたせいで[16]」、あやうく騒ぎを見逃すところだったが、独房でソニーが壁を激しく叩く音は誰の耳にも聞こえた。「ここの壁はただの漆喰塗りだから、ぶち破ってこの部屋までやってきたとしてもおかしくない[17]」とローゼンハンは冗談半分に書いている。入院してまだ二四時間も経っていないのに、もう精神科ならではのジョークが身についたらしい。

だが、今度ジョークのネタになるのは彼のほうだった。看護師からお呼びがかかり、担当医のロバート・ブラウニング先生との初面接の時間が来た。

面接は三〇分もかからず、内容はバートレット医師との受理面接のときとほとんど同じだった。ローゼンハンの金銭的困窮、広告会社の元上司に対する「パラノイア的妄想」、それに例の曖昧な幻聴について。当時のカルテにはこうある。

思考の状況と精神傾向[18]

関係念慮〔他人の些細な行動や偶然の出来事に特別の意味を見出す傾向〕が見られる。広告代理店の同僚からいじめられているという妄想。

幻聴は六か月前からあり、しだいにひどくなってきた。当初ははっきりしないノイズが多かったが、やがて音楽が聞こえるようになり、最近になって声が始まった。とはいえ、まだ明確ではなかった。声は「空っぽだ」「空虚だ」と言い、「そのことを表すような、ドスンドスンという音も響く」。この一か月で幻聴が激しくなった。

ブラウニング医師は、ローゼンハンの話し方は「やや抑揚がない」と表現した。つまり、限られた範囲の感情しか表現されていないように聞こえた、ということだ。病院の外でなら、感情の抑制を責められることはなかったはずだが、病院内では、気遣わしい表情や感情を表に出さない冷静な話し方は「やや抑揚がない」と見なされるのである。病院外では、人は普通にものを書く。しかし、病院内ではそれが潜在的疾病の兆候とされる。ラベリング理論の明らかな例と言えるだろう。ローゼンハンみずから、異常心理学の授業で学生に教えたことだ。

一九四六年、ポーランド人心理学者ソロモン・アッシュ[19]は、人の「中心的」性質を表すある種の言葉の効果について研究した。たとえば「やさしい」とか「冷たい」、「寛大」とか「狭量」といった表現はきわめて強力で、他人のその人に対する見方を完全に規定してしまう。とくに「頭がおかしい」や「狂気」という言葉ほど強力な表現はほかにそうはない。のちにおこなわれた別の実験では、二人の心理学者が、二人の男性の対話を録音したものを臨床医たちに聞かせた。[20]臨床医の半数には、インタビューされている相手は求職に対する応募者だと告げ、もう半数には精神科の患者だと告げた。応募者の話だと思っている臨床医は、その男性のことを自分をよく律していると考え、「現実的」「控えめ」「とても誠実で熱意があり、魅力的」「快活で、くつろいだ話し方」「責任感がある」といった表現で表した。一方、彼を精神科の患者だと思っている臨床医は、「緊張していて神経過敏」「ホモセクシャリティについて葛藤がある」「依頼心が強く、受動攻撃的」「怯えている」「かなり敵意がある」といった言葉を使った。一度「精神病患者」とか「統合失調症」といったラベルをつけられたら、それを取り払いたくても、あなたにできることはほとんどない。医師の診断にそぐわない要素は捨てられ、それを裏づける証拠だけが残る。「抑揚のない話し方」、「いじめられているという妄想」というローゼンハンに対する診断には、精神病患者はこんなふうに見え、こんなふうに行動するはずという期待からきたものがどれくらいあったのだろう? わたしにはわかりすぎるほどわかった。わたしが入院中、文字が読めなかったり、正面に目の焦点を合わせられなかったりすることに、セラピストの一人が気づいた。入院して何週間も経って初めて、わたしの視力の問題は、目にコンタクトレンズが入りっぱなしだったせいだと判明したのだ。精神疾患が疑われると、わたしの視力のことなど誰も気にしなくなった。精神に問題があるとなると、どんなことも色眼鏡で見られるようになるのだ——視力についてさえ。

これは、一九六三年にミシェル・フーコーが著書『臨床医学の誕生』で最初に描写した「医師のまなざし」、すなわち患者の非人間化の典型的な結果である。[21] フーコーによれば、病をこのように人と切り離して診るようになったのは啓蒙運動の頃のことで、診断をする際、医師は魔術的思考ではなく経験主義的知識にもとづき、体のことを知ろうとするようになった。以来、臨床医はカルテやパーセンテージ、検査結果といった客観的事実に頼るようになり、患者そのものを見なくなっていった。ローゼンハンの経験はこうした臨床的盲目の典型例である。医師はローゼンハンのカルテは読んでも、目の前にいる患者は目に入らなかったのだ。

話し方に気になる点があったとはいえ、ほかはまずまず知的な男で、時間や場所の感覚もしっかりしていると医師は考えた。八桁の数字を暗記して前からも後ろからも思い出せるし、一〇〇から七を順に引き算することもできた。ことわざの意味を答える問題を出したときには、正直、感心させられた。たとえば、「甲の薬は乙の毒」ということわざに対して、ローゼンハンはほとんど反射的に「ある人には利益になることが、別の人には害になる」と答えた。「今日の一針、明日の一〇針」には、「百の治療より一の予防」と答えた。おみごと。「橋の手前で川を渡るな」は「取り越し苦労をするな」。どんぴしゃだ。

医師はそれでもローゼンハンを精神分裂病と結論したが、今回は「残遺型」[22]に診断が軽減された。これは精神分裂病の症状はあるものの、疾患とまでは言えないということだ。前日出されたばかりの分裂情動型精神分裂病という診断とは異なっているが、精神分析という従来のやり方にどっぷり浸かっている精神科医にとっては、この程度の違いはそう重要ではなかった。

すでに二四時間着たきりスズメなので、病棟の臭いが服に染みついていた。これはほかのどんな侮辱より耐えがたかった。私物を取り戻したくて、受付で取り上げられたバッグを返してほしいと訴えたが、そのたびに拒絶された。今では執着に近かった。ふと気づくと、服のことでぶつぶつ文句を言っていた。

「服はまだ見つからないんですか？」[23]ローゼンハンは看護助手に尋ねた。

「服って、何のことです？」

ローゼンハンはため息をついた。「ここに来たときに着替えを持ってきたんだが、所持品リストを作るからと言われて、一階に置いてきたんですよ。今すぐ電話で訊いてもらえませんか？」

「無理ですね。この時間、受付は閉まっていると思いますよ。四時になってまだ持ってこなかったら、訊いてみますよ」

「だが、四時じゃ、もう閉まっているんじゃないか？」ローゼンハンは言った。

「まあ待つことです」看護助手は言った。「心配しなさんな」

就寝時間前の人員交代のときに、ローゼンハンはもう一度バッグのことを尋ねた。

「昨日のうちに来てますね」交代したばかりの看護助手がラベルを見て言った。

ローゼンハンが顔をしかめると、相手はこう答えた。「たぶん、机の下を確認しなかったんじゃないかな」

三日目

看護師の日誌：一九六九年二月八日、非常に落ち着いている。ほかの患者についてメモを取っている。病棟内で問題を起こす様子なし。

毎日恒例のモリーとの面会を待つあいだ、ローゼンハンは「時間つぶし」[24]をした。つまり、「ぼんやり空想したり、うとうとしたり、コーヒーを飲んだり、病棟内をじっくり探索したり」

するのである。土曜日は一週間でいちばん退屈な日だ。いつもより職員が少なく、医師もセラピストも帰宅して、家族と過ごす。ローゼンハンは、病棟内には非公式ながらいくつかルールがあることに気づいた。投薬のときには早めに列に並ぶこと（そうすれば、ほかの患者たちと一緒にトイレに急ぎ、すぐに吐き出せる）。タバコが吸いたければ、職員を探すより、ほかの患者に火をつけてもらったほうが早い。カフェテリアにはできるだけ早く行くこと。遅れると、パン、砂糖、コーヒー用クリーム、デザートなどまともに食べられるものが手に入らない。そしてもう一つ。正気に見えれば、それだけ人目につかなくなる。

庭に出られる特権がないと、本当に囚人同然だった。薬は飲まずに口に隠したが（抗精神病薬ステラジン二ミリグラム、抗うつ剤エラヴィル二五ミリグラム）、この場所そのものに薬と同じ効果があって、依然としてぐったりしていた。日差しがまぶしくても、ブラインドは開いたままだ。患者の快不快など看護師はこれっぽっちも考えておらず、「鳥かご」から出ることもめったにない（ここでは誰もが囚人のように思えた）。ローゼンハンの日記によれば、どれくらいの頻度で看護師たちが出退勤するのかおおまかに計算したらしく、彼女たちは全出勤のうちわずか半分しかこの病棟にいないし、患者と接触する機会はほんの一瞬だとわかった。職員は別世界にいた。患者と一緒に食事もしないし、噂話もしないし、トイレさえ別だ。「仕事を滞らせるこの混乱状態が自分たちに伝染するとでも思っているかのようだ」[25]とローゼンハンはのちに書いている。

あるときなど、二〇人の男性患者に丸見えのところで、一人の看護師が制服のボタンを五つもはずし、ブラジャーの位置を整えていた。「いや、彼女はけっしてこちらを誘っていたわけではない。ただわれわれなど眼中になかっただけだ」[26]ローゼンハンは書いている。

やがてローゼンハンは、病棟内に新聞が二紙置かれていることに初めて気づいた。地元紙と一週間遅れ（一九六九年一月三一日付）の『ニューヨーク・タイムズ』紙だ。退屈しのぎに飢えていた彼はすぐに飛びついた。彼の日記にこうある。

「今日の新聞はどこにあるんですか？」看護師に尋ねた。
「午後便にならないと来ませんよ」
つまり、新聞は毎日来ているが、患者は読めないということだ。

新聞をめくり[27]、白熱するソ連との武装合戦や、センティネル弾道弾迎撃ミサイルシステムの開始に関する記事を読んだ。ニクソンは徴兵制から志願兵制へ移行する計画を発表した。ロックフェラーセンター・ビルのレインボー・グリルでのフランク・シナトラJr.のショーの広告の横に、ラオスで戦闘再開のニュースが報じられている。

新聞を読んだあと、ローゼンハンはまた書き物に戻った。

「もっとこっそり書いたほうがいい？　いや、まさか。体を揺らす者もいれば、斜めに傾かせている者もいる。わたしはといえば、書いている。それだけのことだ」[28]

三日目の日記は、病院内のヒエラルキーに関する考察であふれていた。ローゼンハンによれば、それはピラミッド構造をなしており、最上部が医師、そのすぐ下が看護師、もちろん患者が最下部に属する。看護助手は患者より一段上で、ほぼ全員が黒人だった。給料も最も低く、扱いも最低で、患者といちばんじかに接触する。ローゼンハンは彼らを「下層民」仲間としていた。

「ボブ・ハリスです」[29]ローゼンハンはいきなり娯楽室の現実に引き戻された。その声は、入院初日に会った看護助手のものだった。ハリスが差し出した手を、ローゼンハンは握り返した。思いがけず交流ができて嬉しかった。こんなふうに挨拶してもらったのは初めてだった。たいていの人は目を上げさえしない。「この病棟に来て六か月になります。ここでは新顔ですよね？」

ローゼンハンはそうだと答えた。ハリスは自分のことを少しだけ打ち明けた。生活に困っていて、二つの仕事を掛け持ちし（もう一つはガソリンスタンドの店員）、妻と三人の子どもをなんとか養っている。看護助手では週に五五ドルしか稼げないが、看護師になればはるかに給料がいいので、勉強したいと思っているという。

二人は病棟のことや患者たちについて話をした。「あのジャンボってやつのことは、本当にわからないんですよ」ハリスは言った。「僕が見るかぎり、ときどき友人が面会に来るぐらいで、家族はいないと思います。だけどもう何か月も誰も面会に来てない。かっとなることがありましてね。二か月ぐらい前、いきなりハリントンの服を引っ剝がしたんですよ、何の理由もなく。だから注意して見てます」

それからキャロルという患者のこと。「あんなふうに女の子の名前をつけられたら、トラブルに巻き込まれるのも当然だ。ずっとからかわれてきたんだと思いますよ。ここでもそうだけど。看護師のパーディさんが彼にすごく目を光らせてます。食堂のおばさんたちもね。いつもデザートを余計に取るんですよ、ほんとに」サムが入院したのは「ホモセクシャルだから」だし、ピーターは「この病棟で誰よりたくさんソラジンを飲んでる」。そのときローゼンハンと同室の患者が脇を通っていった。「彼はまだ来たばかりです。たぶん過去に入院歴があると思う。まさに、戦争のあと何度も病院を出たり入ったりする人って感じがしませんか？　どうして退役軍人病院に行かないんだろう？　病院側はドレイクとフォスターと同室にしたんです。彼は気づかないかもしれないけど、ヤバい連中なんだ。裁判所命令でここに来て、弁護士が何度か面会に来てる。ヤクで捕まったんです」

ローゼンハンはうわの空でうなずいた。このまま会話が続けばいいと思った。前日にモリーが面会に来て以来、まともに話をするのはこれが初めてだったのだ。ハリスの話題は職員に移った。外国人レジデントはあまりよくないが、エレラ先生という「とても優秀なキューバ人医師」は別だと言った。

一時間近く経った頃、ハリスは「鳥かご」の中の看護師たちが手招きしているのに気づいた。すぐに戻ると言って、ハリスは立ち去った。「ほかにも面白い話がいろいろあるんです」

ローゼンハンの胸に熱い感謝の念があふれた。思ったほど悪い場所じゃないかもしれない。あの看護助手は、わたしをばい菌か何かではなく、人間として扱ってくれた。ところがローゼンハンが眺めていると、看護師たちが大笑いしているのがわかった。ハリスはカルテを渡された。

わたしのことを笑っていたのだろうか？　いや、気にしすぎか？　精神病院に入院することになった、家庭を持つ中年男の何がそんなにおかしいのか？

ハリスはローゼンハンのいるテーブルには戻ってこなかった。その日、のちにハリスとたまたま出くわしたが、表情がさっきと違ってこわばっていた。

「ハリスさん？」

「今忙しいんですよ」

ローゼンハンは冷たい仕打ちに甘んじた。ハリスは機嫌が悪かったのか、病棟内の仕事で何かいやなことがあったのだろう。ところがその後、患者用のトイレの近くでまた声をかけてみると、ハリスはまだむっつりしていた。

「ハリスさん」聞こえなかったのかもしれない。「ハリスさん？」

「忙しいと言ったよね？」彼ははねつけた。

いつもならこんな横柄な態度には黙っていないが、このときは口答えする勇気が湧いてこなかった。憤慨して、ノートに一言書き殴っている。「人とはちょっと違ったハリスの親しげな態度も、親しさのある侮蔑にたちまち変化した[30]」

四日目

看護師の日誌：一九六九年二月九日、一人で書き物をしたりテレビを観たりして過ごす時間が多い。

退屈な一日が終わるとまた同じ退屈な一日が始まる。最低要員しかいない、いかにも冬らしい日曜[31]など、とくに退屈極まりなかった。看護助手として唯一勤務しているハリスは、相変わらずローゼンハンを避けていた。患者たちは、うつ病の幽霊さながら、毛布にくるまって背中を丸め、廊下を行き来している。ローゼンハンも自分の毛布をはおり、ぼんやりした顔で廊下を歩く一団に加わった。「わたしは正気だったが、結局のところ、ときどき、あるいは長い時間、うろうろ歩いたり、座ってテレビをじっと観たりするばかりだった。それは、わたしの頭がどうかしてしまったからではない。入院して七二時間が経過した、今これを書いている時点でも、まだ正気を保っていると思う。これからどうなるかは、自分でもわからないが。そうではなくて、単純にほかにすることがないからだ。この退屈をどう人に伝えたらいいだろう？　わたしの場合は妻が毎日面会に来るが、ほかの人にはそれもないのだ。精神病かどうかは、精神病症状ではなく、倦怠によって決定づけられる[32]」

ローゼンハンは朝食を飲み下して隙間風の入る娯楽室に戻ると、また不安にまみれたうたた寝を始めた。そして昼食の時間に目覚め、ホワイトソースの中に薄ピンクのものが浮いている「ピンク色のどろっとしたもの[33]」が出されて、（料理がものすごく下手だった母親のおかげで）どんなものでも食べられると豪語していた男でさえこき下ろす痛烈な言葉がノートに残された。「厨房は会計部に乗っ取られたにちがいない……上手に料理し、おいしい食事を出そう、なんて考えはくそくらえ。これで『きちんとバランスのとれた食事問題』はきれいさっぱり解消だ！[34]」これらはすべて個人的なメモにあったもので、誰かに口に出して言ったことではない。

ローゼンハンはほかの患者とも打ち解け始めた。当初は「名前もなき恐怖[35]」と呼んでいた人々である。「距離を置けば恐怖は抑えることができ、いやなものに気づかずにいられる――あっちに行け![36]」と彼は書いた。しかし、いざ患者になってみると、距離を保つことなどほとんどできなかった。外を散歩できる特権について、彼は訊いてまわった。それにはどうしても「君はどうやって外に出た?」と尋ねるしかなかった。ビルという名の患者はこうまとめた。「医者に話しかけるしかないね。オフィスにいるときじゃなく、棟内を歩いてるときに。お元気ですかって訊くんだ。ご機嫌を取るんだよ[37]」

医者のご機嫌を取る? この施設を操っているのは誰なんだ? 「医者は騙されるためにいる[38]」とローゼンハンは書いている。患者には人を操る技術が必要であり、できるだけ医療システムと関わり合いにならないようにすべきだと知らされ、信じられない思いだった。自分と同じくデヴィッドという名の別の患者は、ゲームのやり方の例を教えてくれた。「たとえば自殺したくなったとするだろう? だが医者には言っちゃだめだ。ここから出してもらえなくなる。いざ外に出れば、何でも好きなことができる[39]」また別のポールという患者は、精神分裂病と診断されて何年も入退院をくり返しているが、同じような考え方だ。「外に出たければ、言われた通りにすることだ。おとなしくな。けっして意見を言っちゃいけない[40]」

ローゼンハンの日記:一九六九年二月九日、日曜日、午後一時四五分

落ち込んでいる。今にも泣きそうだ。一滴でも涙がこぼれれば、きっと溺れてしまう。

閉鎖病棟で『普通でいること』を誓ったのだから、憂鬱になっては、役を演じるうえで折り合いがつかない。

その後、食堂で夕食を食べたあと、娯楽室でまた敵意むき出しのハリスに遭遇した。

「ちょっといいかな、ハリスさん」[41]ローゼンハンは彼を呼び止めた。

「僕にかまうなと言っただろう？　あっちに行ってくれ」ハリスは言った。

ローゼンハンはこそこそと逃げ出す自分を冷静に見ていた。「そうすることで、患者らしい行動をとったのだ」[42]大学教授であるデヴィッド・ローゼンハンなら、自分に向かって誰かがそんな口の利き方をしたらけっして許さなかっただろうが、患者であるデヴィッド・ルーリーはいたたまれずにうなだれた。トイレに行き、顔を洗って、鏡で顔を見た。今見えているのは、ただの憔悴した患者ではない。そこにいるのはスラックスと白いボタンダウンのシャツ（皺くちゃではあるが）姿の中年男だ。ぼうっとしていた頭がショックでしゃきっとした。いかにも教授然としている。知識人のように、学者のように見えるではないか。判事がネリー・ブライの貴婦人らしい振る舞いを認めたように、履き古したクラークスの靴や虫食い跡のあるセーターだけでは、正体を隠しきれなかったのだ。ハリスは彼を精神科医だと勘違いしたにちがいない。ヒエラルキーのもっと上のほうにいるらしき人物に自分を印象づけようとして、親しげに話しかけたのだ。だが、看護師たちに本当のことを教えられて、思い込みが消えた。決まりが悪そうだったハリスの表情を思い返し、納得した。この男は正常だと、彼は思ったのだ。だがほっとしたのはつかのまだった。

家族の様子を確かめたいので電話をかけたいと頼んだが、看護師たちは聞き入れようとしなかった。電話はまだ許されていません。そういうことは段階を踏んで許可されていくのだ。まず電話、次に建物の外、日中の外出、最後に夜の外泊、そしてついにオズモンド様式の建物の開放病棟に移されるか、あるいはすっきり解放される。ローゼンハンの場合、まずは電話をきちんと使えるかどうか証明する必要があった。「そのときわたしは自分がドアを蹴破るところを想像した[43]」そして、灯りの消えた「鳥かご」の中に堂々と入っていくのだ。「本物の患者だと思っているだろう！　ところがどっこい、わたしは正常だ。研究のために患者のふりをして入院したんだ。じつはわたしはデヴィッド・ルーリーではなく、心理学教授デヴィッド・ローゼンハンなんだ！」

ところが空想はいつも同じ終わり方をした。ちょうどブライが自分は正気だと医師を説得しようとして徒労に終わったように、看護師にこう尋ねられる。「自分は『デヴィッド・ローゼンハン』だとよく考えるんですか？」

五日目

看護師日誌：一九六九年二月一〇日、こちらの指示通りにおとなしく行動する。午後、面会。不平も今のところ聞こえてこない。

五日目の朝、シャワーを長く使いすぎたと言って、看護助手が患者を叱りつける声で目覚め、最悪の気分だった。「頭に血がのぼった」[44]と彼は書いている。のろのろとトイレに向かい、昨夜のうちに扉の取っ手が全部はずされていたことに気づく。ここにはせめてプライバシーがあるという幻想さえぶち壊しにされて、「ますます頭に血がのぼった」。カフェテリアに行くと、その日は〈パンケーキの日〉（名前の響きだけはいい）で、ローゼンハンは食堂のおばさんにシロップはないかと尋ねた。すると、裏の部屋で一人でパンケーキを食べている看護助手のところに連れていかれた。看護助手はメープルシロップの入れ物を独り占めしている。

シロップをよこしてくれとローゼンハンは頼んだ。

「そんなものはない」[45]男は答えた。「ジャムを使え」ローゼンハンは、その看護助手が、すでにシロップ漬けになっていたパンケーキに茶色いとろりとした液体をさらになみなみと注ぐのをじっと見つめた。

あんまり頭に来たので、思わずわめきそうになった。「目が見えないとでも思っているのかね？」だが思いとどまった。たとえ怒って当然の場面でも、ここでは怒りは精神病の証と見なされる。

それにローゼンハンはここを出たいのだ。ある患者の言葉が頭から離れなかった。「自分はよくなったと訴えたりしちゃだめだ。絶対に信じてもらえない。まだ病気だと話すこと。でもだんだんよくなってきてる、と。そういうのを『病識』〔自分は病気だという認識〕と言って、退院させてもらえる」

ローゼンハンは娯楽室に戻り、書き物を続けた。

「何書いてんだ？」[46] 一人の患者に訊かれた。

「本だよ」

「なんでそんなにいっぱい書くんだよ」

ローゼンハンが書き物ばかりしていることを、患者仲間に気づかれたのは初めてではなかった。別の患者には、精神病棟について記事でも書いているのかと訊かれた。「あんた、潜入ジャーナリストなのか？」とずばり言われたこともある。精神科医の一人も気づいたらしく、あるとき「何をしてるんですか、ルーリーさん？　暴露記事でも書いてるんですか？」と声をかけてきた。「何ですって？」と訊き返すと、医師は「何でもないですよ」と手を振った。ただの冗談だったのだ。まさかこのデヴィッド・ルーリーが暴露記事など書いているはずがない。馬鹿げている。

娯楽室で、ローゼンハンが入院した初日にカミソリを持って出迎えた看護助手ハリソンと、一八歳の精神分裂病患者トミーのあいだでいざこざが起きた。

「ハリソンさん、僕、あなたが好きです」

「こっちに来い」

ハリソンはトミーを部屋に押し込んだ。「おまえのベッドはどこだ」

「やめてください。僕、何もしてません」

ハリソンはトミーを床に押し倒し、膝で腕と腹を押さえ込んだ。大声を出して抗うトミー。［ハリソンは］今や目に見えて激高しており、トミーをベッドに投げ上げて、睾丸を握りつぶしにかかったように見えた。[47]

看護師がそこに割って入り、独房行きにするよとトミーを脅した。その後トミーはある患者の顔を殴り、今回は看護師も躊躇なく彼を独房に送り込んだ。トミーは殴るわ蹴るわわめくわ大暴れして、独房に押し込むのに二人の看護助手と看護師一人を要した。ローゼンハンは、ドア上部についたガラス窓からトミーの様子を見ていた。

トミーは壁を壊し始めた。最初はベッドを振り上げて、しまいには素手で。大声で泣きわめき、両手はもちろん顔や腕までも漆喰の破片で血まみれだったが、誰も彼を止めなかった。鎮静剤を処方する気配もない。いやむしろ、看護師も看護助手も患者も押し合いへし合いしながら、独房のドアの小さな窓から中をのぞき込み、下等な人間が自分で自分を傷つけて血を流し消耗していく様を見て楽しんでいた。[48]

六日目

看護師の日誌：一九六九年二月一一日、おとなしく指示に従っている。とくに苦情もなし。たいてい娯楽室でテレビを観たり、書き物をしたりしている。

病棟の会議室にローゼンハンを連れていったのは、看護師だったはずだ。一〇組以上の目（そのうち数人は会ったこともない人間だったにちがいない）がこちらをじっと観察しているのを見て、彼は動揺しただろうか？　精神科医のバートレット医師とブラウニング医師はその場にいたはずだ。それに病棟の看護師長も。だが、男性専用病棟長や診療部長、一、二人のソーシャルワーカーのように初対面の人もいて、そうした人たちがみな彼の病状を査定しようとしていた。

精神科のこういうカンファレンスは問題がなかったとは言いきれず、患者の人権が踏みにじられるケースも多々あった。たとえば一九六七年のあるカンファレンスでは[49]、梅毒を患っていると訴える患者が、医師にペニスに痛みはあるかと訊かれた。男性は首を振ったが、その医師は、人々が見守る中、彼にズボンを脱げと命じた。誰も医師のやり方に疑問を持たなかったし、精神的に不安定だった患者にそれがどんな影響をあたえるか考えもしなかった。精神科医は王様だったのだ。

これは新たに入院した患者のためのカンファレンスだった。普通、入院患者は何度かこういうカンファレンスを受ける。しかしローゼンハンはこれで最後にしたかった。もう退院したかったのだ。そこで、ほかの患者から聞かされたアドバイスに従った。相手が理解を示すたぐいの話をして、納得させるのだ。どん底の状態は脱け出した、ハヴァフォード州立病院が力を貸してくださったおかげだと、彼は訴えた。じつは入院前にフィラデルフィアの広告代理店に面接に行く約束をしてあった。自分にとっては大きなチャンスなので、できれば退院させてほしい。

ローゼンハンは退出するように言われた。出席者のあいだで、彼の治療方針が話し合われるのだ。その後、ローゼンハンの診断は再び変更されて、「急性の妄想型精神分裂病だが、部分的に寛解」とされ、面接のため日中の外出が許可された。また、入院期間の終了も勧められた。つまりまもなく退院できるということだ。ただし、外来でセラピーを継続することが重要だと告げられた。

七日目

さて、病院はローゼンハンについて、症状が落ち着いたので付き添いがなくても院内を歩けると判断し、建物の外に出てもよいと許可を出した（「記録的な速さだ！」[50]と彼は書いている）。院内のアクティビティに参加したり、散歩をしたり、電話を使うこともできる。ジムだって利用できた。ジムにいる「患者と職員の区別はつかなかった」[51]という。そばに「誰か」（つまり患者だ）がいるときに感じるあのぼんやりとした不安は消えた。

ジムから出ると、カフェテリアの前にいる患者たちの仲間入りをして、ドアが開くのを待ちながら、うろうろ歩きまわって時間をつぶした。

「ぴりぴりしてるのか？」[52]看護助手のファウストが尋ねてきた。

「退屈なんですよ。何もすることがない」

ローゼンハンの行動は自己成就的予言だった。「彼は精神病だからうろうろする」あるいは

「彼はうろうろする。だから精神病だ」。うろうろするのにはいくらでも理由があるのに（単に退屈だから、というのも一つだ）、精神病と診断されれば、人とのどんなやりとりも、どんな動きも、足を一歩踏み出すことさえ、色眼鏡で見られるのだ。

その日の昼近く、トイレから会話が聞こえてきた。看護助手が患者の髭を剃っていて、水の冷たさと首に当たるなまくらな刃の感触に、患者がたじろいだ。

「なあ、冷たいかもしれないが、おれたちだってできるだけのことをしてるんだ[53]」看護助手が言った。

ローゼンハンは笑ってしまった。これがができるだけのことなのか？

八日目

看護師の日誌：一九六九年二月一三日、午後八時三〇分。患者が臨時外出から戻ってきた「楽しいひとときだったという」。

ローゼンハンは、「面接」のため臨時外出を許された。でもおそらくモリーや子どもたちと過ごしたのだろう。この日のことは日記にも、著作原稿にも残っていない。

九日目

看護師の日誌：一九六九年二月一四日、患者は退院することになった。妻に世話がまかされることになるだろう。

ローゼンハンの日記：午前八時三五分、退院するのもそう楽ではない。

文字どおり退院するのがそう簡単ではなかったということなのか、それともそこを離れるのに必要な冷静さ（心理的距離）をかき集めるのが難しかったのか。そこははっきりしない。入院日記の最後の書き込みには、患者やそこで生まれた新たな友情について詩的なうわぐすりが塗られている（本心なのか、誇張されているのか、それともそこを立ち去ることにほっとしているせいなのか、見極めるのは難しい）。「友人を置き去りにするような気分になっている。われわれは苦痛をともにし、人から疎まれる存在だった。一種の同志愛がそこには生まれ、幸運に恵まれたことがむしろ不幸に感じられるのだ」[54]

正午には、ローゼンハンのメモにもっと切迫感が見え始めた。彼の退院手続きをすることになっていた医師の到着が遅れていて、週末が始まるまでに退院するのに間に合わない可能性が出てきたのだ。そうなると、ここでさらに三回朝を迎えなければならなくなる。ローゼンハンは立て続けにタバコを吸い、落ち着こうとした。変にかっとなったりいらいらしたりすれば、病棟に逆戻りさせられるかもしれない。

するとそのとき、まるで映画みたいに、ぎりぎりになってマイロン・カプラン医師が現れた。ローゼンハンには車を運転する能力があり、「お金を扱う」こともできると判断したあと、カプラン医師は彼を妻に託し、病院の外の真冬の世界へ解放した。カプラン医師は、外来で「化学療法」（今では時代遅れとなった精神薬学用語）を試すことを勧めたほかは、診断書と処方箋を彼にあたえただけだった。

患者には外来で精神療法を継続して受けることが望ましいと助言し、同意を得た。しかし、本人は個人外来のセラピーの診療費をまかなえるか、もっと低料金のセラピストにかかるべきか、別のクリニックに行くべきか迷っていた。患者には診療所のリストを渡し、ハヴァフォード州立病院の外来で低料金の精神科医をリストアップしてほしいと相談することもできると話した。数週間以内に結論を出すと本人は言った。治療としては化学療法と個人セラピーがおこなわれた。一九六九年二月一四日に退院し、車の運転も金銭の扱いも可能である。今後も継続して外来でセラピーを受けることが推奨される。診断としては、急性の妄想型精神分裂病で寛解段階にある。

マイロン・カプラン医師[55]

医師はルーリーが完治したとは言っていないことに気づくだろう。精神疾患が「完治」する人などいないからだ。かわりに、回復の初期段階にあるガン患者同様、寛解段階にあるとしている。

病気はつねにぶり返す可能性があり、再発の恐れは、いくら洗っても取れない汗染みのように患者についてまわる。

ローゼンハンが入院した当時、研究者たちは精神病と診断されることの烙印（スティグマ）について研究していた。古代ギリシアで奴隷につけられた徴（しるし）を意味したスティグマ[56]は一種の自己成就的予言を生むが、それは本人の外側（周囲の環境）と内側（恥辱の感情）の両方に原因がある。ローゼンハンが論文に書いているように、「精神医学によるラベリングは、それ自体が命ある影響力を持つ。精神分裂病という印象が形成されると、自分はずっと精神分裂病だと思い込んでしまう……ラベルは退院後も剝がれず、また精神分裂病的な行動をしてしまうだろうと根拠もなく予測する」[57]。

この傾向は患者本人だけでなく、周囲の人々にもある。ローゼンハンの時代からこんにちに至るまで数々の研究が重ねられ、深刻な精神病患者に対して、人はおおむねネガティブな印象を持つことが確認されている。一般に暴力的で、危険で、信用ならないと見なされるのである。ローゼンハンがハヴァフォード州立病院に入院した三年後の一九七二年、民主党の副大統領候補だったトーマス・イーグルトン上院議員[58]は、かつてうつ病で精神病院に入院していたことがおおやけになり、降板させられた。冷戦の真っただ中にあったこの頃、いやでも疑問が浮上した——仮にもこの男を「核ミサイルのボタン」に近寄らせたいと思うか？　入院したのは何年も前のことで、情報を総合すれば回復していることは明らかだったが、そんなことは関係なかった。一度レッテルを貼られたら、彼や、彼と同じ境遇にある人誰もが、つねに病気と見なされ、評判が完全に元に戻ることはないのだ。

自宅に帰り、また家族と過ごせるようになったとき、ローゼンハンはどんなに嬉しかっただろう。わたしはモリーにインタビューして、彼女の考えを聞いてみたかった。ローゼンハンという人がどんな風貌なのかこの目で見、どんな声なのかこの耳で聞きたかった。消耗していただろうか？　服は皺くちゃだった？　以前とは別人になっていたのか？　もしそれが可能なら、彼の頭から記憶を抜き出したかった。入院中、弟のことを考えただろうか。今回の診断から考えて、行動をあらためただろうか。いわゆる精神分裂病的な振る舞いを装うのは意外と簡単で、恐ろしくなったのでは？　閉鎖病棟に何日も閉じ込められていたせいで、パラノイアが頭をもたげ、自分の中の少々困った部分が刺激されたということはないのか？　担当医たちは、とんでもない誤診をする過程で、じつはいくつか真実も発見していたのでは？

ローゼンハンの研究助手ビー・パターソンは、ローゼンハンは戻ってきたとき「ひどく動揺している」ように見えたとわたしに話してくれた。「［病院で］何があったにせよ、強い影響を受けたようだった。以前より口数が少なく、控えめになっていたわ」[59]異常心理学ゼミの学生たちにも何人かインタビューしたが、病院から戻ってきたとき、ローゼンハンは暗い雰囲気だったと話した。謙虚な感じだったという。ある学生によれば、疲労困憊し、物思いに沈み、以前より老けて見えたらしい。もっといろいろ聞かせてくださいと学生たちからせがまれても、拒んだ。一つ確かだったのは、もはや実験の継続はなさそうだということだった。計画は潰えたのだ。

＊　＊　＊

話はここで終わっても不思議ではなかった。つらく難しい役目を担い、学生たちを守った大学教授のなんとも胸の悪くなるようなエピソード。研究は「たられば」のままになってもおかしくなかったのだ。ローゼンハンのメモは失われ、日記はどこかにしまい込まれ、入院体験は彼の人生の興味深い脚注の一つとなっていたかもしれない。だがそうはならなかった。

一九六九年二月の「デヴィッド・ルーリー」の入院が終了してから、一九七二年にローゼンハンの論文「狂気の場所で正気でいること」の最初の原稿案ができあがるまでのあいだに、このたった一度の経験が、教育実験からもっと大規模なものに生まれ変わった。ローゼンハン自身、危険すぎる実験だと宣言したにもかかわらず、七人の有志が参加することになり、やがて一つの研究へとふくらんでいく。七人は、ローゼンハンが九日間耐え忍んだ同じ恥辱を進んで受け、そうすることで、精神医学史に燦然と輝くローゼンハンの偉業の土台を固めたのだ。

入院中のことが衝撃的だったからこそ、ローゼンハンはそこで知ったことの価値を思い知り、「正常な」世界に気づかせることがいかに大事か、理解したにちがいない。ネリー・ブライやドロシア・ディックス、ケン・キージー、その他彼より前に精神病院に潜り込んだ勇敢な人々の話に科学界が耳を貸さなかった、そのやり方をよく考えたうえで、彼らに話を聞かせる必要があった。あらゆる州立病院でおこなわれている茶番に人々の耳目を集めるには、もっとデータが、もっと病院が、もっと閉鎖病棟に潜入する人員が必要だった。人が無視できないトピックを打ち立てるのだ。それには量化できる確かなデータがいる。**科学的**根拠が必要なのだ。

THE G[illegible]

人は尋ねる、どうしてそこに入ることになったのか、と。
彼らが本当に知りたいのは、
自分もそこに入るはめになる可能性はあるのか、ってことだ。
本音の質問のほうにはわたしでは答えられない。
わたしに言えるのは、入るのは簡単よ、ただそれだけ。*

——スザンナ・ケイセン『遮られた少女時代』

第3部

第11章 潜入する[1]

「デヴィッド・ルーリー」がじつはローゼンハン自身だということは間違いない。ではほかの偽患者たちは？　研究を触発することになった、スワースモア大学異常心理学ゼミの学生ではない。ではどこの誰で、ローゼンハンはどうやって見つけたのか？　社会の暗い片隅に光を当てようとするローゼンハンの研究を献身的に助けようと、なぜ決心したのか？　彼らを今見つける方法はあるだろうか？

ローゼンハンの個人メモには、医学史に貢献することになった自分の行動を本人たちがどう感じていたか、記述はいっさいなかった。この経験で彼ら自身も、ローゼンハン同様に変わったのだろうか？　彼の未出版の原稿にも手がかりはほとんどなく、実験の具体的な場所や日時もわからなかった。

第3章：潜入する[2]

学生を計画からはずしたため、実験に携わる人員が不足し、研究そのものがそこで終了してもおかしくなかったのだ。ところがその三か月後、思いがけない出会いがあった。わたしは小児発達研究協会の会議に参加していた。その日は研究に関する白熱した議論が続き、きつい一日だった。夕食の席ではみんながくつろぎ、わたしは精神病院での体験について少し話をした。あとになって、夕食で同席した初対面の夫婦が近づいてきて、自己紹介した。その晩、わたしたちは精神病院やそこでの治療の実態について、夜遅くまであれこれ話した。

これが、ローゼンハンがジョン・ビーズリーとサラ・ビーズリーと呼ぶ夫婦だ。最近仕事を引退したばかりだが、どちらも長年精神衛生の分野に携わり、ジョンは臨床精神科医、サラは教育心理学者だった。これに先立つ六か月間は二人で旅行をしたり読書をしたりして、引退生活を満喫していたが、そのあいだも専門分野の現状には後れをとらないよう情報収集を怠らなかった。そういうわけで、一九六九年三月二九日、[3] カリフォルニア州サンタモニカで子どもの利他的行動に関するローゼンハンの講演を聞くことになったのである。三人はすっかり意気投合した。ローゼンハンはジョンについて、「とくに印象深かったのは彼の思慮深さで、引退後の六か月間、自分や同僚たちが携わってきた精神医療の本質について、ずっと考えを巡らせてきたかのようだった[4]」と書いている。サラについては、「子どもたちの学校での問題を相談できて、喜んでしかるべきだろう。大丈夫、問題はきっと解決するわという楽観的な自信にあふれているが、それは子ども［や親］の問題への深い知識に裏づけられているように見える[5]」とする。

二日後、ローゼンハンはジョンとサラと会ってディナーをともにした。「ジョンは、わたしが偽装した症状にとくに驚いていた。彼自身、いつも自問自答していた疑問がよみがえってきたという。患者の行動をどこまで的確に想定できているのか？　とりわけ、患者を診察して特定の症状があると考えたものが、どれだけ本当にそこにあるのか？　さらには、じかに治療を受けるという体験そのものにとても興味を示した」[6]とローゼンハンは書いている。ディナーが終わる頃には、みずからローゼンハンの実験に参加したいとまで言い出したのである。ローゼンハンは「空っぽ、中身が何もないという声、ドスンという音」が聞こえる症状をどう表現するか指導し、薬を口の中に隠すやり方を教えた。「簡単だが、少々不作法なこともしなければならない」[7]ローゼンハンは書いている。「薬を舌にのせたら、すぐにその下に隠し、あたえられた水を飲む。そのあいだずっと看護師の目をまっすぐに見ていること」それから彼の職業をどうするか考え、引退した農家に決めた（ジョンは、今はもう使われていない農家に住んでおり、畑仕事には詳しかったから、偽装は難しくなかった）。彼らは潜入の方法、メモの取り方、毎日誰かに面会に来てもらうことの大切さについて話し合った。

六か月後、一九六九年一〇月、ジョンからローゼンハンに電話が来た。[8]カーター州立病院で精神分裂病と診断されて二〇日間入院し、退院してきたところだという。じつは今妻のサラが潜入中で、さらにマーサ・コーツという仮名が使われているジョンの姉も実験に参加する予定らしい。ローゼンハンのゼミが中心となった実験計画は、まるでペトリ皿に一晩放置されたバクテリアさながら、大増殖を始めた。

ローゼンハンの未発表の著作原稿には、ジョン、サラ、マーサの入院の様子が、彼らの日記やメモをもとに語られている。ジョンは、最初の夜に、患者たちがベッドを次々に跳びまわる世にもばかばかしい騒動について記録し、また朝は朝で、目覚めると彼のベッドの縁に知らない男が座っているのに気づいた。「髭をはやし、がっしりした体格で、体は大きいのに穏やかな雰囲気のその男に、わたしは腰を抜かすほど驚いた[9]」とジョンは書いている。「彼は小声で言った。『起きる時間だ』だが、ほかの患者は全員まだ眠っている。病棟内もまだ活動前なのがわかった。ところが男は起きろとわたしをせっつき、ベッドカバーを剝ぎ取った。まるでカフカの小説みたいだった」

サラは、自宅に近いもっと小規模な教育病院である、ウェスタリー郡立病院に潜入した。ローゼンハンは、サラまで実験に加わるとは「思っていなかった」と言いながら、夫が入院先でずいぶんいやな目に遭ったというのになぜ最終的にやる気になったのか、その理由を記していない。「どうしてこんなに不安なのか、自分でもわからない[10]」ローゼンハンの原稿によると、彼女は略語の多い速記でそう書いていたという。「以前は精神病患者と接してもこういうとまどいを感じることはなかった。これといって理由はないのだ」サラは自分の不安を読み解こうとした。「嘘をついて入院したせいかもしれない……あるいは、患者たちの次の行動が読めないからか？　だが、患者はあまり行動的とは言えない。ほとんどの人は薬をあたえられている……でも、もしわたしのベッドがときどきスタッフに検査されていたとしたら？　不安を隠しきれず、心のコントロールができていないように見えるかもしれない。薬を飲んだほうがいいのかも。とにかく今は慎重に」しかし二日目には不安は弱まった。襲いかかってきたときと同じくらい急に消えたように見える。「今日はだいぶ気分がいい[11]」三日目の朝にはそう書いている。「理由はわからない。このまま平穏が続くことを願う」サラは全部で一八日間入院し、ローゼンハンと同じ「寛解段階にある妄想型精神分裂病」という診断名で退院した。

ジョンはこんなぞっとするような体験をしたというのに、ローゼンハン以上にこの実験に入れ込み、一度の入院では不充分だと考えた。そこで今度はマウンテンヴューというもう少し規模の大きな病院に潜入し、二週間閉鎖病棟に入院して、やはり精神分裂病と診断された。前回は偽装患者を演じることに集中したが、今回はまわりの患者をもっと観察し、「薬でそれが収まる前に、彼らの症状を評価する」[12]ことにしたという。

四番目の偽患者となったジョンの姉のマーサは、今や家族ぐるみのチキンレースとなってしまったこの実験にみずから志願した（それにしても、たとえ科学のためだとしても、面白がってこんな危険なゲームをするなんて、いったいどういう家族なのだろう。この一家についてぜひもっと知りたいと思った）。最近夫を失ったばかりの主婦で、精神病については専門的な経験は何もないが、個人的な使命感があったようだ。彼女の息子は長年薬物依存症と闘っていて、精神病院をずっと出たり入ったりしていたという。「息子はどんな経験をしていたのだろうと考えることが多かった」[13]から、みずから再現してみようと決心したのだ。マーサも妄想型精神分裂病と診断され、二週間後に「寛解段階」に入ったとして退院した。四人の偽患者が連続して同じ診断結果となったわけだ。スワースモア大学の授業で冗談半分にでっちあげた「空っぽ、中身が何もない、ドスンという音がする」という声の幻聴症状が、精神分裂病と医師が診断するいちばんの近道となったかのようだった。

ほかの偽患者たちが実験に参加することになった経緯について、ローゼンハンはあまり詳しく報告していないが、ジョン・ビーズリーの最初の入院から六か月後に加わった、ローラ・マーティン[14]という「有名な抽象画家」（国内の各有名美術館に彼女の作品が展示されている）については記録を残している。彼女は同じ幻聴を訴え、五人目の偽患者として、この実験でただ一人、私立の精神病院に入院した。ローゼンハンはここをウィリアム・ウォーカー診療所という仮名で呼び、「国内で五本の指に入る」[15]病院だとしている。ほかの偽患者たちと同様、ローラも簡単に潜入できた。問題は、ほかの偽装患者たちと比べても、退院が難しかったことだ。ローラは病院側の意向を振りきって（病院としてはもう少し入院させたかった）、五二日後に退院した。診断は躁うつ病。偽患者では初めて精神分裂病以外の診断を受けたわけだ。わざわざこう書いているのは、躁うつ病のほうが精神分裂病より疾病としては軽いと考えられるからだ。場所が高級私立病院で、しかも上流階級に属していると考えられる患者だから、ほかの人たちより病状が軽いように見えたのだろうか？★

次に実験に加わったのはローラの夫ボブだった。小児科医の彼は検査技師になりすまし、スティーヴンソン州立病院に向かった。精神病院だということ以外は「とくに特徴もない」病院だ。二五分間の受理面接ののち、担当医はボブを「妄想型精神分裂病」と診断した。これで五例目で

★五〇年前の当時おこなわれた社会階層と診断に関する研究によれば、答えはおそらくイエスだ。もっと古い研究[16]では、社会的にも経済的にも高い地位にいる人は、一般人に比べて躁うつ病（双極性障害）と診断される傾向が強いことが示されたが、最近の研究で、逆の相関関係があることが明らかにされた。

ある。患者になるのは医師であるボブにとっては拷問だった。「ハンバーガーは油まみれで、見た目も触感もべたべたしたニスみたいだった。ジャガイモはべちょべちょだし……患者たちがどうしてこんなものを食べられるのか、わからない。わたしには無理だ」[17]ボブは書いた。七二時間後には、料理されたものには手をつけなくなり、パンとバターとコーヒーかお茶、ときどき果物を食べるだけになった。「こんなにまずい病院食には今までお目にかかったことがない……残念ながら、どれもこれも最悪だ」とボブは書いている。あんまりひどいので、ローラやほかの面会客たちがサンドイッチやオレオのような食べ物をこっそり差し入れしたほどだ。ボブは、灰色の肉のかたまりだの、口に入れる気がしないソースだの、食事の中でもとくにおぞましい一部を、面会客に見せるためだけにため込んでおいた。ローゼンハンは未発表の原稿にボブについてこう書いている。「われわれは彼の『症状』について本気で心配した。これまでは食べ物についてまったくうるさくなかったし、何でも食べるやつだと友人たちから思われていたくらいだ。清潔に調理されているのか、食べたら病気になるのではないかと心配し、ときには、『毒』が盛られているかも、とまで言い出すので、もししかるべきタイミングで退院させてもらえなかったら、実力行使で病院から連れ出すしかないだろう」[18]ボブは一九日目に退院し、「寛解段階にある妄想型精神分裂病」と診断されたが、「拒食症」という明らかな症状については一言も触れられていなかった。病院を出たとき、彼は「腹ペコで、ややうつ状態だったにもかかわらず、頭の回転がよくなっていた」。

ジョンやローラ、その他の実験参加者たちのおかげで、データがどんどん蓄積された。一九七〇年の秋には、ローゼンハンはスタンフォード大学に客員教授として雇われた。まだ発表されてはいないが画期的な研究をおこなっているという噂が最大の根拠だった。彼は「狂気への旅：精神病院に潜入した偽患者の冒険」と題した、自分の体験についての講演を二度おこなった。ある同僚にはこんな手紙を書き送った。「厚かましくて申し訳ないが、集まってくるデータがどんどん興味深くなっていく[19]」賛同する者も多かった。『サイコロジー・トゥデイ』誌の編集者はローゼンハンに論文発表を打診する私信を送った。彼の研究の噂はハーヴァードにも届き、ジョージ・W・ゲーソルズJr.学部長は彼に手紙を送って探りを入れた。「もしこの研究が『うまくいき』だしたら、アメリカ心理学界に多大な貢献をもたらすと、一同まさに同意するところである[20]」

一九七〇年の暑い夏、ドラッグ漬けにされていたヒッピーの一団と彼らを操っていたリーダー、チャールズ・マンソンの連続殺人事件の裁判に人々が酔いしれている中、ローゼンハンは西をめざした。愛車のフォルクスワーゲンに荷物を積み込み、まだ小さな子どもたちを連れて、景色のいい北ルートを通ってカリフォルニアへ向かった。「この国は、ヨーロッパでわたしが目にした風景よりはるかに美しい[21]」と彼は友人に書き送っている。「深いブルーだけでなくエメラルドグリーンにも見える氷河が湖を作り、静寂と孤絶がシンフォニーを奏でている」途中でカメラが壊れ、娘のニナが水疱瘡にかかったりしたが、ドライブ旅行はまるで魔法のようだったとローゼンハンは表現している。都会人にはアイオワの魅力は圧倒的だった。「目の前に広がるこの豊かな大地。とても信じられない景色だった。どこまでも続く農場、中西部の品格に、すっかり参ってしまった。できればアイオワで教えたいが、残念ながらそんなことをしたら妻に愛想をつかされるだろう」

しかしパロアルトに到着したとたん、田舎暮らしへの憧れはきれいさっぱり消え失せた。「こんな場所で暮らせることになって、われわれは本当に運がよかった」[22]スワースモアの元同僚への手紙で、彼はそう書いた。「パロアルトはじつに住みやすい土地だ。文化的で、都会的で、やりたいことだらけだ」スタンフォードに近い「プロフ・ヒル（教授の丘）」にある平屋建ての家からの眺めはすばらしく、とくに霧が晴れるとサンタクルス山脈の丘陵地帯がよく見える。八歳の娘ニナは感動して、「ここに来られて、あたしたちラッキーだったね」と父親に言った。モリーは野菜畑を作り、ザクロを収穫し、マイヤーレモンの木を植えた。ジャックは父親が生け垣を剪定するのを手伝った。まもなくローゼンハンはフォルクスワーゲンからガンメタルグレーの一九五七年型メルセデス一九〇ＳＬに愛車を乗り換えた。内装は赤い革張りだ。少年時代の夢の車だった。マーク・トウェインが言ったと誤って伝えられている言葉[23]「わたしが経験したいちばん寒い冬は、サンフランシスコの八月だ」を好んで引用し、東部の元同僚たちに手紙を書くときに幸福感を抑えるために使った。スワースモア大学とは復帰を約束する契約を交わしたが、結局戻らなかった。スタンフォードに着任して一年後には心理学と法学、両方の教授となった。太陽と美しい庭とマイヤーレモンの木々に象徴されるパロアルトは、ローゼンハンにとって、乳と蜜の流れる学問的豊潤の地だったのだろう。彼は、シリコンヴァレーのゆりかごに抱かれて、生涯を過ごすことになる。

スタンフォード大学はこの頃すでに世界に名だたる心理学部の設立を視野に入れており、その実現のため多額の予算を注ぎ込んで、最高レベルの学者を招き入れていた。その証として、ローゼンハンが到着したその夏、心理学部はキャンパスのまさに中央に位置するジョーダン・ホールに場所を移された。錚々たるメンバーの名前を挙げていけば、たとえば性差と性別意識の研究のパイオニアである児童心理学者エレノア・マッコビー。認知心理学者のエイモス・トヴェルスキーは、その後ダニエル・カーネマンと共同でおこなった認知バイアスとリスクに関する研究で、経済学、哲学、経営学、医学といったさまざまな分野に真っ向から挑んだ。ウォルター・ミシェルは、著書『人格と評価（Personality and Assessment）』で、人格は必ずしも固定されていないと論じ、心理学界を震撼させた。そしてもちろん、わたしをこの調査に駆りたてた、偉大なるリー・ロス。

「あの時代、研究者にとって最もエキサイティングな場所の一つだったと思う」[24]とダリル・ベムは言う。彼は、みずからの行動を観察して態度が形成される（たとえば、ある友人が訪ねてきたときいつも不機嫌になるということは、自分は彼女のことがあまり好きではないのだと結論づける）、態度形成の「自己知覚理論」を提唱した心理学者だ。ベムは、ジェンダーとアイデンティティについての研究で知られている妻のサンドラ・ベムとともにスタンフォード大学で勤務していた。「誰もが彼らの研究に強い興味を持っていた。古いユダヤのことわざにこういうのがある。『あなたは今何をしているのか』と訊かれたら、考えうる答えは二つしかない。『トーラーを学んでいる』

と『トーラーを学んでいない』だ。当時のスタンフォードの教授たちはまさにこの態度で臨んでいた。研究をしているか、していないか、そのどちらかしかなかったんだ」大事なのは研究だけだったのだ。

スタンフォードへの移籍には、もう一つ利得があった。未発表原稿で説明しているように、ローゼンハンが新しい仕事を引き受けた「大きな理由の一つ」[25]は、「精神病院での実験が継続できることだった。スタンフォード大学では、スワースモアでは難しかったことが許された。大学院生との協力である。すでに七人の偽患者を病院に潜り込ませたこの頃には、ローゼンハンは自分がかなり重大なテーマを手がけていることに気づいていた。「われわれが精神病院にあまりにもたやすく潜入し、正体を暴かれずにすんでいることについて、わたしも、そして同僚たちもしだいに疑問に思い始めていた……あまり優秀でない医師に運よく当たり続けたおかげで、入院できただけではないか？」[26]

もっとデータが必要だった。それには有志の被験者を募らなければならなかった。

ローゼンハンは、ビル・ディクソンという大学院生に声をかけてみた。赤毛の髭をはやしたテキサス人で、ローゼンハンに言わせると、どこからどこまで普通だった。ビルは大喜びで承諾し、アルマ州立病院でやはり精神分裂病と診断されて、七日間過ごした。

偽患者7番のカール・ウェントをローゼンハンがいつどうやって探してきたのかははっきりしない。[27]もともとビジネスマンだったが、心理学者に転向し、最近になって博士号を取得した。精神病院でセラピストとして勤めたいと考えていて、偽患者になろうと思ったのも、じかに経験を積みたかったからだという。「みずから治療を受けることは、セラピストにとって一般に必要とされる訓練なので、患者にそれを勧める前に、精神病院への入院が実際どういうものなのか知っておきたいというのは、理由として納得できた」[28]とローゼンハンは書いている。カールはほかのどの参加者より長くこの実験に関わった。合計すると、七六日間も閉鎖病棟に入院することになるのである。

最初はメモリアル郡立病院に入院するのだが、このときが最もつらかった。受理面接はわずか二〇分だったものの、新米セラピストにとっては屈辱的だった。飽き飽きした様子の精神科医が次のような順で質問を浴びせかけてきた。「朝食は何を食べましたか？ お父さんを殺したいと思ったことはありますか？ 農場で育ちましたか？ 獣姦の経験は？ いつも人につけまわされているような気がしますか？」[29]それが「ミネソタ多面人格目録」から抜き出した質問項目だということはカールも気づいた。正常からはずれる考えや行動のパターンを明らかにする質問紙法の心理検査で、その改訂版は現在も就職試験や法的手続きなどさまざまな場面で使われている。

カールは入院初日の晩を、ほかの患者や彼らが出す騒音であふれる、開放式の共同寝室で過ごすことになった。ジョンの初日の晩と似たような状況の中、カールはじっと身を潜めていたが、ふと気づくと大男がベッドカバーの下に潜り込んできて、ぐうぐう寝てしまった。看護助手がその大男のベッドにカールを連れていくと、汚物で汚れているのがわかった。残っているベッド（というか、ベッドになりそうなもの）は二つの大きな共同寝室を仕切っている娯楽室のプラスチック製の長椅子だけだった。カールは毛布にくるまって両手で耳をふさぎ、娯楽室に響くうめき声や叫び声、笑い声に埋もれた。その晩は結局一睡もできなかった。ローゼンハンのメモによると、翌日カールは日記にこう書いた。「ひどく疲れているにちがいない。ここはゾンビだらけだ」[30]

三日目の日記はわずか二文だけだ。「石になった気分だ。こんなに何もする気が起きないのは初めてだ」

カールはメモリアル郡立病院に一三日間入院し、寛解段階にある妄想型精神分裂病と診断されたが、入院を引き延ばそうとする医師のアドバイスを拒んで退院した。

自由の身になると鬱々としていた気分は晴れ、カールはジョンと同様に再び偽患者に志願して、ライス州立病院に入院した。そして同じ診断名で三一日後に退院した。そのあと今度はゴッドウィン州立病院に潜入し、一九日間入院。さらにモンタデロ病院に四度目の潜入をした。ここまでくると、カールの研究へのあまりの熱意が、ローゼンハンもいささか心配になり始めた。「おかしな話だと思えるかもしれないが、彼はこの不快な経験に中毒し始めているのではないかと心配になった。精神病院の内情について知るという当初の目的は、少なくとも当面は、もう充分達成したはずだ」[31]ローゼンハンはそう書いている。とにかく一三日後、またしても「寛解段階にある妄想型精神分裂病」と診断されて退院した。

じつは、まったくの偶然だとは思うが、このカール・ウェントこそがローゼンハンの研究に重大局面をもたらした。彼の五回目にして最後の入院が、最も重要な潜入実験となったからだ。というのも、最終的に入院できなかったのである。

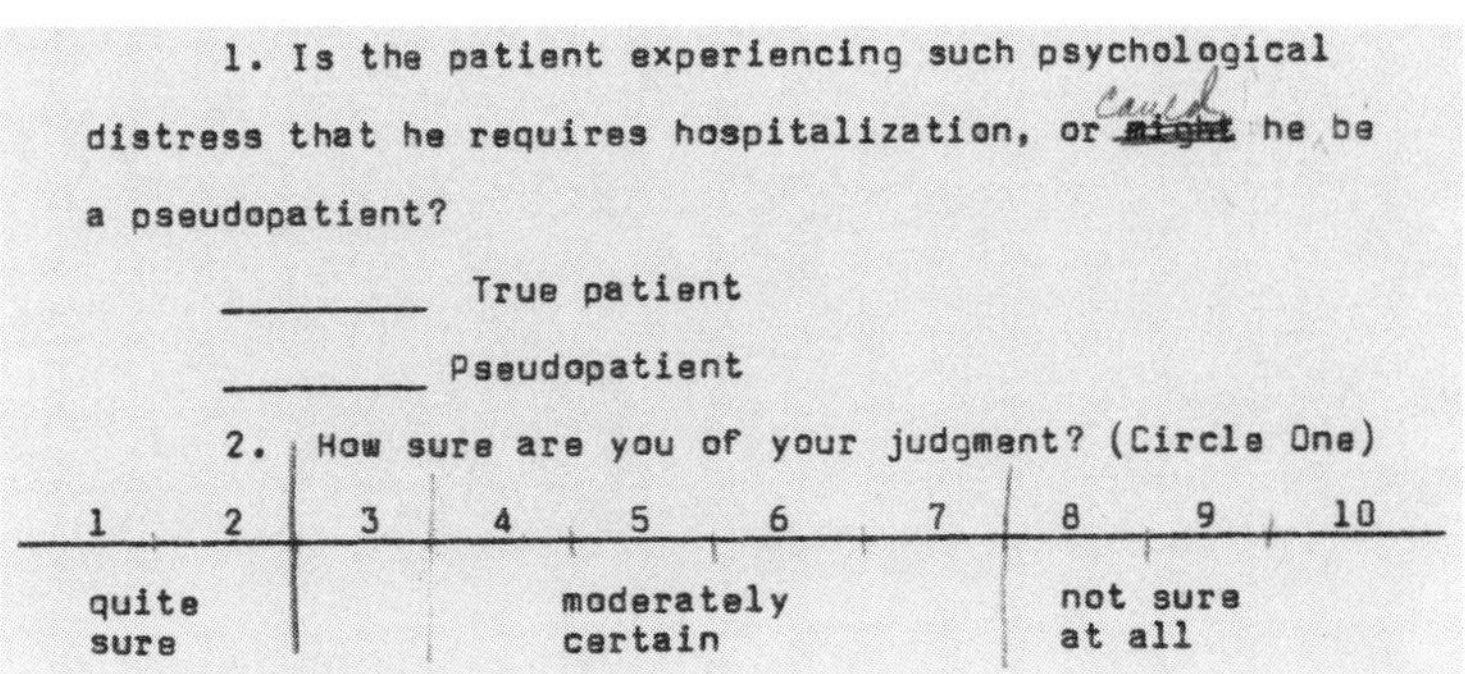

1. Is the patient experiencing such psychological distress that he requires hospitalization, or ~~might~~ could he be a pseudopatient?

________ True patient

________ Pseudopatient

2. How sure are you of your judgment? (Circle One)

1	2	3	4	5	6	7	8	9	10
quite sure				moderately certain			not sure at all		

実験に用いられた患者の評価書類

このショッキングな実験結果は、ローゼンハンのある同僚からの挑戦がきっかけだった。毎回入院できたのは、あまり信用の置けない、人手不足の施設にたまたま当たったおかげなのではないかと考えた、名前は伏せられた医師が、「どこにも引けを取らない診療体制を誇る研究施設でもある」わが病院に来てはどうかと名乗りをあげたのだ（スタンフォード大学病院ではないかという噂があるが、わたしが調べたかぎり裏づけは取れなかった）。精神科医も看護師もソーシャルワーカーも、「ここでは絶対に起こりえない」ことだし、もし起きたとしても「すぐに見破られる」と自信満々だという。

合意事項として、病院で毎週おこなわれる会議でローゼンハンがこのことを話し、今後三か月以内に一人以上の偽患者をこの病院に潜入させるとスタッフに警告することになった。スタッフは各入院患者について次のような書類に記録し、その患者が潜入者である可能性を評価することが求められた。

1．この患者は、入院するに至った精神病症状を実際に体験しているか、あるいは偽患者の可能性がある

か？
・本物の患者
・偽物の患者

2．自分に、あるいは自分の判断にどの程度自信があるか？
・かなり自信がある
・ある程度自信がある
・まったく自信がない[32]

ローゼンハンはその匿名の病院にカールを潜入させる準備をしたが、直前になってカールがインフルエンザにかかってしまった。ローゼンハンは代理を送ることはしなかった。忘れていたのかもしれないし、そういう計画だったのかもしれない。本人が明言していないので今となってはわからない。意図的だったにしろそうでなかったにしろ、結局ローゼンハンは誰も送り込まなかった。その結果、わたしに言わせれば、この研究の中で最も精神医学の信用を落とすような結果が出た。その後の三か月間、スタッフは入院患者の中に偽装者がいないかどうか、つねに目を光らせた。この間に病院に来た一九三人の新たな患者のうち、[33]四一人について偽患者の可能性がきわめて高いとスタッフは判断した。精神科医は精神科医で、二三人を偽患者ではないかと考えた。この見込み違いによって、あらためて、人はこうだと教え込まれたように世界を見ているのだということが証明された。今回、この医療従事者たちは偽患者が現れると教え込まれ、だからこそそれを目にしたのだ。

のちに『ニューヨーク・タイムズ』紙は、ローゼンハンにこの企みについてインタビューした。論文はすでに発表されたあとで、そのときに巻き起こった騒ぎがまだ冷めやらぬ中、多くの新聞が注目していた。

「結局、あの病院が偽物と判断した患者たちは正気だったのでしょうか、それとも違った？」[34]

「さあ、最後までわからないでしょうね」ローゼンハンは答えた。「ただ、一つ確かなことがあるとすれば、こういう大きな過ちをたやすく生むような診断方法には、あまり信頼が置けないということです」

ローゼンハンは金を掘り当てた。そしてついに、その金を世界に披露するときが来たのだ。

第12章 ……結局、人が正気かどうかわかるのは正気でない人だけだ

そしてローゼンハンは披露したのだ——とてつもなく派手なやり方で。彼は世界で最も権威ある一般科学雑誌に論文発表の場所を確保した。貪欲なマスメディアの血管にじかに情報を流し込むことができる、そんな雑誌である。いったいどうやってこの偉業を成し遂げたのか？　はっきりとはわからないが、一九七〇年におこなわれたアメリカ心理学会の会議の場で、出席していた『サイエンス』誌の心理学担当編集者ウィリアム・D・ガーヴェイの関心を引くことに成功したのではないだろうか。いずれにしても、一九七二年八月、ローゼンハンはかの有名な『サイエンス』誌の編集者であり、研究者としてもスーパースターだったフィリップ・アベルソン（元素ネプツニウムの共同発見者であり、彼のウラニウムに関する研究が原子爆弾の製造につながった）に論文を提出した。[1]そこでローゼンハンは、自分の発見についてこうまとめている。「この論文は、精神病院において正気の人間とそうでない人間の区別ができていないという、実験にもとづくデータを開示するものである。また、偽患者が観察した精神病院での入院体験についても簡単に紹介する」

一九七三年にこの論文が『サイエンス』誌に掲載されると、ローゼンハンのスタンフォードの研究室に世界じゅうからファンレターが舞い込んだ。州間高速道路一〇一号線の先にあるカマリ

ロ州立病院の精神科医たちは、データの裏づけはあまりないとはいえ、ローゼンハンの論文の内容を証明するみずからの体験について書いてよこした。オーストラリアの心理学者ロビン・ウィンクラーは、かの地でみずからおこなった偽患者実験で集めたデータを送ってくれた。トーマス・サズや、アメリカのゲシュタルト心理学の第一人者で、グループセラピーの創始者でもあるアブラハム・ルーチンスも祝辞をくれた。元患者や今も入院中の患者が、自分も狂気の場所に閉じ込められた正気の人間だということを証明して、「ここから出してもらえませんか」とローゼンハンに訴えた。「一九七三年三月にウェストヴァージニア州の新聞『ハンティントン』に掲載された『人が正気かそうでないかわかる八人の奇跡』というあなたの記事を読みました。わたしがその九人目です」[2] 知人からもそうでない人からも、有名人からもそうでない人からも、全国から手紙が寄せられた。たとえば「わたしはカール・L・ハープと申します。ここワシントン州シアトルで暴行および殺人の罪に問われている『ベルヴューの射撃魔』です。わたしは無実です」[3]。あるいは「デヴィッド・ローゼンハン先生、わたしは二九歳の黒人社会民主主義者で闘士です……州立病院は強制収容所も同然です……世界で最も裕福な国だというのに、なぜ精神病患者にまともな治療さえできないのでしょう?」[4]。

ローゼンハンはほとんどすべての手紙にみずから返事を書いた。ときにはウィットをこめ、ときには専門家としての権威をもって、だがつねに共感と思いやりを忘れなかった。たとえば「黒人社会民主主義者で闘士」という人物にはこう書き送った。「黒人で闘士であり、ルイジアナの小さな村からマサチューセッツ州ケンブリッジに出てきた人なら、ストレスを抱えるのは当然のことでしょう。さらには、そのストレスが精神分裂病と誤診される恐れはあるのではないかと思います。もちろんわたしに断言はできません。遠隔で診断するのは到底無理です。診断にかかわらず、あなたがいろいろと苦労なさったことは推察するにあまりあります」[5]

（ここで注意しておきたいのだが、彼の手紙の大部分はタイプ打ちされている。彼は自分の特徴的な手書きの文字が読みにくいことを自覚していたらしく、彼の元学生だったポーリーン・ロードへの手紙でこう説明している。「どうかご容赦願いたい。わたしは自筆で手紙を書いたことがないのだ……今もわたしの字はヒエログリフ並みで、しかも肝心のロゼッタストーンがない」[6]）

ローゼンハンはこの突如手にした名声を利用して、「あなたの地元の精神病院の恐怖」について手広く講演をしてまわった。人々は釘付けになった。舞台上を堂々と歩きまわるローゼンハンのよく通る声が会場内に響き渡る様が、わたしには想像できる。あちこちから引っぱりだこの彼は、まさに人生の絶頂にいた。自分の施設に、募金活動や会議の会場に来てほしい、自分たちを啓蒙してほしい、みんながそう望んだ。なぜなら、誰もがそうではないかと薄々感じていたことを、彼が証明してくれたからだ。

各種メディアも同じだった。わたしが数えたのでそれですべてとは言えないが、地方紙と全国紙を合わせて七〇紙が取り上げ、それに加えてテレビやラジオも扱った。たとえば『ロサンゼルス・タイムズ』紙の「八人が精神病患者のふりをして入院、一二病院に関するレポート」のように、単刀直入に報道するものもあれば、[7] モンタナ州ヘレナの『インディペンデント・レコード』紙[8]のように社説で取り上げるもの（同紙は「医者は正気の人とそうでない人を区別できるのか?」という疑問を掲げた）、あるいはもっと創造的なアプローチをするものもあった。たとえば『バーリントン・フリープレス』紙の見出しは「『躁病』『精神分裂病』などのレッテルが論争を呼ぶ」[9]だし、『パームビーチ・ポスト』紙は「……結局、人が正気かどうかわかるのは正気でない人だけだ」[10]だ。論文発表後すぐに、この研究について本を書きませんかと出版社が二社、ローゼンハンに提案した。彼は一九七三年五月、ダブルデイ社と契約を結び、翌年、八章まで書き終えた。かなりの原稿量ではあるが、結局ローゼンハンはこれを出版社に渡さず、およそ一〇年後に出版社から提訴されることになる。[11]

また、法律家は精神医学の専門用語やその判断が持ち出されると太刀打ちできなかったが、この研究がそこにあった片面鏡を粉々にした。ローゼンハンの論文を読んだ新進気鋭の若い弁護士たちは、法廷で論文を引き合いに出し、証人席に座った精神科医の専門的判断をないがしろにした。ローゼンハンの研究が発表される前年、米国自由人権協会の弁護士ブルース・エニスは、著書『精神医学の囚人（Prisoners of Psychiatry）』で、精神医学界全体を、患者を犯罪者扱いする「一大事業」と呼んだ。エニスらは、精神科医に何かをまかせるのはコイントスで物事を決めるようなものであり、「専門家として証言することを認めるべきではない」[12]と主張した。論文発表後、判事が精神科医の鑑定を却下するケースが増え、[13]それは医師が精神病院への入院を勧めた場合、とくに顕著だった。

大統領が「わたしはペテン師ではない！」と言い募るような時代だったから〔ウォーターゲート事件の弁明をしたときのニクソン大統領の言葉〕、アメリカ市民は、とてもセンセーショナルだがじつは常識的なこのたぐいの研究を、すんなり理解できた。すでに多くの人が経験していることを科学的に裏づけてくれたからだ――この世はまるでめちゃくちゃで、何が正しくて何が間違っているか、じつは誰にもわからない。

こんにち、精神医学を論じるさまざまな学派の意見が一致することはめったにないが、これだけは認めている。つまり、ローゼンハンの研究は一般の意見だけでなく、精神医学界がみずからを見る見方にも多大な影響をあたえた、という点だ。

「ローゼンハンの論文が発表されたのは、王様は裸だということが明らかにされようとしていた、絶好のタイミングだったんだ」[14]コロンビア大学の精神科医で、『シュリンクス――誰も語らなかった精神医学の真実』の共著者、ジェフリー・リーバーマンは、わたしのインタビューに答えて言った。「ローゼンハンは、わたしが思うに、じつに劇的にそして効果的に、われわれの知識基盤と診断方法の明らかな弱点を指摘し、誤りがちだということを暴露した」

「ローゼンハンの研究は、アメリカの精神医学は裸だと証明したようなものだ。統合失調症を気ままに、行き当たりばったりに診断していたことは明らかだった」[15]と医療ジャーナリストのロバート・ウィタカーは著書『アメリカの狂気(Mad in America)』に書いている。

「世の中を揺るがした、ランドマーク的研究だった。ここから信頼の危機が生まれたんだ」[16]『精神疾患の診断・統計マニュアル』第四版(DSM-Ⅳ)の編集委員だった精神科医アレン・フランセスも言う。

「当時の最も有名な心理学実験は……精神医学は、精神病と同じく、ただの神話だ[と示した]……実証が進むにつれ、ガートルード・スタインなら単純に『そこ*には*そこ*が*ない』と言いそうな状態だということが明らかになっていった」[17]『狂気は文明である（Madness Is Civilization）』の著者マイケル・シュタウブは書いている。

精神医学が、すべての基盤となる診断においてこんな過ちを犯すなら、ほかにも何か間違いがあったのでは？　じつはかなりの数あったのだ。ローゼンハンの研究が騒動を起こした当時、精神医学界が「ホモセクシャリティ問題」という別の報いも受けていたのは偶然ではなかった。

当時、同性愛は精神病だと見なされていた。[18] もっと具体的に言うと、DSM‐Iによれば、「反社会性パーソナリティ障害」である（ローゼンハンがスタンフォード大学に赴任した頃、学部はゲイの教員を雇うつもりはあるかと尋ねたある教授についてのジョークが出回っていた。[19] これに対する回答は、「勤務時間外であれば、君が斧で人を殺したっていっこうにかまわない」だった）。ゲイであれば逮捕されたり（たとえば、一九六九年の時点で、承諾年齢に達した成人間の自然に反する性行為は、依然として四九州で違法とされていた）[20]、職を失ったりする恐れがあっただけでなく、精神病院に入院させられたのである。精神分析医がこの妄信に根拠をあたえていた。ホモセクシャリティは病気であり、不健康な家族関係が原因だと彼らは主張した。当時広く読まれていた一般向けの本に、精神分析医のエドムンド・バーグラーはこんなとんでもないコメントを寄せている。「同性愛者は、表向き人好きがするか否かにかかわらず、基本的に好ましくない人物である……人を小馬鹿にした態度、不必要な攻撃性、めそめそ泣き言を並べるといった鎧で自分を守っている」[21]（彼はさらにこう付け加えている。「わたしは同性愛者に対し偏見はない。わたしからすれば、彼らは治療が必要な病者である」）

ロナルド・レーガンは、大統領になる前にこう言った。「病とはそもそも何か、病か否かをどう決めるのか、ということは議論の余地があるが、それは［同性愛をさして］悲劇的な病であり、ほかの神経症同様に神経症である、という意見に賛成だ[22]」

同性愛を「治療する」ため、より「生物学的」アプローチをめざそうとする精神科医もいた。「同性愛は実際、疫学レベルに達した精神疾患だ[23]」ゲイの人々を精神分析によって「治療」しようとする、悪名高き転向療法を実践した精神分析医チャールズ・ソカリデスは言った。テュレーン大学脳電気刺激プログラムに携わったロバート・ガルブレイス・ヒースは[24]、「同性愛問題」の身体的「治療」をおこなった医師の一人だ。一九七〇年、ヒースはゲイである患者B-19の脳に電極を取りつけ、異性愛のポルノ映画を見せながら何度か電気刺激をおこなった。ヒースの記録によれば、患者は「しだいに女性に興味を示すようになり」、実際に性的関係を持ちたがった。ヒースはこの望みを受け入れ、二一歳の売春婦を実験室に呼んだ。愛想のない舞台装置だったにもかかわらず、B-19は「射精し」、少なくともヒースによれば、この胸の悪くなるような実験によって患者は「治癒した[25]」。

この出来事が一般に知れ渡ると[26]、医療人権委員会はヒースの実験に抗議し、ある地元ジャーナリストは、「ヒース医師の謎の実験：どちらが正気でどちらがそうでないか疑問に思う」と題した記事（ローゼンハンの研究を引いていることは明らか）を発表して、ヒースの研究について報じた。

同性愛者人権団体もすでに抵抗運動を始めていた。ローゼンハンが実験を始めた同じ年、ウェストヴィレッジの「ストーンウォール・イン」というゲイバーに警官が踏み込み捜査をおこなったことがきっかけで、ストーンウォールの名が歴史の教科書に刻まれ、ゲイ人権運動がにわかに活気づいたのである。

だが、市民権運動でもっと大きな勝利を得るためには、医師が同性愛に「病気」のレッテルを貼るのをやめさせなければならなかった。

一九七〇年五月、ゲイ活動家たちが、よりによってサンフランシスコで開催された米国精神医学会（APA）の会議に乱入し、「精神科医連中を縮こまらせ（シュリンクト・ザ・ヘッドシュリンカーズ）」[27]、講演会を混乱に陥れ、会場のまわりで「人間の鎖（ヒューマン・チェーン）」を作った。「この無礼な行動にはむかっ腹が立つ」[28]会場で精神科医のレオ・アレクサンダーは言った。彼は抗議者の一人について診断をしたことがあった。「彼女は馬鹿なパラノイアだ。愚かな売女だよ」世間の目は精神医学界に対して厳しかった。一年後、ワシントンDCでおこなわれたAPAの学会で、同性愛者人権運動の活動家であるフランク・カメニー博士がマイクをつかみ、叫んだ。彼は米国陸軍地図局に勤める天文学者だったが、性的指向が明らかになったとたん解雇されたのだ。「精神医学は敵そのものだ。精神医学がわれわれに対し、容赦のない殲滅戦争を始めた。だからこれを宣戦布告ととってもらってかまわない」[29]

精神科医たちも一九七二年のダラスでのAPA学会でこの問題を真正面から取り上げるパネルディスカッションをおこなったが、そのタイトルは「精神医学：ホモセクシャルの友人か敵か？」というなんとも的はずれなものだった。

パネリストの一人は、性的指向が明らかになるたびに何度も解雇された経験がある若き精神科医、ジョン・フライヤーだった。[★31] フライヤーは登壇に当たり、一つ条件をつけた。匿名にしてほしいと求めたのだ。フィラデルフィアのウォルナット・ストリートにある「ユニフォームズ・アンド・コスチュームズ・バイ・ピエール」に行って、たるんだ肌色のマスクと黒い巻き毛のかつらを買った。それにベルベットのラペルのついただぶだぶのタキシード、ベルベットのボウタイという、なんとも場違いな格好でAPA学会の壇上に上がった。声が加工される特殊なマイクから発せられた彼の声は、メモを読みあげた。

ありがとう、ドクター・ロビンソン。
わたしはホモセクシャルです。そして、精神科医です。[32]

こうしてフライヤーは、みずからの性的指向をおおやけにした最初のゲイの精神科医となった。彼はまた、APAに精神科医として所属する者の中には、自分と同じような同性愛者が大勢、おそらく一〇〇人以上いるとも明かした。この事実は、何かというと内輪で隠蔽しようとする村社会的な精神医学界を大きく揺るがした（しかしフライヤーはその後二二年間、「ドクター・匿名」と名乗り、自分の正体を隠し続けた）。[33] 異性愛者の精神科医たちからすれば、自分の同僚にそんな「機能障害」を持つ弱者がいるなんて想像できなかった。

一九七三年二月、論文「狂気の場所で正気でいること」が発表されてわずか数週間後、APAの評議委員会がアトランタで臨時招集され、[34] 精神医学界に次々に湧き出した問題について話し合われた。中でも大きな問題は、「こんにちの精神医学に対して広がる批判への深い懸念」[35]（たとえば……ローゼンハン）である。今後の方針について議論されたこの特別会議の最大の収穫は、DSM－Ⅱの改訂だった。一九七三年のうちに、APAは精神科医各位に質問事項を送り、同性愛を精神障害としてDSMに含めるべきかどうか尋ねた（これは作り話でも何でもない）。除外したほうがいいと考えた者でも、こんな意見調査によって「疾病」が作られたり消えたりするということ自体、精神医学というものの土台の脆弱さが露呈しているように思え、精神医学の診断システムは恣意的で非科学的であるというローゼンハンの主張の支持者が増えた。

コロンビア大学の精神科医で、当時APAの精神医学用語委員会の若手メンバーだったロバート・スピッツァーはDSM－Ⅱの改訂に携わることになった。彼の最初の仕事は語意の定義だった。「もし同性愛を精神障害と規定しないとするなら、ではそもそも精神障害とは何なのか？」[36]彼はDSM－Ⅱを精査し、あらゆる精神障害に共通する要素がないか探した。「その結果、精神障害とは苦痛があるか、あるいは何か機能的損傷があるか、いずれかであるべきだと結論づけた」とのちにスピッツァーは述べた。同じ頃、ゲイ精神医学協会という秘密組織[37]がスピッツァーを会議の場に呼んだ。この交流が大きな転換点となったのだ。とくに苦痛も機能的損傷もないよ

★フライヤーは一九七三年、もう一度ローゼンハンと行動をともにすることになる。彼は、自分が勤務するフィラデルフィア近郊のノリスタウン州立病院でおこなわれた、「精神病患者の人権」というテーマのシンポジウムにローゼンハンを招待したのだ[30]。そしてもう一人のゲストはあのバートレット医師だった。その滞在期間中、フライヤーは、未完の著書のためにもっと情報を集めたいと考えていたローゼンハンのために、ノリスタウン州立病院に彼を偽患者として潜入させる手配までした。

うに見えるこれほどの成功者たちが同性愛者だとするなら、精神病者とは言えないのではないか？　スピッツァーの受けた啓示は、ＤＳＭの新たな改訂版から同性愛を削除するという結果につながった。ただし、「性的指向適応障害」[38]という診断で過去の痕跡は残っている。これはつまりみずからの性的指向によって苦痛を感じている人を指す[39]（だが率直に言って、同性愛者はみな犯罪者か病気だとされていたこの時代、苦痛を感じていない人などいなかったのではないか）。地元紙はこのニュースをこう皮肉った。「二〇〇〇万人の同性愛者が一瞬にして治った」[40]ほかの利益団体もこれに注目した。退役軍人たちは心的外傷後ストレス障害（ＰＴＳＤ）をＤＳＭに含めるようロビー活動を展開し、一九八〇年に達成した。同時にフェミニストたちも、被害者非難性疾病のカテゴリーに入る「自己敗北性パーソナリティ障害」のような診断に懸念を表明した。心理学者のマーシー・カプランは、家父長制的抑圧の存在が科学的に証明されていることを考えれば、「女性はレールからそれても［女性らしくない行動をとっても］罰せられ［診断を受け］、伝統的な役割を押しつけられることでも狂気へと追いつめられる。そればかりか、男性中心の社会想定――他人を見るときの色眼鏡――によって、医師は正常な女性を異常と見なしている」[41]と書いた。

精神医学界はこの大騒動を隠そうともしなかった。

周囲では、科学者たちが宇宙に人を送り、心臓を移植し、人工内耳で聴覚を取り戻させたりしていた。ホジキンリンパ腫の女性にほかの女性から骨髄移植を試みて、成功したと報じられた。マンモグラフィーの開発で、女性の体に針や管を挿入しなくても乳ガンの検査ができるようになった。わたしたちは世界の謎を次々に攻略しつつあったのだ。宇宙を、ガンを、不妊症を制圧しようとしていた。だが、この疑問には依然としてきちんとした答えを出せなかった――精神病とは何か？　あるいはこう言い換えたほうがいいかもしれない――精神病ではない、とはどういうことか？

第13章 W・アンダーウッド

今や精神医学界に革命を起こそうとする者にとっては上げ潮の時期であり、ローゼンハンとその研究はまさにその先頭に立っていた。ところが、そんな成功の絶頂にあったローゼンハンが、なぜか表舞台から退き始める。たとえば、なぜ本を最後まで書きあげなかったのか？　すでに高額の出版契約を結び（分割で支払われた最初の金額は一万一〇〇〇ドルで、[1]これは助教授の年間報酬に匹敵する）、八章分、ゆうに一〇〇ページ以上は書き終えていたのだ。一九七四年には、ダブルデイ社の編集者ルーサー・ニコルズに数章分を提出し、すっかり興奮したニコルズは早く先をとせっついた。彼はローゼンハンへの手紙で、成功は間違いないと太鼓判を押している。「こつこつ書き続けていると、いつのまにかできあがっているものです。現在の社会的関心が継続し、また先ほど書いたように部分的にブラッシュアップできれば、かなりの報奨が見込めるでしょう。努力は必ず報われます」[2]ところがローゼンハンはその「かなりの報奨」を手にすることはなかったのだ。普通の学者ではなかなかできないことを、ローゼンハンはやってのけた——世界的に注目を集め、崇拝され、栄えある地位にもついた。ところが、彼の息子ジャックの言葉を借りれば、この研究がローゼンハンの「破滅のもとになった」のだという。

突然スポットライトを避けるようになったことも謎だが、わたしには解読できない、彼の個人メモの妙な書き込みのこともある。そういう個人メモでさえ仮名を使うほど、ローゼンハンは研究の詳細を慎重に隠していた。彼はいったい誰を守ろうとしていたのだろう？

＊　＊　＊

わたしはパロアルトにまた飛び、ローゼンハンの息子ジャックを訪ねた。お父さんの行動の理由をもっと理解する、何か手がかりがもらえるのではないかと思ったからだ。ジャックは、初対面でもついハグせずにいられないような、テディベアみたいな人で、父を心から尊敬してはいるが、父みたいに勉強好きじゃなかったと気軽に認めた。どちらかというと体を動かすことが好きで、よく笑い、こちらまでつられて笑顔になってしまう。教室の外や運動場で才能を発揮し、スーツとネクタイで決めるよりトレーニングウェアと野球帽姿のほうがなじむタイプだ。家族（妻のシェリと二人の娘）と、州のチャンピオンをめざして監督をしているサッカーチームを愛している。

わたしたちはダイニングテーブルに座り、一〇年前にローゼンハンが介護施設に移ったときに持っていかなかった写真や手紙、本などをジャックが車庫から持ってきて広げた。見たことがないものばかりですとわたしが言うと、ジャックは満足そうな表情を浮かべた。そして、切れ味の鋭い父のユーモアのセンスについて、寛容ではあったが一本筋が通っていた子育て方針について、話してくれた。一〇代の頃、夜中に家を脱け出してパーティに行ったときのことをジャックは思い出した。帰ると、どのドアも鍵がかかっていたが、両親の寝室の引き戸だけ開いていた。そこからこっそり中に入ったとき、父はしっかり起きていて、ベッドの中からおかえりと声をかけてきた。それから、楽しかったかと尋ね、引き戸を閉めていってくれと言った。ジャックは、大変なことになったと思ってびくびくし、一睡もできなかった。ところが翌朝父はちっとも怒っていなかった。実際、門限を遅くしてくれたほどだ。でも、それで懲りて、もう二度と家をこっそり脱け出すことはなかったという。

そのあとわたしたちはジャックのアルバムに移った。ジャックの結婚式でのローゼンハンの写真。二人は腕を大きく広げて祝い、ローゼンハンの髭には白いものが交っているが、ジャックはまだ若く、頬が紅潮している。キャップとガウンを身に着けていたずらっ子のように笑っている、黒縁眼鏡をかけたローゼンハンのイェシーヴァー大学卒業時の写真。カメラに向かってへらへら笑っている二〇代のローゼンハン。ローゼンハンとモリーの結婚写真。にっこり笑った子どもの頃のローゼンハンと口を固く結んだしかめっ面の母親、同じくにこにこしている弟。彼の人生がそこにあった。

ジャックは、車庫で箱の中をあれこれ探していたときに、ローゼンハンがハヴァフォード州立病院に入院していたときの日記をさらに数点、それに病院からジャックに宛てた手紙を何通か見つけ出してくれた。ざっと見たところ、手紙はデヴィッドのさらなる手書きのメモらしく、文字は美しいのだが読みづらく、暗号化されていた。

そのとき手がかりが見つかったのだ。

(Sarah B Hall Sternglanz)
Stillings, Dr. Neil Arthur, PhD
Underwood, Mr. Wilburn Jr, PhD
Wade, Dr. Carole, PhD
(Carole Eve Wade Offir)

上:ローゼンハンの手書きメモ
下:スタンフォード大学の卒業アルバムのコピー

これも未発表の著書『狂気への旅（Odyssey into Lunacy）』の概要だろうと思って見過ごしかけたのだが、彼のファイルにあったものはタイプ原稿だったことを思い出した。でもそれは手書きだ。冒頭に中黒を打った、参考文献を加えるのを忘れないように、という覚書きの隣に、こうあった。「リストを見ること［?］性的懸念（これについてはW・アンダーウッドのおかげだ）[3]」

W・アンダーウッド。見覚えのある名前だったが、調査の過程であまりにもたくさんの名前を目にしていたため、どこで見たのかそのときは思い出せなかった。しかしその数週間後、自分のファイルをさらっていたときに、スタンフォード大学のグリーン・ライブラリーを以前訪れた際にコピーした、一九七三年度卒業アルバムの心理学部の大学院生リスト[4]に行き当たった。そこにウィルバーン・アンダーウッドの名前があったのだ。

医学文献のデータベースPubMedで「ウィルバー

ン・アンダーウッド」を検索すると、デヴィッド・ローゼンハンとのつながりがはっきりした。一九七三年と一九七四年に、彼とローゼンハンは、子どもの情動と利他的行動に関する二本の論文を共著で発表していた。[5] 二年生と三年生の特定の子どもを「勝者」にしたり「敗者」にしたりするようにゲームを操作して、子どもが大喜びしたとき、あるいはひどくがっかりしたとき、その子がどれだけ寛大になれるか調べたのである。利用したのは、スワースモア大学での研究でローゼンハンが使った同じボーリングゲームだ。そして、第二著者として名前が挙がっているバート・ムーアという人物が大きな手がかりをくれた。彼は、ダラス大学の行動科学および脳科学部の学部長だった。わたしは取り急ぎ連絡を乞う電子メールを送ってみたが、かなり見込み薄だということはわかっていた。そもそも四〇年も前に仕事をした相手を覚えていることさえ難しそうなのに、ましてや今も連絡を取っているとは到底思えない。

ところが思いがけず、数分もしないうちにバートはメールの返事をよこし、[6]「ビル」〔ウィルバーンの愛称〕の詳しい連絡先を教えてくれた。のちに知るのだが、じつはこのときバート・ムーアは末期の膵臓ガンと闘病していたのである。

ビルという名前は、ローゼンハンの記述にあった、やさしい話し方をする赤髭をはやした大学院生、[7]「ビル・ディクソン」と一致する。ローゼンハンによれば、ディクソンは「受理面接をまず突破できそうにない人物だ。教師は自分の教え子の評価につい私情を加えてしまうものだが、一応言わせてもらえれば、当時も今も、並はずれたバランス感覚の持ち主である。仕事や勉強に一生懸命だし、同じくらい遊びにも一生懸命だ」ビルに関する記述はせいぜいその程度だが、この言葉に嘘はないように思えた。

わたしは必死に興奮を抑えようとした。バートはべつに、ビル・アンダーウッドが偽患者だと断定したわけではなく、ただ存在を裏づけ、テキサスの市外局番のつくどこかに住んでいると教えてくれただけだ。わたしはビルにメールを送り、五日後のわたしの誕生日に、このプレゼントを受け取った。

こんにちは、スザンナさん。

たしかにわたしは偽患者実験に関わっていました。特別お話しできることはありませんが、インタビューを希望なさるということでしたら、どうぞいらしてください。

ビル・U[8]

ついに見つけた。初めて出会う偽患者だ。

第14章 クレイジーエイト［1］

一か月後、わたしはオースティン・バーグストロム国際空港でレンタカーを借り、オースティンヒルズにあるアンダーウッドの自宅に向かった。車の窓を開けると、テキサスならではの圧倒的な暑さが押し寄せてきたが、東海岸のいつ終わるとも知れない三月の寒さに慣れた体には、むしろありがたかった。トム・ペティの曲に合わせて足を踏み鳴らしながら、アンダーウッドの家のドライブウェーに車を入れる。

家の前に立ち、自分に活を入れる。神経がぴりぴりしているのを感じていた。『ニューヨーク・ポスト』紙の記者として働き始めた当初からそうだった。見ず知らずの人にインタビューをするときは今でも緊張するが、それはいい前兆だと今はわかる。緊張感がないと、むしろ失敗する。

ビル・アンダーウッドと妻のマリオンがわたしを迎え、座り心地のよさそうな白いソファーに案内した。ビルはスタンフォードを卒業したあとのキャリアについてかいつまんで話してくれた。論文が発表された年に卒業し、ボストン大学で助教授の職を得た。その後オースティンに移ってテキサス大学で教授になった。しかし終身在職権が得られず、彼はまた学校に戻って、今度は工学を学んだ。モトローラ社に研究職として雇われ、つい最近、その後勤めたソフトウェア会社を定年になった。そのあいだ心理学の研究からはすっかり遠のき、精神医学の歴史に彼が果たした貢献は誰にも知られぬままとなった。

ウィルバーン・〝ビル〟・クロケット・アンダーウッドは一九四四年七月三〇日、ウェスト・テキサスで生まれた。父親が、真珠湾攻撃の影響でハワイの海軍基地にいたときのことだ。ちょっと変わったミドルネームは父からもらったもので、西武開拓者の王デイヴィ・クロケットの遠い親戚であるという一族の言い伝えから、父はクロケットという通り名で呼ばれていたという。父が戦場に旅立つと、一家はテキサス州のガルフコーストにある、石油で栄える小さな町モン・ベルヴューに引っ越した。町民は大部分がブルーカラーの油田作業員、米農家、漁師などだったが、何より大事なのは、高校時代のガールフレンドで、のちに妻となるマリオンとそこで出会ったことだ。卒業生総代を務めたが、彼らしい簡潔な言葉で「そう難しいことではなかった」と語った。なにしろ卒業生はほかに一八人しかいなかったのだから。高校卒業後、二人は小さな町を出て、二度と戻らなかった。ビルはテキサス大学オースティン校に入学し、数学の学位を取得したが、心理学への興味がふくらんだ。一方マリオンは三人の子どものうちの最初の一人を出産した。

家計を助けるため、ビルはオースティン州立病院で看護助手として夜勤をした（『カッコーの巣の上で』を書いていたときのケン・キージーと同じだ）。ビルのシフトは午後一一時に始まるので、勤務が始まる頃には患者のほとんどはすでに眠っていたし、シフトが終わる頃に目覚め始めた。時間をつぶすために、翌朝看護師たちが患者に投薬しやすいよう、薬を小さな紙コップに分けたりしていた。夜勤のあいだはずっと「だらだらと退屈だった」が、アルコール依存症から派手な精神病症状まで、狂気のさまざまな有様を垣間見ることができた。とくに、飛行機が自分の写真を撮っていると信じ込んで、けっして窓のそばに近づこうとしない男性のことが強く印象に残った。男性にとってその妄想は、読者のみなさんが読んでいるこのページの文字と同じくらい、現実なのだ。三か月勤めたが、自分にとっても人数が増え続ける家族にとっても負担が重くなりすぎて、辞めてしまった。

ビルとマリオンは、日中はテキサス大学オースティン校の授業に出席していた。マリオンは、一九六六年八月一日、チャールズ・ホイットマンという男が猟銃を持って時計塔にのぼったあの運命の朝、キャンパスにいた。彼女は一部始終をまるで昨日のことのように鮮明に覚えていた。[2] 数分前に授業が終わり、キャンパスから駐車場に向かって歩いていた蛍光イエローのミニのラップスカート姿の彼女は、さぞ人目を引いたことだろう。学生寮に到着したとき、銃を持った男の噂が駆け巡っていた。時計塔のてっぺんにいると聞いた者もいたし、建物から建物へ歩きまわっていると話す者もいた。こんなことは初めてだったから、行動マニュアルなどなかった。隠れるべきか、逃げるべきか、誰もわからなかった。

その日の朝早く、二五歳の元海兵隊員で、工学部の学生であるホイットマンは、母親と妻を殺害したあと、小型トランクにライフル、ソードオフ・ショットガン、ピストルを詰め込み、途中で地元の銃販売店に寄って弾丸を何箱も買い込んで、テキサス大学の時計塔に向かった。エレベーターで最上階に上がり、階段で展望台に出ると、三人を至近距離から撃った。それから武器を設置し、まず妊婦に、次に一緒に歩いていたボーイフレンドに照準を定めた。

自殺するつもりだったホイットマンは遺書を残していた。「最近の自分が自分でもわかりません。僕はごく普通の理性ある知的な若者だったはずです。ところがこのところ、いつ始まったのか自分でもわからないのですが、不合理でおかしな考えに頭を侵食されているのです……僕が死んだら、ぜひ司法解剖していただき、何か目に見えるような物理的障害がないか調べてくださ い」[3]

ホイットマンは一七人を殺害した。やがてオースティン警察の二人の警官が介入し、ホイットマンを射殺した。司法解剖の結果、彼の視床下部に五セント玉大の悪性腫瘍（神経膠芽腫）が見つかり、[4] これが闘争・逃走反応と関係が深く、怒りや恐怖を引き起こすと考えられている扁桃体を圧迫していたことがわかった。★ この腫瘍がキャンパスを乱射の舞台にして恐怖に陥れた原因かどうかははっきりしないが、腫瘍発見のニュースで「目に見えて安堵感」が世間に広がったことをビルは覚えている。

「そこにいる誰もが、彼のしたことには理由があったという証が欲しかったのよ」マリオンが言い添えた。何か生物学的な理由が、言い換えれば、何か説明になる理由があれば、大勢の人が慰められた。しかし同時に、疑問が湧くのも避けられなかった。脳腫瘍一つで、どんな人間でも大

★ 同じようなことが今も起こっている。二〇一七年にラスヴェガスのコンサートで乱射事件を起こし、五八人を殺害、五〇〇人を負傷させたあと自殺したスティーヴン・パドックについて、警察当局は、こんな前代未聞の凶事を起こしたからには何か生物学的原因があったのではないかと考え、彼の脳をスタンフォード大学に送った。本書を執筆時点では、スタンフォード大学はまだ結果を発表していない。

学で乱射事件を起こす可能性があるのか？　マリオンは真夜中にはっと目覚めて、隣に眠る夫をじっと眺めていたときのことを思い出す。「動揺が収まらないあいだ、夫が怖かった。だって、自分以外の人間のことをどれだけ本当に知っているというの？」

チャールズ・ホイットマンの事件は、正常と異常を区別する客観的手段を見つけるという、長年の懸案事項にあらためて脚光を浴びせた。ホイットマンの凶行の直後、これまでより簡単かつスマートに脳を調べられそうな技術が開発された。一九七〇年代初めのCTスキャンの誕生に端を発する画像化技術によって、わたしたちは初めて生体の頭蓋骨内を眺めることができるようになったのである。それまでのやり方は直接的なので危険を伴い、たとえば腰椎穿刺によって脳脊髄液を排出してかわりに気体を注入する気脳撮影法は、よほどの緊急時にしか使われなかった。今では研究者も臨床医も、誰の脳でもスキャンできる。脳研究が一気に盛んになり[5]、「健康な」脳と「病気の」脳の構造的な違いについて理解が進んだ。脳室（脳脊髄液が作られる脳内の空所）の拡大[6]や、前頭葉における脳の萎縮[7]、海馬の萎縮などは、統合失調症のような深刻な精神疾患を持つ人にしばしば見られる現象である。これらはみな神経科学研究で革命が起きた頃と時を同じくしており、精神疾患[8]の生物学的アプローチモデルがもてはやされる要因となった。

CTスキャンの登場で、検査によって統合失調症の診断ができるようになると思われたのもつかのま、期待は無残に叩きつぶされた。その後の研究で、統合失調症と診断された人の多くは、健康体の対照群と比べて、たとえば脳室の拡大のような特徴はとくに見られなかった。一方で、一部の双極性障害の人と「正常な」対照群には、脳室に拡大が見られた。つまり、こうした現象を診断上の重要な根拠にはできなくなってしまったのである。PETスキャンやMRIのような、さらに進んだ画像化技術が登場して、一九八四年に神経科学者で精神科医のナンシー・アンドリアセンが楽天的な著書『故障した脳』で書いたように、精神医学における生物学的革命が「今のわたしたちが生きているあいだに、いや、うまくいけばこの一〇年、二〇年のあいだに……統合失調症の謎を」[9]解いてくれるかもしれないと、わたしたちは期待した。だがまだ待ち続けている状態だ。

抗精神病薬の常用から、喫煙、子ども時代のトラウマまで、あらゆる出来事[10]が脳を変成し、どこから障害が始まって、どこで環境要因が終わるのか、正確に解きほぐすのは難しい。二〇〇八年、『スキゾフレニア・リサーチ』誌の依頼で、研究者たちが一九九八年から二〇〇七年までに発表された統合失調症に関する全論文（三〇〇〇編以上あった）を検討したところ、「この一世紀のあいだに精力的に研究がおこなわれてきたにもかかわらず……病因についても身体機能上の変化についてもあまりはっきりせず、現在可能な治療はほどほどの効果をあげているにすぎない」[11]ことがわかった。このときから一〇年が経過しているわけだが、進展はほとんどない。脳が頭蓋骨に保護された、体のほかの部分から切り離された器官であり、リアルタイムでの研究がほぼ不可能だということを考えれば、驚くことではないだろう。

とはいえ、ビルは脳にはあまり興味が湧かず、『人格と評価』の著者で、スタンフォード大学教授であるウォルター・ミシェルによる社会的行動研究に心を惹かれた。そこで彼はミシェルのもとで研究をおこなうべくスタンフォード大に出願した。ビルの娘のロビンは、満足遅延耐性を測るミシェルの有名なマシュマロ・テストに参加さえした。ミシェルはこの一連の実験によって、世間にその名を知られるようになった。この実験で、研究者はスタンフォード大学のキャンパスにあるビン保育園[12]の三歳から五歳の子どもに対し、おやつ（たいていはマシュマロ）をあたえて、食べないで何分間か待つことができたら、もう一つあげると告げる。そして、その後の追跡検査によって、おいしそうなお菓子を前にして我慢することができた子どもの能力は、ＩＱの高さや大学進学適性検査（ＳＡＴ）での高得点、体脂肪率の低さ、行動問題の少なさ、自尊心の高さと関連づけられたのである[13]（ただしロビンの記憶にあるのは、ピーナツやミニマシュマロがのっているテーブルに座ったことだけだった。甘いものを口に入れたい衝動を少しのあいだ抑えられたかどうか、自分では覚えていなかった[14]）。

スタンフォードは、学生運動が活発だったカリフォルニア大学バークリー校とは違ったが、それでもそこが一九六〇年代のカリフォルニアだということに変わりはなかったから、アンダーウッド夫妻も混乱に身を投じた。抗議運動に加わり、「新評議会運動」という組織のために電話番をし、チラシを配り、石を投げるデモ隊と州兵のあいだの闘争に平和的に加わった。ビルはヤマハのツーストライクバイクであちこち走りまわり、ジミー・クリフのレコードを聴いた。今では認めたがらないが、二人とも最先端を行っていたのだ。

一九七〇年秋、ビルはローゼンハンの精神病理学ゼミに参加し、たちまちその講師に魅了された。今でもローゼンハンの人物像を「魅力的」「カリスマ的」といった言葉で表現する。「デヴィッドと話をすると、自分が世界一重要な人間になったような気分になった」とビルは言う。少人数のゼミクラスでは誰もが彼に釘付けになり、偽患者として精神病院に潜入したときの話になるととくにそうだった。もう一度その話になったとき、初めてビルはローゼンハンが次なる被験者を探しているのだと気づいた。何気なくほのめかす程度だったが、あとから振り返ると、ローゼンハンの意図ははっきりしていた。「デヴィッドのしていることなら何でも自分もやってみたいと思わされてしまうんだ」ビルは言った。

潜入の準備はほとんどしなかったというビルの言葉に、正直言って、少々驚いた。ローゼンハンによる実験プロセスの説明とは違ったからだ。ローゼンハンは、準備には何週間もかけたと話していた。役柄になりきるために人物背景を何度も復習させ、データ収集方法を教え、病棟内での生活パターンを構築する……。しかしビルにその記憶はなかった。たしかに、薬を飲んだふりをする方法は指導された。基本的には「とりあえず薬を口に放り込んで閉じ、舌の下に滑り込ませて水を飲む。しばらくうろうろしたあと、トイレに行って便器に薬を吐き出す」というものだった。行き届いたアドバイスとは言えないし、徹底してもいない。

当時ローゼンハンの精神病理学ゼミの教員補助をし、その後有名な監獄実験をフィリップ・ジンバルドーとともにおこなったクレイグ・ヘイニーが、偽患者として病院に潜入してほしいとローゼンハンから頼まれ、断ったのは、そのせいかもしれない。「ローゼンハンが自分の命綱というのは御免だった」[15]と彼は言った。でもビルはすっかりローゼンハンに感化され、楽観的に考えていた。「とにかく精神病院に潜り込んで、中の生活を体験する、それだけのことだ」

ビルはディクソン（Dickson）という名字を思いついた。ニクソン（Nixon）大統領への軽い当てこすりだが、ローゼンハンが自分のメモでBill Dixonと綴りを間違えたのはそのせいだろう。これはわたしが調査の方向性を惑わされた理由の一つでもある。それからビルは、自分の経歴も練った。学生は名乗るが、専攻は心理学ではなく、また結婚についても伏せる。もし潜入がうまくいかなかったときに、実物のビルに結びつかないようにするためだ。

ローゼンハン同様、ビルも自分が実際に入院を許されるとは思っていなかった。ローゼンハンは自著の原稿の中で、ビルの入院は「まずありえない」[16]と何度も強調し、なぜなら「とてもバランス感覚にすぐれた人間」だからだと書いている。ユーモアのセンスを持ち、さりげないウィットがあり、態度も穏やかで、とにかく真面目。これではどんな精神科医でも入院させないだろう。だがマリオンはそこまで確信できなかった。「心配で心配で仕方がなかった」と彼女はわたしに打ち明けた。患者が放置され、電気ショックを受けさせられ、虐待される映画『蛇の穴』のイメージが頭の中でどんどん大きくなった。

ビルは、ローゼンハンが彼のために選んだアグニューズ州立病院（ローゼンハンはアルマ州立病院と仮名で呼んだ）について調べ、ふらりと受診した患者をすぐに入院させたりしない体制を取っていることを知った。まずは車を二〇分走らせてサンホセにある地域精神科医療センターに行き、入院が必要かどうか診察してもらう必要があった。事前の入院審査は、一九六七年に当時のロナルド・レーガン知事によって制定されたランターマン・ペトリス・ショート法[17]が定めた患者の保護措置の一つだ。一九七二年にカリフォルニア州で全面施行されたこの法律は、患者を強制入院させたり、入院期間を延長したりするのを難しくすることを目的とするものだった。

ビルは「それらしく見える」工夫をいっさいしなかった。清潔なTシャツにベルボトムのジーンズという服装で、もじゃもじゃの髭や、やや癖のある長めの髪、分厚い黒縁眼鏡はそのままだった。面接は予想通りに進んだ。ビルは事前面接官に、自分はスタンフォードの学生で、未婚だと話した。きっちり台本通りに、最近幻聴が始まり、その声は「空っぽだ」「中身が何もない」「ドスンという音が聞こえる」と訴えた。緊張していたおかげで、話が真に迫っていたのかもしれない。面接官は彼にカルテを渡し、アグニューズ州立病院まで誰かに車で連れていってもらってください、そこで入院していただきます、と言った。

ビルはマリオンに、アグニューズ州立病院の正面玄関から見えないところで車から降ろしてほしいと頼んだ。何を恐れて？　女性といるところを人に見られて、未婚と嘘をついたと見破られること？（それは考えすぎだと思う。本人としては認めたくないかもしれないが、入院のことがショックで動揺していたからではないだろうか）マリオンは、夫が病院の玄関に続く、ヤシの木が並ぶドライブウェーを歩いていくのを見守った。そして、夫は戻ってこないとその瞬間に悟ったという。

受付棟に近づくにつれ、ビルは気が重くなっていった。やがて「入院受付」と書かれた看板のところに到着した。そこは普通のクリニックの待合室のように見えた。患者はそこで精神科医の診察を受け、今ではすっかり設備のしょぼくれた病棟へと送られる。

パロアルトから南に車で三〇分もかからないサンタクララの町にあった精神科大病院[18]（のちにアグニューズ州立病院に改名）は、どんどん増加する「慢性的に精神に問題のある人」を収容する場所を開設してほしいと、ある農家から州に三〇〇エーカーの土地が寄付され、一八八五年に開業した。院長のレナード・ストッキングは病院敷地内に住居を構え、道徳的療法（前述したように一八〇〇年代に広まったが、やがて度が過ぎて廃れていった）と呼ばれるより人道的な精神医療をめざそうとした。構内に図書館、体育館、豚小屋や鶏小屋を作り、畑の区画も設け、すべて患者と職員が管理した。ストッキングの娘ヘレンも人生の大部分をそこで過ごし、戯曲を書いて患者に演じさせたりもした。

しかしアグニューズは、ほかの多くの施設と同様、その時代の産物であり、マリオンが夫を送っていった場所はヘレン・ストッキングが暮らし、戯曲を書いていた頃とは別物だった。「厳しい時期でした」[19]元アグニューズ州立病院の精神科医イジー・テールスニックはわたしに言った。病院は予算がなく、患者が過密だった（いちばん多いときには四五〇〇人もの患者が入院していた）うえ、職員が足りていないという致命的なトリプルパンチを食らっていた。

到着すると、ビルは何度か面接を受けた。『カッコーの巣の上で』のラチェッド看護師タイプのドイツ人医師が彼に性的指向とドラッグ使用歴について尋ねた。ローゼンハンはビルのメモの内容を引用していた。残念ながら、ビルはそのメモを何年か前に捨ててしまったという。「英語がそれほど流暢とは言えない女性に、性生活についてくどくどと訊かれた。なぜかホモセクシャルだと認めさせようと必死だった。それに、ほかの面接者以上に、子ども時代のことをほじくり返そうとした。父親に対し嫉妬心はなかったかと訊かれた」

髭面、長髪、服装の感じがいわゆる「他者」、精神疾患を持つ変質者の典型であり、当時その変質者とはすなわち同性愛者だった。ビルは続けた。「彼らはわたしに幻覚剤の使用を認めさせたいようだった」これもまた、自分の期待通りのものを見ようとする医師の一例だった。ローゼンハンのときも、医師が彼のしゃべり方を「抑揚がない」と表現したことを前述した。このタイプの判断ミスは精神科医にはよくあることだ。患者を最初から「未知の存在」に分類しがちで、自分の判断に合致しない要素は無視してしまう。

受理面接担当の精神科医が診断名を確定させるまでに、三〇分もかからなかった。「妄想型精神分裂病」ビルは正式に入院患者となった。症例番号は一一五‐七三三番。[20]

ビルは二〇人の患者たちと同部屋になった。今や、ずっと前からそこにいて、これからもずっといるかのように、病人たちの砂漠の中の一粒の砂となった。「どうしてここに入ったの？」と人に訊いてはいけないというのが一種の不文律だった。診断について話をすることは、もしあったとしても稀だが、「急性患者」あるいは一時的な患者と、「慢性患者」つまり一生病気と付き合っていく者との違いは誰もが知っていた。ドラッグやアルコールの依存症患者、幻覚剤で何度もトリップしすぎた者、もっと怖いのは一度しかトリップしていないのに正気をなくしてしまった者。なかにはマクマーフィーのように、徴兵を逃れたり人生から逃げたりするために仮病を使っている者もいた。ビルはときどき職員と患者を取り違えたが、やがて職員たちの持つ鍵束が「彼ら」と「われわれ」の違いを示すシグナルだと気づいた（ローゼンハンも同じことを言っていた）。

ビルは、彼が「サムソン」とあだ名をつけた男と仲良くなった。サムソンが話すのは、自分の髪の毛のことばかりだった。彼は自分の力や精神力の源は毛穴にあると感じていた。たしかに髪は大事だ。ビルは、新しい世界になじもうとしていることを訴える意味で、ポニーテールにできるくらい赤毛の癖っ毛を長く伸ばしていた。だがサムソンの場合はそれとはまったく逆だった。サムソンは麻薬の売人を始めたのだが、垂れ込み屋にそうとわかりにくくするため、髪を切った。だが、取引に失敗して、自分が無駄に髪を切ってしまったと気づいたとき、絶望して自殺を図った。結局、一命をとりとめて、ここに入ってきたというわけだ。魔法の髪のことを別にすれば、サムソンの言うことは筋が通っていた。大学にもいそうなタイプの男だった。二人はよくおしゃべりしたり、トランプをしたりした——よりによって、クレイジーエイトというゲームを。

夫の留守中、マリオンはつい悪い想像ばかりした。とくに頭から離れないあるイメージがあった。天井から足首で逆さ吊りにされている男たちの姿だ。今も、あのイメージがどこから出てきたのかわからないという。娘たちの世話に集中しようとしたけれど、気がつくとおいおい泣いていた。彼がもし薬を飲まされたら？　電気ショックをあたえられたら？　拘束着を着せられたら？　友人や近所の人たちは、マリオンの目が真っ赤なこと、ビルの姿が急に見えなくなったことに気づいていたが、何か不幸なことが起きたのだと察して詮索しなかった。マリオンは涙を拭うことしかできなかった。ビルとローゼンハンに、誰にも言わないと約束したのだ。

翌日の一三日の金曜日、マリオンはやっと面会に行くことができた。夫が遠ざかっていくのを見守った、あの同じヤシの木の並木道を進み、受付で「ビル・ディクソン」との面会を申し込んだとき、自分が関係者だとはなんだか思えなかった。

ドア。廊下。ドア。また廊下。ドア。大学のキャンパスにあるような、二倍幅の巨大なオーク製のドア。

ドアの向こう側で何かひっかくような音がした。マリオンは、患者たちが必死に逃げようとして、ドアをガリガリひっかいている様が頭に浮かんだ。指の爪があるべき場所は血まみれの節(ふし)しかない。ドアが開いたとき、マリオンは最悪の場面を想定して、身をひるませた。

ところが、そこにいたのはデヴィッド・ローゼンハンだけだった。ひっかくような音は、ローゼンハンが鍵を手でもてあそぶ音だった（なぜか彼は鍵を持っていたのだ）。

「あの人はどんな様子ですか？」マリオンは開口一番に尋ねた。ローゼンハンだけが頼りだった。夫がいないあいだ、彼が何かと親切にしてくれて、日記に思いを書いておくといいよとアドバイスしてくれた。自分の入院中も、書き物をしていると気持ちが落ち着いたからだ。わたしが用意しておいた人身保護令状があるから、ビルは安全だとローゼンハンは言った。そういう書類が準備され、夫を自由にしたかったらいつでもできるのだと知り、マリオンは気が楽になった。

そのときわたしが口を挟んだ。人身保護令状(リット・オブ・ヘビアス・コーパス)（ラテン語で、「あなたが身体を所有していること」という意味）は、一八〇〇年代に不当に精神病院に閉じ込められたエリザベス・パッカードを救った令状だ。もし提出されたら、ビルは法廷に呼ばれ、彼の入院が正当なものだったかどうか裁定されることになる。たしかにローゼンハンは論文「狂気の場所で正気でいること」の中で「偽装患者が入院するたびに人身保護令状が用意され、そのあいだ弁護士がつねに待機していた」と書いていたが、これは必ずしも事実ではない。わたしは米国自由人権協会を担当していたロバート・バーテルズという弁護士を探し、今はアリゾナで活動していることをつきとめた。[21]彼は、スタンフォード大学教授ジョン・カプランの法律顧問として、ローゼンハンの実験をサポートしていた。バーテルズは細かい部分は忘れてしまったと言いながら、一、二人については人身保護令状の必要性を話し合ったが、結局一度も用意しなかったし、「待機していた」というのは大げさすぎるだろうと語った。このことを話すと、マリオンは激怒した。「あのとき知らなくてよかったわ。それがあると思ったから最後まで切り抜けられたんだもの。お人よしだったのよ。本気で信じてたんだから」

マリオンが精神病院の部屋の戸口に立った場面に戻ろう。ローゼンハンがどう答えたかは覚えていないという。記憶にあるのは、彼のつらそうな表情だけ。やがてローゼンハンは姿を消した。マリオンは鍵のかかったドアのこちら側に一人残され、ひどく怯えていた。そこへの行き方をローゼンハンに教えられたのだろうか? 覚えていない。気づくと食堂にいたのだ。高校のカフェテリアにどこか似ていて、心はその安全地帯に留まり、高校時代の恋人だったビルを思い出していた。

そこに彼はいた。ビルは椅子に力なく腰かけ、テーブルの上に重ねた腕に頭を突っ伏していた。泣いているか、あるいは熟睡しているかのように見えた。マリオンはテーブルに近づき、そっと名前を呼びかけた。ビルはぴくりとも動かず、彼女がそこにいることにも気づかなかった。マリオンは夫の正面に座った。やがてやっと夫が顔を上げた。「すごーく眠いんだ……」ビルは言った。ウィスキーを二、三杯余計に飲みすぎたときのように、言葉がはっきりしない。吊るされた体や血まみれの爪なんか、もうどうでもいい。これは本物の恐怖だ。夫は造り変えられてしまった。

マリオンが面会に来る一時間ほど前、ぱりっとした白衣姿の看護師がカフェテリアに入ってきて、薬入りの紙コップを患者に次々に渡していった。ビルにそれが渡されたとき、彼にはすぐに薬が何かわかった。精神医学の奇跡の薬、ソラジンだった。薬を口に隠すのは簡単にできるという自信がビルにはあった。そこで、何も考えずに一つ口に入れ、舌の下に隠した。ところが思いがけず、舌がひりひりし始めた。新しいカプセルのコーティングは溶けやすい仕様になっていたのだ。すぐに呑みこまないと舌に穴があきそうな気がした。慌てて近くのトイレに駆け込んだものの、反射作用が起きるのに間に合わず、呑み込んでしまった。ビルは薬の副作用についてよく知っていた。体が震える、涎が止まらない、体のコントロールができない、筋肉が緊張する、足取りがおぼつかなくなる、薬物過剰摂取時のように肌が青ざめる……。ビルは、授業で読んだプラシーボ効果のことを思い出し、自分を落ち着かせようとした。大丈夫だと信じる必要があった。しかし、食事を終えて、食堂を出て自分の部屋に入ったところで、目の前が真っ暗になった。

気がついたとき、「今は寝る時間じゃないぞ」と看護助手に揺り起こされていた。面会人だという。デヴィッド・ローゼンハンだった。

このときローゼンハンと何を話したのか覚えていないとビルは言い、ローゼンハン自身も書き残していない。ローゼンハンはビルの入院について記録を残しておらず、未発表の原稿の中に短い言及箇所がいくつかあるだけだ。ビルの記憶にあるのは、とにかく眠い、ただそれだけだった。

「あの場で横になるためだったら、すぐに何千ドルでも払ったと思うよ」

「彼は気づかなかったんですか、あなたの様子に……。あなた自身、誤って薬を飲んでしまったことを、彼に話さなかったんですか?」わたしは尋ねた。

「話さなかったと思う」

「様子が変だと、彼は気づかなかったんでしょうか?」

「さあ、わからない。彼は何も言わなかったから。たとえ気づいていたとしても、口には出さなかった。彼といたときは、自分の状態を隠そうとしていたのかもしれないな。でもマリオンを前にしたときは違った。そういうことを隠さずにすむ相手がいるっていうのは、ありがたいことだ」

だからそのときマリオンには、彼が別人になってしまったように見えたのだ。「わたしが結婚した相手は、いつか博士号を取るような人だった。人生を自分でコントロールし、いえ、すべてをコントロールしていた。自分の意思がない、何もできない病人みたいな様子の彼を見るのは本当につらかったわ」

この病院が夫を別人に変えてしまった。しかも、いつ帰ってこられるか、そもそも帰ってこられるのかどうかさえ、わからないのだ。

第15章 第一一病棟

ビルがクレイジーエイトの次のゲームのためにカードを切っていたとき、同じ病院のそこから数メートルしか離れていないところにある、特別ユニット「第一一病棟」[1]で立て続けに奇跡が起きていた。

第一一病棟のアイデアは、山並みの迫るカリフォルニア州ビッグサーの保護施設、エサレン研究所で誕生した。ある年代の人は、たいていエサレンのことを知っているだろう。ネイキッドセラピーやら乱交パーティやらドラッグやら、いろいろと悪名を馳せたからだ（最近では、テレビドラマ『マッドメン』の最終回で主人公の広告代理店ディレクター、ドン・ドレイパーがコカ・コーラのCMをひらめいた舞台と言えば、ピンとくる人が多いかもしれない）。ビルが入院する二年前、『ライフ』誌はエサレンをこき下ろした。それはまるで風刺文学のようだった。「人々はティーンエイジャーのようにいちゃついているばかりか、たがいの膝の上で赤ん坊のように座っている。そして年じゅう泣いている。泣くことが一種のステータスシンボルだった」[2]

そんなふうに報道で叩かれながらも、エサレンが流行しつつあったカウンターカルチャーや人間性回復運動の重要な培養器だったことは間違いない。映画スターやビジネスマン、毎日に退屈した主婦まで、誰もがそこでよりよい自分に近づこうとしていた。参加者は「精神病体験の価値」といったプログラムに出席した。ボブ・ディランが現れた。[3] 反精神医学主義の精神科医R・D・レインが講演した。ジョーン・バエズは施設のアーティスト・イン・レジデンスだった。チャールズ・マンソンは、テート殺人事件を起こす数日前に教団の女性たちとここを訪れ、[4] 即興で演奏会をした。創設後のめくるめく最初の一〇年間のうちにここにいれば、さまざまな人とすれ違っただろう。東洋文化の普及に力を尽くしたイギリス人哲学者アラン・ワッツ、量子力学と分子生物学の創始者の一人である化学者ライナス・ポーリング、作家ケン・キージー、心理学者B・F・スキナー、そしてたぶん社会心理学者のデヴィッド・ローゼンハンにも。淫らで奔放、有名人をもてはやすという欠点はあったが、義務や慣習に染まっているつまらない世界に背を向けて、平和なオアシスを作るという目的は、エサレンの創設者マイク・マーフィーとディック・プライスが夢見た、まっとうなものだった。じつはディック・プライスも正気の向こう側を経験し、かろうじて生還した一人だった。

ディック・プライスは、成功者だった父の跡を継ぐという運命を背負って育った。[5] 立派な大学に入り、経済学を専攻して、ふさわしい妻を娶るはずだった。しかし彼は心理学の道を選び、フレデリック・スピーゲルバーグがヒンドゥー教の聖典「バガヴァッド・ギーター」を講じる授業をとってから、東洋の宗教に興味を募らせるようになった。「バガヴァッド・ギーター」は、悟りを開いた人それぞれが向かう正しき道「ダルマ」を求めるものだ。プライスは、空軍に入隊して、正道に戻ったかに見えたが、じつは夜になると、アレン・ギンズバーグや詩人のゲイリー・スナイダーがよく出没していた、サンフランシスコのノースビーチ近くにあるナイトクラブ

「ザ・プレイス」に入り浸っていた。やがて一人のダンサーと出会い、激しい恋に落ちた。出会った晩、どこからともなく声が聞こえたのだ。[6]「その人がおまえの妻だ」そして二人は結婚した。やけに詩的に聞こえるが、プライスの心が崩れ始めたのはそれからだった。

ヤク漬けの、わざとらしいくらい奇妙なビートニク連中に囲まれていても目につくくらい、プライスの行動はおかしくなっていった。ある晩、ノースビーチのバーで、彼は強烈な衝動に駆られた。「すばらしい夜明けを迎えたかのように、内側から大きく開かれていくように感じた」[7]ウォルター・トルーエット・アンダーソンは、自著『エスリンとアメリカの覚醒』でそう書いている。「わたしは今生まれた、お祝いしてもらわなければ」そんな気分だったらしい。プライスはこう何度も訴え始めた。「火をともせ、火をともせ」それを聞いたバーテンダーは怖くなって警察を呼んだ。結局プライスは手錠をかけられ、目覚めるとパークス空軍基地の精神病院にいた。そして補佐官たちに激しく抵抗し、壁に詰め物をした隔離室に入れられた。自分は「エネルギー場」に包まれているので、痛くないし怪我もしないと信じて、みずから壁にぶつかっていった。そうして、その後何度もくり返される電気ショック療法の一回目を受けた。

ディック・プライスの家族は、彼をアメリカの反対側の端へと移し、コネチカット州ハートフォードのリヴィング研究所というもっと高級な私立病院に入院させた。[8]そこは一見すると、病院というよりカントリークラブのようだった。ヴィクトリア様式の本館のまわりにコテージタイプの病棟や研究棟が並び、敷地の凝った設計は、マンハッタンのセントラルパークの設計を主導したフレデリック・ロー・オルムステッドによるものだった。患者は、移動したければ、何台も並ぶ運転手つきのパッカード、リンカーン、キャディラックの中から好きなものを選ぶことができる。『ザ・チャターボックス』という施設内の専門誌まであり、プールのまわりをぶらぶらと歩く、いかにも上流という感じの患者たちのイラストが載ったこともある。[9]

しかしこういうイメージは研究所側があえて広めようとしていたものにすぎない。病院はセレブたちに美しい芝生や高級車を提供する一方で、ロボトミー手術、電気痙攣療法、インスリンショック療法など、当時の実験的治療を試していた。精神科部長のフランシス・J・ブレイスランド[10]はカトリック教会と強いつながりを持ち、管区から送られてくる、「障害」を「治療する」必要がある聖職者たちを受け入れていた。教皇ピウス一二世は一九五六年にブレイスランドにナイト章を授けた。プライスが病院に入院し、妄想型精神分裂病と診断されたのはその年である。

プライスはリヴィング研究所の閉鎖病棟、要するに彼の「プライベート監獄」[11]で暮らし、最先端の「治療」を受けた。入院中、彼は電気ショック療法を一〇回受け[12]、何錠ものソラジンを飲み、

「身も心も完全に衰弱する」[13]と彼が言う、インスリンショック療法も受けた。どう見ても医療過誤であるこの療法は、精神疾患を治すためにインスリンを投与して患者を昏睡状態に陥らせるというもので、危険で、ときには命にかかわる施術であり、有効性を裏づける科学的根拠はいっさいないことを暴く一連の記事が発表されたのち、一九六〇年には廃れた。[14]

プライスが体験することになったのはこれだった。血液検査、心拍モニターなどいくつか検査を受けたあと、看護師がインスリンを注射する。低血糖になるにつれ、発汗し、唾液が増え、呼吸数が減り、脈が速くなり、やがて意識を失う。ときに涎が出すぎて、看護師がスポンジで吸い

取らなければならなくなる。皮膚がほてり、筋肉が収縮して、痙攣が始まることもある。こういう発作が起きると、医師は治療がうまくいっている証と考える。続いて点滴か、鼻から胃へ細い管を通してブドウ糖が投与され、患者の意識を回復させる（もし運がよければ）。

ディック・プライスは、施設で過ごした一年間のあいだに、五九回もこの治療を受けたという[15]。生来のアスリートで、いつもすらっとしていたプライスが、三〇キロ以上太った[16]。インスリン療法を受けるとすさまじい空腹感を覚えるからだ。頭が朦朧として、まるで「糖蜜のプール」にでも浸っているかのように、廊下を歩きまわった。だがある日、突然カチッと頭のスイッチが入った。だめだ、ここから出なければ。ソラジンをうまく口に隠して吐き出す方法を身につけると、閉鎖病棟から開放病棟に移してほしいと父に訴えた。そして一九五七年の感謝祭の日に、やっと解放されたのである（同じリヴィング研究所に入院していたもう一人の有名人、映画女優のジーン・ティアニーは、ここに滞在中のことをのちに回想して「人生であれほどの辱めを受けたことはなかった……まるでモルモットになった気分だったわ」と語った）[17]。

プライスはカリフォルニアに戻り、マイク・マーフィーと仲良くなる。やがて、マーフィーの一族が所有していた土地に、二人で夢の保養施設「エサレン研究所」を建設し、一九六二年にオープンさせた。プライスはエサレンを、「薬を飲ませたり電気ショックをあたえたりせずにそういう精神的体験を求める人のための」場所にしたい——「それが最大の動機だった[18]」という。狂気は真剣に考えるべきもので、悟りへ続く道としてもっと調査し、受け入れ、研究すべきだと彼は考えた。エサレンは「経験を通して生きる[19]」場所であり、そのためにエンカウンター・グループ、ボディワーク（マッサージ、ロルフィング、センサリー・アウェアネス）、幻覚剤を提供した。プライスは、エサレンで住み込みで勤務していたドイツ人セラピスト、フリッツ・パールズの研究に大きな影響を受けた。パールズは、患者を現在という時制に集中させるゲシュタルト療法を考えだした人物だ。

一九六七年には、R・D・レインがエサレンに来て、その魅力的なスコットランド訛りで、キングスレー・ホールでの自分の仕事について話した。[20] ロンドンのイーストエンドにあるキングスレー・ホールは、精神病院の代替施設として患者に治療支援をおこなっていた。患者の没個性化を避け、鍵を管理する権力争いをやめ、無理やり薬を飲ませようともしない、精神医療のユートピアだとレインは語った。そこでは二四時間体制でセラピー・セッションや瞑想がおこなわれている（ただし、壁に糞便をなすりつける若い女性のことやLSDセッション、警察による麻薬の家宅捜索、施設内を目を丸くして見るセレブの見学者たちについてはおくびにも出さなかった。まあ、それはそれだ）。

同じ年、国立精神衛生研究所の精神分裂病研究者で、精神科医のジュリアン・シルヴァーマンが来て、[21]「シャーマニズム、幻覚剤、精神分裂病」について講演した。彼はシャツのボタンをいちばん上までしっかり留める典型的な医師タイプではない。グレイトフル・デッドのメンバーと仲良しで、[22] ジョン・ローゼンの教えに従っていた。ジョン・ローゼンは「直接精神分析」の創始者で、[23] これは基本的には患者と他愛のないおしゃべりをするセラピーを用いて精神分裂病患者を治療しようとするものだ（ローゼンはその後、患者に対する性的・身体的虐待が発覚して医師免許を剥奪され、弱い立場の患者を食い物にしたその他大勢の医師の一人となった）。[24] シルヴァーマンとプライスは意気投合し、友情を育むうちに「一一病棟」のアイデアが生まれた。レインの治療施設理論を科学的に実験しようと考えたのである。

ディック・プライスはエサレンの財源から資金援助し、国立精神衛生研究所は助成金を提供した。二人はなんとかアグニューズ州立病院を説得して、病棟で実験をおこなわせてもらうことになった。生物化学者モーリス・ラパポートと精神科医ヴォイス・ヘンドリクス（そう、彼はあのジミ・ヘンドリクスの親戚である）も、シルヴァーマンが愛情をこめて「大騒ぎの町[25]」と呼ぶその病棟での実験に加わった。

まずアグニューズ州立病院のスタッフの中から、若く寛容で、型にはまらないタイプの人を数人選び[26]、エサレンでゲシュタルト療法を学んでもらった。そしてスタッフは、「鳥かご」で患者と自分たちを分断するのをやめ、静かな見守り部屋を設置した。患者たちは誰でも、我慢できなくなったらそこに行き、静かに祈りを捧げてもいいし、考え事をしてもいい。スタッフは患者とできるだけ交流することが推奨され、患者は病棟内を自由に歩きまわることができる。スタッフが「鳥かご」から監視できるように患者を娯楽室に集めようとするたいていの病院では、まずありえない措置だ。入院基準は単純だ。慢性的な精神疾患の病歴のない、最近になって精神分裂病と診断された、一六歳から四〇歳の男性を第一一病棟に集める。過去に入院歴がなく、大部分は「初めて発病した」人たちだ。半数には一日に九錠、つまり三〇〇ミリグラムという最小有効量のソラジンを投与し、もう半数にはプラシーボをあたえる（興味深いのは、近くの病棟に入院していたビル・ディクソンもこの条件に合致していたことだ。彼も実験に組み込まれていた可能性もあるが、本人は参加していなかったと断言している）。

控えめに言っても、当初はさんざんだった。「最初にしたのは、病院の外に一部の患者を連れ出し、薬をやめさせることでした。そして三日目に、病棟内の窓がすべて割られたんです」[27] 一一病棟のソーシャルワーカー、アルマ・メンはわたしに話した。

突然自由をあたえられた患者たちは、ちょっとした騒動を起こしたらしい。

「それに火事も一度だけありました」アルマは続けた。

火事が起きたのは、あるセラピストが病棟を訪問し、大人でもごっこ遊びをやりやすくしようと、おもちゃや人形、楽器などを持ち込んだときのことだった。スタッフは患者と一緒に小道具を一つひとつ調べていた。消防士たちがどやどやと入ってきたのはそのときだった。

「わたしはスカートを頭まで持ち上げて人魚になりきり、ほかはみんな楽器を持って、音楽を演奏していました。［入ってきた消防士たちが］廊下の角を曲がると、それまでベッドに入っていた患者がそこにいて、コップを持って冷水器の前に立ち、マットレスに自分でつけてしまった火を消そうとしてたんです」

この実験結果はすべて、一九七八年に発表された論文「薬をあたえる必要がない、あるいはむしろ禁忌である精神分裂病患者がいるのではないか」[28] にまとめられている。八〇人の対象患者について、プラシーボのグループのほうが薬をあたえられた対照群より症状が大きく改善されたが、長期的に見ると、いずれのグループも、「典型的な」入院措置がおこなわれた患者より病状が改善された。

ラパポートの研究は、伝統的な精神病院特有の「薬漬け」アプローチに対して広がりつつあった反発をさらに煽ることになった。みずからを精神科サバイバーと呼ぶ患者グループは、多くの患者がひどい副作用と後遺症に苦しんでいることから、大手製薬会社に対する集団訴訟に踏み切り、延々と繰り返される「薬を飲め」というお題目に果敢に抗い始めていた。従来の奇跡の薬が突如として奇跡に見えなくなり始めている。いや、むしろきわめて危険だった。

ラパポートたちは科学的データにもとづき、それとは別のアプローチを提示したというのに、主流精神医学はこれを擬似科学としてまんまと退け、患者を支えるような環境を作ればどんな患者でも実際に病状が改善されるという大局的な事実から目をそむけた。みんなで席について一緒に食事をする、音楽を聴く、ぶらぶら歩く、おしゃれをしてみる、共同体の一員となる、そんな簡単なことがじつは役に立つのである。

主流精神医学は無視したとはいえ、「患者を薬漬けにしないサンクチュアリ」[29]がカリフォルニア州のあちこちに誕生し始めた。一一病棟のやり方を引き継いだ最も有名な人物は、国立精神衛生研究所の精神分裂病研究センター長、ローレン・モシャーだろう。彼は第一一病棟のアプローチをさらにレベルアップさせようと考え、アルマ・メンやヴォイス・ヘンドリクスら実験スタッフに声をかけて、「ソテリア・ハウス」[30]を開始した。サンホセ市街の一二室も部屋があるヴィクトリア朝の屋敷で、本来なら精神病院の閉鎖病棟に入院することになったかもしれない六人の患者たちが、共同生活をするという実験である。平均滞在日数は四二日間[31]で、一般的な精神病院の平均六か月間と比べてはるかに短い。しかも抗精神病薬の投与量も三から五倍も少ない[32]のである。

いくつもの論文が滞在環境の大切さを訴え、抗精神病薬を最小限にしたときの回復率の高さを高く評価した。レインが設立したキングスレー・ホールと同様、そこは閉鎖型ではなく、強制的な投薬もなかった。そして、ここで大きな環が閉じるのだが、ソテリア・ハウスの設立に力を貸した理事の一人がデヴィッド・ローゼンハンだった。伝統的な精神医学や精神病院に疑問を呈した、画期的な研究の成功で一躍脚光を浴びていた頃だ。

安全と救済を司るギリシア神話の女神から名前をもらったソテリア・ハウスが誕生して一二年以上のあいだに、そこに滞在した人々にもたらされた結果はまちまちだった。自殺した人も数人いた。症状が悪化して、結局病院に入院した人もいた。だが多くは、ソテリア・ハウスで暮らしたおかげで変われたし、最終的には回復したと報告している。わたしがインタビューした元ソテリア滞在者は、[33]ハイテク分野のセールスマンとして成功し、妻と二人の子どもと暮らしているが、今のような生活ができているのはソテリアのおかげだと語った。多くの人がそうであるように（じつはわたしもその一人だった）ソテリアの価値を認めないことは簡単だが、そこが閉鎖型の精神病院には欠けている根本的なものを理想としていたことは事実だ。つまり疾病ではなく、患者自身を第一に考えていたのである。

ソテリア・モデルの施設は現在もアラスカ、スウェーデン、フィンランド、ドイツなどで存続している。ソテリアより以前からあったクラブハウス・モデル[34]にも同じ傾向があり、深刻な精神疾患を抱える患者の回復を支えると同時に、住居や雇用についてもサポートしている。また、ベルギーの小さな町ヘール[35]は、精神病者が安心して暮らせる場所として長い歴史を持ち、ホスト・

ファミリーが患者を「訪問客」として受け入れる。イタリアのトリエステ[36]（若きジークムント・フロイトがウナギの性器を最初に研究した場所でもある）では、精神病者もコミュニティの一員として尊重され、幅広いニーズを満たすサポートや社会ネットワークを利用できる。

アグニューズ州立病院の第一一病棟の遺産は現在も受け継がれている。残念ながら、エサレンのディック・プライスは、彼の実験が始まってすぐに沸き起こった称賛の栄光に浴することはできなかっただろう。一九六九年にプロジェクトが始まる直前、再び精神に異常をきたしたからだ。[37]自分は、ナポレオンやアレクサンドロス大王などあらゆる歴史的人物の生まれ変わりだと信じ、「まだまだ国を征服しなければならない」とわめき始めて、よりによってアグニューズ州立病院に一〇日間入院した。やがて回復したプライスはエサレンに戻り、一九八五年に亡くなるまでそこで穏やかに暮らした。

第16章 氷の上の魂［1］

一方、同じアグニューズ州立病院の急性病棟にいるビルの入院期間も終わりを迎えようとしていた。四八時間そこに滞在したのち、病院側は改善を認めたが、まだ完治はしていないとして、居住フロアに移された。そこは急性病棟と比べると病院らしい暗鬱さがなく、娯楽室には大きな窓やラウンジチェアが並んでいて、「家庭的」な居心地のよさがあった。許可をもらっている者は庭に出ることもできる（庭を囲む木製の柵を飛び越えたりすると許可は取り上げられてしまうけれど）。医師はめったに現れず、患者と接触するとしてもおざなりで、さっさとすませる。横柄なある男性精神科医の質問は、ほとんど馬鹿げていると言ってもよさそうな意図的なもので、ドラッグ使用歴と性的指向について訊くことが事前に決まっていたようだったし、結論も、前回わずか三〇分間の面接で別の精神科医が出したものと同じだった。ビルは相変わらず一日三回、抗精神病薬をあたえられていたが、最初にカフェテリアで失敗してからは隠し方を習得した。

ほかの患者たちも、ほとんどはビルと似たような若いヒッピーだった。「ハイハイ男」と呼ばれる二〇代半ばの若者がいて、一日の大半を赤ん坊のようにあたりをハイハイして過ごしていた。「聞いてわかると思うが、すごく変わったやつだった」ビルは言った。「ほかの何人かの連中とは話をするようになって、そういうときわれわれは立ち話をするんだが、彼はそのまわりをずっとハイハイしてるんだ。ところが、突然立ち上がって、大学の話を始めたんだよ。彼はわたしが大学生だと知っていて、彼もこのあたりの短期大学に通っていたらしい。それで、大学の履修コースのことだとか、勉強が大変だったとかなんとか、そういうことをしゃべり合ったんだ。ところが会話が終わったとたん、彼はまた四つん這いになってどこかに行ってしまった」

「へえ。ちょっとコミカルですね」わたしは言った。

「そうなんだ。だけど……精神病者とレッテルを貼られた人たちは、症状が注目される場以外では、普通と変わらないんだよ」この見解こそが、ローゼンハンの研究テーマのかなめと言えるだろう。つまり、狂っている人はいつも狂った行動をしているわけではない。わたしたちの誰もが、「普通」から「異常」まで連続する幅広い行動パターンを持っているのである。わたしたちは時と場合に応じて、そのパターンの中をスライドしながら行動し、その行動をどう解釈するかはしばしば状況に左右される。

病院のぎらつく灯りのもとにいると、ビルは自分の性格についていやでも考えさせられた。たとえば人付き合いがあまりよくないこととか、急に話が脱線してしまうこととか。「人が話しているのを聞いていると、突然無関係なことを思いついて……つい口に出してしまうんだ。でもそれが極端になったら、この人どこかおかしいんじゃないかと思われても不思議じゃない。そこにはどこかに境界線がある。誰にだってちょっと変わったところはあるものだ。つまりノーマルとは、正気とはなんだ、ってことだ」

ビルの友人のサムソンも、一つ下の居住フロアに移ってきた。彼とほかの何人かの患者は、ビルがいつも何か書き物をしているので、ジャーナリストだと思い込んでいた。「あんたは本物の患者じゃないだろう。医者をチェックしてるんだと思うな」サムソンはよくそんなふうに言い、ローゼンハンがそうだったように、ビルのことを疑った。でも医師たちは誰一人として彼のそういう様子に気づかなかった、とビルは言った。

ある朝、看護師に急に起こされて、ビルは驚いた。「起きてください、ディクソンさん。ドクターに診察してもらわないと。糖尿病なんだから」

ビルはぎょっとした。これまで病気らしい病気になったことがなかった。熱が出たことさえほとんどないのだ。まして糖尿病なんて、まさか。どうして今まで誰も教えてくれなかったのか？看護師と一緒に医師のオフィスへ向かいながら、そういえば叔父が糖尿病で、その副次症状で苦しんでいたことを思い出した。自分もそうだったなんて、考えるとぞっとした。しかも看護師は当たり前のような顔をしている。できるだけ早く退院させてもらって、専門医を受診しなければ。妻に話し、インスリン注射を毎日打たなければならない。物思いにふけっていたので、姿を消していた看護師が戻ってきたことに気づかなかった。病棟に帰っていいという。

「別の患者さんでした」彼女は言った。恥じ入る様子もなければ、謝ろうとさえしない。ただ別の患者と間違えただけのこと。どうやら病棟内にもう一人ディクソンという名の人物がいたらしい（たぶんビルよりはるかに年上で、顔かたちもまったく似ておらず、別の建物に入院しているのだろう）。病院側がこんなに無頓着なことにビルは驚いた。「あやうく糖尿病患者として治療されそうになったってことは、たとえばロボトミー手術だって誤って受けさせられるかもしれないじゃないか」

マリオンは子どもの世話と家事を手際よく片づけて、できるだけ夫に面会に行った。ご主人の姿が見えないわねと詮索するご近所さんたちの集中攻撃は無視した。とてもじっとしていられなかったのだ。「映画や何かの観すぎだったんだと思うわ。ひょっとして彼がどこかに連れていかれて、脳みそを……」彼女はそこで言葉に詰まった。半世紀近く前のことだというのに、今でもはっきり言いづらいのだ。「ロボトミー手術をされるんじゃないか、と」

それはけっして大げさではなかった。ひどいことは起こりえたし、実際に起きていた。ビルは知らないことだったが、当時アグニューズ州立病院に勤務していたある精神科医は、職員のあいだで「火花先生」[2]と呼ばれていた。電気ショック療法を好んでいたからだ。「誰にでもやりました、そのチャンスさえあれば。ええ、職員も含めて」アグニューズの元ソーシャルワーカー、ジョー・ゲイポンは話してくれた。電気ショック療法を始めたのはイタリアの医師ウーゴ・チェルレッティ[3]で、助手がローマのと畜場を訪れたときに、突き棒で電気ショックを受けると豚がおとなしく従うのを見たと聞き、考案した。どうしてそういう発想に至ったのかは、わからない。アメリカで電気ショック療法が導入されたのは一九四〇年代で、アグニューズは熱心にこれを取り入れた。当時の精神科技士は、一週間の予定表を思い出して身震いした。[4]「われわれの仕事は、患者の体を押さえつけることでした」彼は言った。「次から次へと」

わたしは、パットン州立病院の精神医学史博物館で電気ショック装置の実物を見て[5]、とてもコンパクトで簡単に持ち運びができる大きさなので、とても驚いた。こんなかわいい機械にそんなパワーが？　わたしは、映画『蛇の穴』で、主人公の女優オリヴィア・デ・ハヴィランドが台に押さえつけられ、頭を前後に激しく振り、体をこわばらせていた様子[6]を思い出した。でも、映画製作者は施術の様子をとても写実的に描いていたのだと知った。患者はときに、電気ショックのせいで背中や首を骨折したり、舌を嚙み切ったりしたらしい。[7]ケン・キージーは『カッコーの巣の上で』の中で、その「巧妙な装置は、睡眠薬と電気椅子と拷問台と同じ役割を一手に担うと言われる」[8]と書いている。

医師たちの話では、電流を使う療法は現在は電気痙攣療法（ＥＣＴ）と呼ばれ、キージーが小説で描写した電気ショック療法とはまったく違うものになっている。こんにちでは、いわゆる「難治性」と呼ばれる、薬物では効果が現れない約三分の一程度のうつ病患者[9]に対して実施される。今では「いっさい危険はなく、痛みもない」[10]方法が開発され、体の動きを抑制するため筋弛緩剤が用いられるうえ[11]、施術のあいだは全身麻酔が施されるという。当時と比べて電気量もはるかに少なく、記憶の喪失も最小限に抑えられるらしい。ある研究では、ＥＣＴを受けた患者の六五パーセントは、不快感は歯医者に行くのとそう変わらないと答えた。[12]それでも、米国精神医学会を監視している反対者グループは、記憶の欠落や認知障害といった副作用が出る恐れがあり、「人類に対する犯罪行為」[13]だと訴えている。近年では、西海岸より東海岸の病院で利用される傾向が強く、[14]ハリウッドによる中傷が原因[15]だと考える人もいる。

マリオンはビルに、エルドリッジ・クリーヴァーのエッセー集『氷の上の魂』を差し入れした。これは重警備刑務所に収容されていたときに悟りを開いた、麻薬密売人にしてレイプ犯だったクリーヴァーが、やがてブラックパンサー党リーダーに、そしてマルクス主義者に変身する過程をたどったものだ。

看護助手の一人が、ビルが本を読んでいるのを見て、話しかけてきた。ビルが人間だということに初めて気づいたかのようだったという。

「何の話をしたんですか？」わたしは尋ねた。

「本の話をしただけだよ。それから、スタッフのことや日々の暮らしのこと、女性のこととか」

「興味深いですね。看護助手と患者が交流するなんて、あまり聞いたことがないので。でも、とてもいいことだわ。その人はあなたのことを……」

「そう、人として扱った。じつは、まもなく転職するつもりなんだと彼は打ち明けた。そして、『君もここにそう長くはいないと思うよ』とも言った。つまり、君はノーマルみたいだから、そのうち出られるって意味だと思った」

ローゼンハンが、（相手は医師ではなく患者だと知る前の）看護助手のハリスとの敬意に満ちた人間的な会話を喜んだように、ビルもこのやりとりが嬉しかったという。そんなことはめったにないことだったからだ。普通の人間として扱われていた頃が恋しかった。そろそろ退院するタイミングだと思った。

彼の退院の経緯ははっきりしない。ローゼンハンは自著の原稿にそれについて何も書いておらず、ただ入院して八日後にビルが出席しなければならない催しを「突然」思い出したとあるのみだ。ビル自身、退院させてほしいと病院側に伝えただけで（実際、サンフランシスコ北部でおこなわれるモトクロスのオフロード・レースに出場したかった）、退院させてもらえたという。彼が退院後の治療計画を渡されたのか、それとも医師の助言に逆らって退院したのかさえわからない。ローゼンハン自身は、すべての偽患者について治療計画が渡されたと言っている。ビルの担当医は「寛解段階にある」という言葉を使ったのか？　退院しても薬を飲むよう指示したのか、それとも地元の支援システムを手配したのか？　ビルはそう思わないという。わたしは病院記録の開示を求めたが、残っていたのは書類一枚きりで、「退院理由」の欄は空白だった。[16]

ただ、精神科医の一人がビルを呼び出してこう言ったのは確かだ。「いろいろとつらいことが積み重なって、もう無理だと思うことがあるだろう。そういうストレスに押しつぶされて、取り返しのつかないことをしてしまうのは悲劇でしかないぞ」

ビルは医師の思いやりに感謝した。こうして退院を許可するとはいえ、ビルはまだ治りきっておらず、場合によっては自殺を考えるようなことがあるかもしれないと、心配してくれた。そして退院後の生活についてわざわざアドバイスまでしてくれたのだ。翌日、ビルは退院した。アグニューズ滞在期間は九日間。ローゼンハンの偽患者の平均より一〇日少なく、[17]ほんの四年前のアグニューズの平均入院期間（だいたい一三〇日前後）[18]と比べてもはるかに少ない。

入院後の数年間、ビルはローゼンハンとともに全国のいくつかの大学で非公式に講演をしており、このことからも、ローゼンハンは偽患者の身元を、わたしが思っていたほど慎重には隠していなかったことがわかる。実験後の大騒ぎをビルは面白がって眺めていたが、自分も一緒に脚光を浴びたいとは少しも思わなかった。時とともに、経験の鮮やかさもしだいに薄れ、カリフォルニア時代の思い出としてたまに話のタネにする程度となったが、自分の人生にとって何の意味が

Name DICKSON, WILLIAM Committed as, or
(Surname) (First) (Second) AKA:
Marital Status: Single
Birthdate: 7-30-44 Birthplace: Texas
Religion: NONE Spouse: ---
Father: Wilburn Dickson Mother: Maureen Bird Dickson

Case No.	Type of Commitm't	County	Admission	Discharge	Reason for Discharge
115 733	VOL	SCLA	Nov.12'70	Nov. 20'70	

「退院理由(Reason for Discharge)」が空白の病院記録

あったのかいまだに深く吟味しないままになっている。わたしが実験のことでビルの娘さんに連絡をとったとき、彼女は父親がそれに参加していたことさえ知らなかった。

ビルは、アグニューズの精神科に入院した最後の数人の一人となった。その二年ほど前から、アグニューズは発達障害を持つ人々のための施設に積極的に生まれ変わろうとしていて、精神科の患者(一〇年以上そこにいる者もいた)を少しずつ退院させていた。アグニューズを退院したあと、地域福祉に頼った者もいれば、北カリフォルニアにかろうじて残っていた大規模施設、ナパ州立病院に移った者もいた。二〇〇九年、アグニューズは廃院となり[19]、カリフォルニア全州に残る州立精神病院はわずか六軒となって、そのうち五軒は受刑者の入院患者のみの施設である。

現在アグニューズの痕跡は、ソフトウェア会社大手オラクル社のきれいな芝生の敷地にある、一部屋のみの小さな博物館と、高速道路の看板に書かれた、今はもうなき「アグニューズ発達研究医療センター」出口、という文字だけだ。

第17章 ローズマリー・ケネディ[1]

「狂気の場所で正気でいること」が発表されたあとの騒ぎで、人々は否応なく考えさせられた——じゃあどうしたらいいんだ？ デヴィッド・ローゼンハン、ビル・アンダーウッドら偽患者たちは、『サイエンス』誌さえ認めた証拠を突きつけ、反精神医学運動やその活動家たちが訴えてきたことを証明した。つまり、精神病院は原始時代の遺物であり、ぶっ潰さなければならない、と。「反精神医学賛成派は、自分たちの主張が証明されたと訴えるだろう。科学界で権威を持つ科学誌に発表された研究が、精神科医は正気と狂気の区別がつかないとはっきり示したのだから……だいたい、隔離、無力感、没個性化、屈辱感、非人間化……だけでもノーマルな人を狂気に追いつめる[2]」とラエル・ジーン・アイザックとヴァージニア・アーマントは共著『街角の狂気(Madness in the Streets)』に書いている。

精神医学界内外の専門家が、精神病院は「過剰[3]」であり、「専制的治療[4]」をする場所で、「一から改造する必要がある時代遅れなシステムのただの象徴[5]」であり、「できるだけ早急に廃止[6]」されるべきだと主張した。『サイエンス』誌にローゼンハンの論文が発表された一九七三年までに、カリフォルニア州知事ロナルド・レーガンは[7]、モデスト[8]、デューイット[9]、メンドシーノ各州立病院[10]を閉鎖し、アグニューズを発達障害者用施設に刷新した[11]（ビルがこれに巻き込まれた）うえ、一九八二年までにすべての州立精神病院を廃院にすると発表した。ある弁護士は、一九七四年に当時の世論をこうまとめた。「何のケアもしてもらえない施設内にいるよりは、何のケアもしてもらえない外にいるほうがまだまし」[12]

ローゼンハンとその論文が、ほかのどの学術論文より、精神病院反対運動を盛り上げる役に立ったと思われるが、じつはこの運動は何十年も前から始まっていた。その最大のきっかけとなったのは、ジョン・F・ケネディの妹、ローズマリーの誕生だ。

ローズマリー・ケネディがこの世に生まれ出る経過[13]について調べると、まさかと目を覆いたくなる。彼女の母親ローズが破水したとき、医師の到着が遅れた。医師が来るまで時間を稼ぐため、看護師はローズに脚を閉じておくよう命じ、それでも出産が進んでいくので、看護師は赤ん坊の頭を産道に無理やり戻した。そのせいで赤ん坊の脳が酸欠状態になってしまったのだ。

早いうちから、ローズマリーがほかの子どもたちと違っていることは明らかだった。スプーンをうまく持てず、自転車にも乗れず、その後読み書きにも支障が出た。ケネディ家のような政治的野心の強い一家にあって、ローズマリーはお荷物となった。家長のジョー・ケネディは、正式には「精神遅滞」[14]と診断されたローズマリーの状態をできるだけ世間から隠そうとした。ローズマリーの公式写真を撮影するときには、たいてい家族の誰かがそばにいた。ある写真では、父親が彼女の体を拘束するかのように腕をつかんでいる。しかし成長するにつれ、ローズマリーはどんどん美しくなっていった。抜群のスタイル、きれいな巻き毛、おしゃれで服の趣味がよく、開けっ広げな笑顔に誰もがうっとりしてしまう。ケネディ家の娘の中では最も魅力的だった。

ローズマリーはあちこちの学校に送られ、ようやく四年生レベルの読み書きはできるようになったが、だんだん寄宿生活が難しくなっていった。施設を脱け出すようになったのだ。ある修道院で暮らしていたときなど、夜中に何時間も行方不明になった。脱走中に彼女が何をしていたにしろ、政界で頭角を現し始めていたケネディ一族にとっては、大きなスキャンダルとなる恐れがあった。たとえばもしゴシップ紙に見つかったり、（それだけはないと思いたいが）酒や麻薬で酩酊し病院に運ばれでもしたら、信心深いカトリック信者の一家はもう立ち直れないだろう。彼女の行動が制御不能になるにつれ、家長のジョー・ケネディは修道院以外の選択肢を探し始めた。

たどり着いたのは、二人のアメリカ人医師、ウォルター・フリーマンと外科医のジェームズ・ワッツだった。この二人が、ポルトガル人神経科医アントニオ・エガス・モニスの開発したロボトミー手術（モニスはその功績によって、一九四九年にノーベル賞を受賞した）をアメリカに持ち込んだのだ。モニスは、イェール大学の二人の生理学者によるチンパンジーの実験について読み、前頭葉を切除する画期的な手術を考案した。そして、重度のうつ病患者と慢性の精神分裂病患者を対象に試験的に手術をおこなった。前頭前皮質を脳のほかの部分から切り離す治療法である（患者は自制できなくなり、ゾンビ化するが、扱いやすくなる。これが治療と言えるかどうかは別の話だ）。神経科医のフリーマンは、このぞっとするような精神外科手術を、アイスピック法と呼ばれるはるかに簡便で、短時間で終わる術式に発展させた。[16] これは、患者を複数回の電気ショック療法で麻痺させたのち、眼窩にアイスピック状の装置を挿入して、数回脳内をかきまわす（シュッ、シュッ、シュッ）というものだった。

ロボトミー手術は、ローズマリーのような障害の治療法としては想定されていなかったが、そんなことは無視された。実際、同性愛や色情症、薬物中毒まで、あらゆる治療に使われた。さまざまな精神疾患がひとまとめにされ、同じ手術で対処されたのである。まるで一九世紀初めの単一精神病論が舞い戻ってきたかのようだった。州立病院の精神病患者は女性のほうが少ないのに、ロボトミー手術の六〇パーセントは女性に対しておこなわれた[17]（ヨーロッパのある研究によると、ロボトミー手術対象者の八四パーセントが女性だったという[18]）。

ローズマリーの妹キャスリーン・〝キック〟・ケネディはジャーナリストで、ロボトミー手術について調べ、「ロージーに受けさせたいような手術じゃない」[19]と母に報告した。キックの出した答えが父の耳に入ったかどうかはわからない。なぜなら父親は娘に手術を受けさせることに決め、一九四一年、ジョージ・ワシントン大学病院でフリーマン医師とワッツ医師に予約を入れたからだ。ローズマリーはまだ二三歳だった。

手術に関しては詳細な記録が残され、ローズマリーがどんな目に遭ったか詳しく知ることができる。まずワッツ医師がローズマリーの頭の両側のこめかみに近いあたりにバードリルで穴をあけ[20]、小さく切開して、先端が小さな鉄床のような形をした道具（バーテンダーがカクテルを作るときに使うマドラーに似ていて、一見少しも危険に見えない）を前頭葉に差し入れる。脳の最前部にあり、高次運動機能、意思決定、将来の計画などと関係している部分だ。ワッツ医師が器具を前後に動かすあいだ、ローズマリーは詩を暗唱したり、歌をうたったりして、認知レベルを医師に伝えた。器具の前後運動が四巡目に入る頃には、ローズマリーの言葉は支離滅裂になっていた。

施術の結果は惨憺たるものだった。ジョージ・ワシントン大学病院を退院するとき、ローズマリーは歩くことも話すこともできなかった。数か月間治療が続けられて、ようやくおおよその基本的な動作を回復した。それでも片足は内側に曲がったまま一生元に戻らず、介助がなければ歩くのも難しかった。もごもごとした声しか出せず、その後も訓練を続けたが簡単な言葉をいくつか口にするのがやっとだった。まるで脳卒中を起こした人のように見え、「さながら、何が描いてあったのかわからないほど無残に切り刻まれた絵画だった。幼児に退行し、数えるほどの言葉をぶつぶつつぶやいたり、何時間もじっと壁を眺めたりしていた。かつての若々しい娘の名残はかすかに残っている程度だった」[21]とジャーナリストのローレンス・リーマーは著書『ケネディ家の女たち』の中で書いている。これが、きれいな服とダンスが大好きな、会った人誰をも魅了してしまう、陽気で快活な娘の成れの果てだった。ある伝記作家によれば、母親が二〇年以上も見舞いに行かなかったのは、娘の変わりように耐えきれなかったからではないかという。[22]やがて家族は彼女を、フランシスコ派修道会が営むウィスコンシン州ジェファーソンのセント・コレッタ特別児童学校にある、専用のレンガ造りの平屋に移した。ローズマリーは、二〇〇五年に八六歳で亡くなるまで、そこで暮らした。[23]ローズマリーに対する仕打ちは、その後もケネディ家の汚点となる。母親のローズはのちに、自分たちがローズマリーにしたことは、一家を襲った数々の悲劇の幕開けであり、それが「さらなる危険や死、悲しみをケネディ家に[24]」もたらしたと語った。

ローズマリーと、国内でもトップクラスの病院で彼女が受けた「仕打ち」は、やがて大統領となる兄のジョンにとっても大きな衝撃となった。一九六三年二月、ダラスで暗殺される八か月前に、ジョン・F・ケネディ大統領は宣言した。「今日わたしは、精神疾患や精神遅滞との闘いに少しでも力になれるよう、いくつかの提案を国会に送りました。この二つの悩みに対する対策は、長いあいだなおざりになってきました。これらは頻繁に市民を襲い、周囲の大勢の人に影響をおよぼし、治療も長期にわたり、アメリカ人の生活において、個人および家族をこれほど苦しめる状況はほかにないでしょう。あまりにも長いあいだ、人々は苦しみにひたすら耐えてきました。アメリカの良心を苛んできた問題であるにもかかわらず、口に出しづらく、つい先延ばしにしてきた。でも解決が待ち望まれているのです。全国民が力を結集すべきときが来ました。新たな医学的、科学的、社会的手段や知見が今やっと届くでしょう」[25]

彼がめざすのは、「州立病院の閉鎖病棟から人々を解放し、本来所属するコミュニティや家庭に安心して戻れるようにする」ことだった。

画一的な精神病院のかわりに、地域に根ざした精神療養施設のネットワークを構築し、重度の精神病患者でも病院以外の場所で暮らせるようにする、と連邦政府として約束したのである。これは、現代史の暗部への反発として誕生しつつあった、地域精神医学理論にもとづいていた。「第二次世界大戦中、アメリカ軍の精神科医たちは、慢性戦争神経症（こんにちで言う心的外傷後ストレス障害［PTSD］）は、前線のすぐ後方の野戦病院で治療を受ければ避けられると考えた。そのほうが仲間のそばにいられるし、すぐに部隊に戻れるからだ」[26]と医師のポール・アッペルボームは著書『革命に近いもの（Almost a Revolution）』で述べている。同様に、地域精神科医たちは、患者には精神病院を出て（一時的に）急性病棟に入ることを勧めると同時に、長期の入院患者は解放して地域医療にまかせるべきだと訴えた。研究によれば、「入院が長期にわたると患者に悪影響をおよぼし、『施設依存』（第一病棟のスタッフやソテリア・ハウスの創始者、そしてローゼンハンその人も好みそうな言葉だ）に陥る」[27]ことが明らかになっており、地域精神科医たちの主張を裏づけている。そのうえ、新薬が開発されたおかげで、最重度の精神病患者でも薬を飲めば、退院しても普通の生活が可能になりそうだった。

「今後一〇年から二〇年のあいだに、精神病院に収容される患者の数を五〇パーセント以上減らすことができるはずです」こう宣言して、ケネディ大統領は一九六三年に地域精神保健法を制定した。精神病院を徐々に廃止するための第一歩であるこの法律によって、「聖書的規模で起きる脱出（エクソダス）」[28]が始まった。

「五〇パーセント以上」というのはかなり非現実的に思えたが、実際に起きようとしていることを考えるとむしろ控えめだった。

リンドン・ジョンソン大統領はケネディの政策を踏襲して、一九六五年のメディケアとメディケイド〔貧困層や高齢者を対象とした連邦医療保障制度〕[29]の創設につながる法案に署名し、連邦政府に精神医療サービスの「金額的保障および監視役」をまかせた。そこでメディケイドは、精神疾患制度（ＩＭＤ）からの除外規定[30]という形で、一六床以上の病床を持つ精神科施設にはメディケイドからの金銭的補助をしないと決めた。つまり、州立病院はたいてい一六床以上備えているため、大部分が連邦政府の補助金を受けられないことになる。病院を閉鎖すれば患者ケアのコストを連邦政府に押しつけられる（そしてもし閉鎖しなければ、最重症患者を引き受ける負担が両肩にずっしりのしかかることになる）と気づいた州政府は、前例のないスピードで患者を次々に退院させ、病院を閉鎖していった。放り出された精神病患者は一般病院の精神科の限られたベッドを奪い合い、[31] 病状の重い高齢患者は、メディケイドの保険が利く老人ホームに移った。IMD除外規定は現在も有効で、メディケイドは精神医療にとってアメリカ最大の資金源である。[32] こうして重い精神病患者はそれまでより「〝医療的〟ケアが受けられる場」[33]（たとえば過重労働が常態化している救急医療分野など）に送り込まれるようになり、現在も続いている良質の精神衛生ケアの民営化の流れが始まった。二〇〇八年に精神衛生公平法が制定されたとはいえ、[34] 現在保険会社は、一次診療費を補塡するのに一ドル当たり八三セントを返還するが、[35] 精神科医の半分強しか保険適用を受けていない[36]（これに比べ、ほかの医療分野では八九パーセントが適用を受ける）。

同時に、人権弁護士が、病院の非人道的行為に対して訴訟を起こし始めた。一九七二年、ワシントンDCで、精神障害者の権利を擁護する弁護士と精神医療専門家たちが、ベイズロン精神衛生法律センターを設立した。これまで精神科の患者たちは代理人を立てることもできず、請求権もいっさいなかったが（ローゼンハンが入院するときにあらゆる権利を放棄する書類にサインさせられたことを思い出してほしい）、今では、入院を拒否する、あるいはできるだけ早く退院する手助けをする弁護士が大勢いるのだ。ビルが入院するときに適用されたランターマン・ペトリス・ショート法を含む画期的な法律がいくつも成立し、[37] 今や患者は「最低限の制限ですむ環境」でケアを受け、患者と職員の数も最低限の比率が守られなければならない。もっと厳格な入院措置法では、患者に「重度の障害」があるか、本人あるいは他者に差し迫った脅威があると見なされる場合にのみ、入院措置が取られるとする。「ドスンという音」「空っぽだ」「空虚だ」という声がするみたいな曖昧な訴えではもはや入院の理由にならないのだ。一九七一年のワイアット対スティックニー裁判では、もし州側が最低限必要な標準的ケアを提供できない場合、強制入院はできないという判決が出された。これを受けて、病院側は体制の改善もせず、設備の刷新もしなかった。単純に閉鎖されたのだ。

なぜなら、情勢を考えると施設を閉鎖したほうがコストの大きな節約になるし、政治的にも八方が丸く収まるからだ。「精神医療システムは根本的に骨抜きにされた」[38]と精神科医のE・フラー・トリーは書いている。

だが、ビルやローゼンハンの入院やローズマリー・ケネディのロボトミー手術が明らかにしたように、これでせいせいしたというものだ。そうでしょう?

ケネディ大統領は、彼のした仕事の成果を見ることなく、この世を去ることとなった。彼が亡くなった一九六三年から、ローゼンハンの論文が発表される一九七三年までのあいだに、州立および郡立精神病院の入院者数は五〇万四六〇〇人から二五万五〇〇〇人に減り、五〇パーセント近い減少となった。[39]その一〇年後には、全米の精神科入院者数はさらにもう五〇パーセント減り、一三万二一六四人となった。[40]現在、ケネディ大統領が演説をした当時の全ベッド数の九〇パーセントが廃絶された。[41]国の人口そのものは約二倍になっているのに、である。

問題は、せっかくの理想主義と未来への期待にもかかわらず、地域精神医療ケアの夢は実現しなかったことだ。結局のところ、資金不足だった。解放された患者を追って資金は供給されるはずだった。だがそうはならなかった。地域精神医療ケアモデルは、せいぜい、病状のかなり軽い患者に名ばかりのケアをあたえただけだった。重症の患者たちは無視され、見捨てられた。新たな地域施設そのものも、実際「ミニサイズの州立病院の長期入院棟[42]」のようなものだと、すでに一九六九年の時点で精神科医のリチャード・ラムが書いている。「その暗鬱な雰囲気に、誰もが押しつぶされる」

精神病院の閉鎖を推し進める政府の政策は、患者を地域になじませることはできなかった。彼らはさらに遠くへとはじかれ、街角やホームレスシェルター、そしてこれから紹介するように、刑務所に行きつくことになったのだ。

脱施設化の暗雲の中、医療刑務所で現在診療をおこなっている、ある精神科医はわたしにこう言った。「トンネルの向こうには明かりが見えました。でも、それがこちらに向かって突進してくる列車だったとは、誰も気づかなかったんです[43]」

第4部

変化のときには、プロの目が活きる。*

——ハンター・S・トンプソン『スーパーボールをぶっとばせ』

第18章 真実の追求者

ローゼンハンは、自分の論文がきっかけとなって精神病院が次々と閉鎖されたと知って、さぞ喜んだにちがいない。「狂気の場所で正気でいること」を発表した数日後、この論文には別の解釈ができるのではないか、つまり、精神病院を改善するためにもっと予算を割くべきなのではないか、と示唆したある精神科医に対し、こう反論した。「予算を割くことが必ずしも改善につながるとは正直思えないのだ。むしろ、いっそ予算を削ったほうが患者のためになるのではないだろうか」[1]

ローゼンハンは自分の考えに強い確信を持っていた。でも今のわたしには、確信という言葉そのものが贅沢品だった。調べれば調べるほど、話がわからなくなっていったからだ。

わたしの中ににわかに疑念が生まれたのは、ビルに話を聞いたあと、首を傾げたくなることがいくつもあったせいだ。ローゼンハンのメモには、専門家らしからぬ、はっきり言って倫理的にも問題がありそうな杜撰な処理が散見された。入院期間の誤り（些細なことだが、ビルは八日間入院していたのに、ローゼンハンは何度も七日間と書いている）、患者数の大幅な違い（「ビル・ディクソンの」病院には入院患者が八〇〇〇人いたとローゼンハンは書いていたが、実際には一五一〇人しかいなかった）[2]のほか、私的なメモにあるビルの仮名の綴りも間違っていた。本来 Dickson であるところが

Dixonとなっていたのだ（ただしNixonをもじったとすれば、これは故意にそうしていたのかもしれない）。それに、ローゼンハンの記述とビルの記憶にも食い違いがあった。ビルの退院時の診断は「寛解段階にある」とはされなかったのに、ローゼンハンはすべての偽装患者についてそう記述していた。[3]また、職員の病棟での滞在時間のような、具体的なデータを記録していた記憶がないとビルは言った。ところがローゼンハンの初期の草稿にも、発表された論文にも、非常に細かい数値が記載されていた。ローゼンハンは、精神科医や看護師の偽患者に対する対応についてパーセンテージで示していた（たとえば、七一パーセントの精神科医が顔を背けて素通りしていき、立ち止まって言葉を交わした医師はわずか二パーセントだった、など）。[4]ほかに、看護助手が「鳥かご」から出てフロアで過ごすのは勤務時間の平均一一・三パーセントであり、看護師は一シフトのあいだに平均一一・五回、「鳥かご」から出てくるという記述もあった。「そういう正確な数値の出どころが、わたしではないことは確かだ。わたしはそこまでじっくりオフィスを観察していなかった。ローゼンハンには、看護師や看護助手が病棟にどれくらいの頻度で出てきて、巡回するのを見たか、伝えただけだ」[5]とビルは言った。データを集めたのが、心理学を学んでいた大学院生だったビルでなかったとすれば、いったい誰が？

ローゼンハンがマリオンに、取ってもいない人身保護令状の用意があると話したことも気になった。たいした準備もさせずに、あまりにも無頓着にビルを実験に送り出し、そのせいで彼はかなりの量のソラジンを飲むはめになったのだ。ビルの前に送り出したほかの六人の偽患者の対応から、何も学ばなかったのだろうか？　同じように気になるのは、ローゼンハンがアグニューズ州立病院について事前にきちんと調べていなかったことだ。病院はまもなく閉鎖されることが決まっていたため、その準備で混乱状態にあった。実験のために人を送り込むには適切なタイミングとは言えず、危険でさえある。そういう特殊な状況からすれば、結果を一般化することは難しく、アグニューズは候補からはずしてしかるべきだったのではないか。

ローゼンハンは、自分が潜入したときには、まず院長に知らせ、事前に院内を案内してもらう手配までして、徹底的に身の安全を確保した。ところが自分の学生に対しては、そういう対策を講じた形跡が何もない。心に傷をあたえかねない、身の危険すらあるこんな実験に送り出すなら、研究者として、教師として、何より人間として、もっと十全な準備をさせる義務があったのではないだろうか？　本人の論文やわたしが調査したことから知り得たローゼンハンという人物が、そんないい加減なことをするとは思えなかった。ここに至って、ローゼンハンの人物像だけでなく、彼の研究そのものまで怪しく見えてきた。データの有効性を高めるために、偽患者が訴える症状を限定すること（「ドスンという音」「空っぽだ」「空虚だ」という幻聴）がこの実験の肝だった。だが、偽患者に適切な準備をさせていなかったとしたら、研究そのものの価値に疑問が出てくるだろう。

とはいえ、ビルの記憶がすべて正確だとも言いきれない。いくつか矛盾があるのはそのせいかもしれない。そこでわたしはローゼンハンの個人ファイルの中にあった、〈批評〉のフォルダーをあらためて調べた。批判の声の中から何か思いがけないヒントが見つかるのでは、と思ったからだ。

・「方法論が著しく不適切」[6] ポール・R・フライシュマン（エール大学、精神医学科）

・「偽患者が偽研究のために偽データを集めたかのように見える……」[7] オットー・F・セイラー（ロチェスター大学、医学部精神医学科）

・「もしわたしが血液を一リットルほど飲み、それを隠して血を吐きながら病院の救急に駆け込んだとしたら、医師たちがどういう行動をとるか想像するのは難しくない。潰瘍から出血していると彼らが診断したとしても、医学は診断の何たるかがわかっていないと断定していいとは思えない」[8] シーモア・ケティ（マクリーン病院精神科医。精神分裂病の遺伝要因について研究）

・「ローゼンハンがデータ（と言っていいのか？）にもとづいて出した結論は不当だと指摘するのは、火を見るより明らかなことをくどくど説明するようなものだ……『サイエンス』誌はなぜこれを掲載したのだろうか？」[9] J・ヴァンス・イスラエル（ジョージア医科大学）

『サイエンス』誌はなぜこれを掲載したのだろうか？　この調査を始めた当初、わたしも同じ疑問を持ち、掲載前の査読がどのようにおこなわれるのか『サイエンス』誌に尋ねてみた。ローゼンハンは、一方的に論文を投稿して、権威ある専門誌が自分のキャリアを後押ししてくれるのをただ漫然と待っていたわけではないだろう。専門家による査読に彼も協力していたはずだ。編集会議にかける際、誰かがデータや偽患者、実験がおこなわれた病院について裏づけをとっていただろうから。論文というのはそういう過程を経て発表されるものだし、そういう過程を経るべきだ。

残念ながら、『サイエンス』誌にはその問いに答える気がないようだった。返ってきた回答は、部外秘なので、査読プロセスの詳細についてはお答えできません、というものだった。[10]『サイエンス』誌としては、査読者を守らなければならない、というわけだ。そこで、社会学者のアンドルー・スカルにお願いして、学者という立場で『サイエンス』誌に接触してもらったのだが、別の理由で断られた。そんなに古い記録は残っていないというのである。ローゼンハンは、偽患者実験の追跡調査をおこなった論文を発表したいと言ってきたある同僚への手紙で、自分が『サイエンス』誌を選んだのは、「査読プロセスがとても迅速だというのが最大の理由だ。一般に返事が来るまでわずか二か月しかかからず、四、五か月で掲載される」[11]と語っている。心理学者のベン・ハリスは別の見方をしていて、『サイエンス』誌は一般科学誌（つまり、『モレキュラー・サイキアトリー』誌のような精神医学に特化した雑誌と違って、もっと広い分野に関心を持っている科学誌という意味）なので、正面突破ではない方法で名声を得られるかもしれないとローゼンハンは考えたのではないか、というのだ。「臨床心理学の最高位の研究者による査読を回避するという、いわばトリックだった［のかもしれない］」[12]とハリスは話す。

権威ある科学誌に掲載されたことで、心理学界や精神医学界内部からの厳しい批判はないかのように思われたが、じつはそうでもなかった。さながら精神科医たちは、そのかぎ爪の届かないところで安穏とし、自分たちは経験したこともないような世間の注目を浴びて大得意になっている獲物（しかも相手は心理学者だからもっと質が悪い）に喜々として飛びかかる、腹を空かしたピューマのようだった。しかし、反精神医学運動が盛り上がっていたおかげもあって、ただでさえ精神医学に疑いのまなざしを向けつつあった一般市民は、おのれの携わる分野が危機にさらされて不満をふくらませる精神科医に同情するはずがなかった。精神科医たちが歯ぎしりすればするほど、ローゼンハンの論文は力を増した。

それでも、ローゼンハンが落ち着いていられなかった批判が一つだけあった。そうわかったのは、彼のファイルにこの批判が載った雑誌が五冊もあったからだ。偽患者の記録のほうは一つも残されていなかったのに。「科学の中の疑似科学について」というこの記事を書いたのはロバート・スピッツァー、DSM-IIから「ホモセクシャリティ」という項目を削除することに一役買った精神科医である。じつに底意地の悪い、辛辣な批評だ。こんなに剽軽な学術記事を読んだのは初めてだと思う。いやらしくて、面白くて、強烈なインパクトがある。

「食べるとうまいが、後味の悪い食べ物がある」[13]スピッツァーはそう始める。「ローゼンハンの論文がまさにそれだ。論文が発表された『サイエンス』誌は権威を誇り、広く読まれていることもあって、彼の論文は科学界で熱狂を巻き起こした」スピッツァーはローゼンハンの論文を「科学と称する疑似科学」と呼び、その結論は「『論理的に寛解段階にある』と診断できる」と書く。そのあと、論文の細部に切り込んでいった。「どこから始めていいか迷うくらいだ」――実験方法（「非科学的」とスピッツァーは呼んだ）から、「正気と狂気」という用語の使い方（その概念はあくまで法律上のもので★、精神医学の診断におけるものではない）に至るまで。ローゼンハン自身は、これらの用語を使ったことについて、一九七三年にヴァーモント州の精神科医アレクサンダー・ニーズへの手紙でこう弁解している。「sane（正気）という言葉は、いわゆる〝normal（正常）〟に近い意味で使った」[14]（この言葉そのものに議論の余地があると思うのだが）

スピッツァーは、普通はめったに使われない「寛解段階にある」という用語が、八人の偽装患者全員（ただしおそらくビルは除外される）に適用されたのは、彼らがほかの患者とは違うと医師が気づいていたからだと指摘する。データとデータソースを開示していない点も問題だとする。故意に情報を隠そうとしているように見えるというのだ。「わたしの知るかぎり、偽患者たちはたった一つの症状しか訴えていない。実際、偽患者たちがどんなふうに症状を表現したのか、ほとんどわからない。偽患者たちは、実験で診察を受けたときに、幻聴が生活面にどんな影響をおよぼしていたのか、なぜ入院しようと思ったのか訊かれたはずだが、それに対してどんなふうに答えたのか？」[15]スピッツァーは疑問を投げかけている。

ローゼンハンが自分や偽患者の病歴の開示を拒んだとスピッツァーが断言したことに、ローゼンハンはとくに不快感を示した。わたしがそれを知ったのは、〈スピッツァー、ロバート〉というフォルダーが存在したからだ。そこには二人が激しくやり合っていたことがわかる何通かの私信が収められていた。

ローゼンハンとスピッツァーが文通を始めたのは、論文「狂気の場所で正気でいること」が発表された一年後、折しも論文批評を書いていたスピッツァーが、『ジャーナル・オブ・アブノーマル・サイコロジー』誌主催の、ローゼンハンの研究に関するシンポジウム開催の手伝いをすることになったときだった。

最初の手紙は「親愛なるデイヴへ」[16]で始まり、わたしはすぐに変だなと思った。ローゼンハンがデイヴと呼ばれることはあまりないからだ。親しげなふりを装っているだけで、握手というよりむしろ肘鉄のように感じられた。スピッツァーはまず、ローゼンハンが論文で挙げていた参考文献のリストをごく丁寧に所望した。しかし、ローゼンハンの返事をよくよく読むと[17]、陰で怒りがたぎっているのがわかった。わたしは想像した——書類が山と積まれたデスクの前に座り、こめかみに人差し指を押し当てて手紙を読みながら、ローゼンハンの顔がしだいに紅潮していく様を。そして、スピッツァーが辛辣な手紙をうきうきとタイプする様子を。たぶん彼は、論文の欠陥の核心を正確に突き貫くべく、あれやこれや知恵を絞って、言葉の切っ先をできるだけ鋭く尖らせたのではないだろうか。

スピッツァー自身、若い頃からハードデータや分類に固執してきた。[18]たとえば、子どもの頃に泊りがけのキャンプに参加したときに、一緒にキャンプに来ていた女の子たちのお色気度を評価する尺度を作ったという話がある。一〇代になると精神分析に夢中になり、とくにライヒ心理学

★司法という文脈における狂気には、意思決定の問題が絡む。つまり、犯罪行為をおこなったとき、被告に善悪が判断できたかどうか、ということだ。Law.com にある定義をここに挙げておく。「狂気：（名詞）現実と空想の区別ができない深刻な病的精神状態で、心神喪失により思いどおりの行動ができない、あるいは制御不能な衝動的行動をとってしまう」

やそのオルゴン・ボックス療法に傾倒した。★★[20] これは一九四〇年代から五〇年代に流行したいわゆる疑似科学で、宇宙エネルギーを使って精神疾患を治そうとするものだ（それに地球外生命体の存在も信じているのが特徴）。スピッツァーはオルゴン・ボックスでいくつか実験をおこない、これはただの箱で、中に入った人には何の効果もないと知った。スピッツァーはここまでの研究を、法的に飲酒が認められる年齢になる前に終わらせた。

もう少し穏やかな動機も別にあった。それは家族に取り憑いていた暗い病の影が原因だった。スピッツァーの祖父は神経疾患にかかり、自分の車椅子を窓から投げ捨てた。[21] 母はずっとうつ病に苦しみ、[22] スピッツァーがわずか四歳のときに姉が脳炎で亡くなると、病はいよいよひどくなった。スピッツァーは活発でパワフルな熱血漢に見えたが、じつはそういう家族の気質を受け継いでいた。抑うつ症状や自尊感情の低さと闘い、[23] 数字やハードデータの確かさに慰めを見出しながら研究を続けていたのだ。

妻のジャネット・ウィリアムズに話を聞いたときも、彼に称号をあたえるとしたらまず何よりも「真実の追求者」[24] だと言っていた。だから、ローゼンハンの論文が彼の知的関心をいたく刺激したとしても不思議ではない。

文通を通じて、二人は受動的攻撃をたがいにくり返し、しかもそれを見せかけの慇懃（いんぎん）さでくるんだ。たとえば、どちらも手紙を礼儀正しく「敬具（シンシアリー）」で結んだ（ローゼンハンは「ユアーズ・シンシアリー」で、スピッツァーは「シンシアリー・ユアーズ」で）。スピッツァーはくり返し偽患者に関するその他のデータを要求し、ローゼンハンは、プライバシーに関わる情報が含まれていると説明して、その要求をかわし続けた。病院名を「開示するのを拒否した」という指摘をスピッツァーが一向に撤回しようとしないので、ローゼンハンは弁解を余儀なくされた。「［その指摘は］わたしがあたかも何か隠そうとしているかのようだが、そうではないと貴殿もおわかりのはずだ。わたしの研究は、精神科医や精神病院が総じて無能だと訴えているかのように誤解されているので、実験対象のプライバシーを守らざるを得ないのだ[25]」とローゼンハンは書いている。（ローゼンハンは論文発表後、そこで出した結論をやわらげて、批判のトーンを落とし始めた。『サイエンス』誌に掲載された、論文を批判する手紙への返答の中で、こう書いている。「これだけははっきりさせておきたい。この実験の背景にある理論も、この論文そのものも、精神医学に対する中傷を支持するものではない[26]」）

そしてローゼンハン自身も相手を攻撃した。「同様に、貴殿の論文についても拝読した。本文と要録の両方に『科学と称する疑似科学』という表現がある。この表現は無用に侮辱的である。疑似科学とは、単に自分としては同意できない発見ということでは？ 貴殿の考えでは、科学には特定の方法論があり、特定の発見が保証される、ということか。貴殿が同意している発見が多類存在することを考えれば、ある種の方法論や解釈については同意できないということを、こん

★★ オルゴン・ボックスを個人所有していたと言われるライヒ主義者にはほかに、ヴァーモント州上院議員のバーニー・サンダースがいる[19]。『マザージョーンズ』誌によれば、一九六九年、彼は『フリーマン』誌に「ガン、疾病、社会」というエッセーを書き、ウィルヘルム・ライヒの一九四八年の著書『ガンの感応力（The Cancer Biopathy）』を引用して、自分は「感情的性的健康とガンのあいだには相互関係があると確信して」いると述べ、「バイオセクシャルな興奮」を抑制すると起きることについてライヒがどんな理論展開をしているか、読者に説明している。

な薄氷を踏むようなやり方をせずに表現する別の方法があるはずだ。『論理的に寛解段階にある』という表現もやはり本文と要録の両方にあるが、個人攻撃である。貴殿の議論は、論文の著者自身ではなく、その内容（貴殿の考えでは論理に欠陥があるらしい）について論じれば、はるかに強固なものになるだろう」

スピッツァーはスピッツァーでさらに批判を返し、ローゼンハンのデータの統計的解釈を鼻で笑った。「できればわれわれのやりとりする手紙が、今後はもっと短いものになることを望む[27]」スピッツァーはぴしゃりと言い放った。

これ以降のローゼンハンの手紙はまさに怒りに打ち震え、文字どおり、唾を吐きかける勢いだ。わざわざソテリア・ハウスの創設者であるローレン・モシャーにアドバイスを乞い、ハヴァフォード州立病院長ジャック・クレメンスには、自分の代理でスピッツァーに連絡して、批評の掲載を思いとどまらせてくれと頼むことまでした。もし掲載されれば、病院の評判に無用な傷がつくことになる、とローゼンハンはスピッツァーに訴え、こう続けた。「そしてわたしのほうからも、病院の院長（わたしの入院を手配してくれた人物）からも申し上げるが、わたしが病院に入院したのは教育活動の一環であり、今回の実験とは直接には関係がない[28]」

ちょっと待って。

ハヴァフォード州立病院への入院は、実験とは関係がない？　単なる教育活動？　たしかにスタートはそうだったかもしれないが、彼の入院が「狂気の場所で正気でいること」の内容に含まれないと言いきってしまうのはあんまりではないだろうか？　論文中の具体的な記述は、全部とは言えないまでも、大部分はローゼンハンの入院のときのものだ。患者の一人が偽患者に近づいてきて言った、「あんたは病気じゃない。ジャーナリストか大学の先生だろう」[29]という言葉は、彼の入院中のメモから一言一句違わずに写されたものだ。患者の前で看護師がブラの位置を直すのを見たのもローゼンハンその人である。彼の入院を受理したバートレット医師が書いたカルテの内容さえ、そのまま引用している。ハヴァフォード州立病院はただの試運転だったなんて、よくも言えたものだ。

それは真っ赤な嘘だ。ローゼンハンも承知していたはずだ。ローゼンハンだけでなく、スピッツァーだって承知していた。〈真実の追求者〉はローゼンハンのカルテをなんとか手に入れた。それを、わたしはわたしで探し出し、今こうして手にしている。

第19章　「ほかの疑問はすべてここから生まれる」

セラピーにおいて、アハ・モーメントとは、突然答えがわかり、それまで抑え込まれていた感情が一気に解放され、ばらばらだったパズルのピースがぴたりとはまる、覚醒の瞬間をさす。ロバート・スピッツァーが、四〇年というはるかな時を超えてその瞬間をわたしにもたらした。

わたしはローゼンハンのカルテを熟読した。ざっと目を通したときには、ローゼンハンの論文を裏づける記録だと思った。デヴィッド・ルーリーという彼の仮名が記載され、正確な入院日数も書かれている（ただし、講演の際、聴衆の様子によって数字を誇張することがあった）。そして彼が受けた診断名「分裂情動型精神分裂病」、のちに「寛解段階にある妄想型精神分裂病」の記載がある。これは彼が発表した論文と一致する。正確な事実である。

しかし、スピッツァーの発見によれば、そうではなかった。

「狂気の場所で正気でいること」の基本原則は、偽患者は全員、「ドスンという音」「空っぽだ」「空虚だ」という声の幻聴があるという、一症状のみを訴えて入院することだった。参加者を保護する目的で名前、職業、住所に変更を加えることだけは許されるが、「それ以上個人データ、履歴、身辺環境について変更しない」[1]とローゼンハンは書いている。

ところが、バートレット医師が書いた受理面接のときの記録が、すでにこれに反している。

ローゼンハンを最初に診察し、彼の妻モリーに入院を認めさせたあの医師である。もしバートレット医師の記録が正しいなら、ローゼンハンが訴えた症状は「幻聴のみ」どころではない。バートレット医師の記録はこうだ。

受理面接の記録：一九六九年六月二日[2]

患者は三九歳の既婚男性で、子どもは二人、妻と暮らしている。三〜四か月前から音が聞こえだし、やがて声が聞こえるようになった。最近は、声が「空っぽだ」「中身が何もない」「空洞だ、空虚な音をたてている」と言っているのがわかるようになってきた。患者は「無線信号がわかり、人の考えが読める」と感じている。それらは現実の声ではないという認識はあったが、事実として受け入れられていない。「銅鍋を耳にかぶせて」声や音を遮断しようともした。患者が病院に来ることにした理由の一つは、「病院ならもっとうまく遮断してもらえる」と思ったからだという。患者はまた、自殺願望も持っていた。

最初の部分は論文通りだ。「空虚」「空っぽ」「ドスンという音」に近いキーワードが見て取れる。しかしここからローゼンハンはシナリオを逸脱する。記録によれば、ルーリーは声があまりにうるさいので、銅鍋を耳にかぶせて栓をしなければならなかったという。これは、重度の精神疾患を患う人がよく訴える「ティンホイル・ハット妄想」〔心を読まれている、操られていると妄想し、それを遮断するためにアルミ製の帽子をかぶること〕の典型的な例だ。

さらに「患者は、『無線信号がわかり、人の考えが読める』と感じている」ともある。

幻覚や、思考パターンの混乱、とくに他者の考えを聞いたり操作したりできると信じることは、統合失調症の主要症状とされ、統合失調症研究の第一人者クルト・シュナイダーの「統合失調症の一級症状」に数えられている[3]。マサチューセッツ総合病院の『総合病院精神科ハンドブック』には、「考想伝播」、言い換えると、他者に自分の考えを読まれている、もしくは他者の考えが読めると信じる症状は、救急救命室において精神病と手っ取り早く判断できる典型的な症状と書かれている[4]。わたしが脳炎だったときにもこの手の症状が現れた。自分には看護師の考えが読めるとか、念力で人を年寄りにできるなどと信じ込んでいたのだ。

検討を進めていくにつれ、警戒信号が激しく点滅し始めた。ローゼンハンの実験が基盤としている精神病症状には、本物らしく見えることということある種の方針がある。『スキゾフレニア・ブレティン』誌にみずからの統合失調症経験について記事を二度書いたことがあるクララ・キーンによれば、統合失調症の症状として「実存的浸透性」[5]、つまり自己と他者のあいだの空間があやふやになることがあるという。彼女はこの経験を「自我境界の溶解」と呼び、「自己から生じたこととそうでないことが曖昧になる」のだと説明する。クララの言うようなことを、わたし自身も体験した。精神病症状が出たとき、周囲の環境によりなじむ感じがする一方で（ただしそうして考えるうちに思考が歪み、混乱し、おかしな方向に向かった）、自我がなくなるような感覚もあって、ほかのどんな症状より恐ろしかった。意図してか否かはわからないが、ローゼンハンはそういう実際にありがちな症状に言及し、優秀な精神科医なら、それはトラウマチックな恐ろしい症状だが、精神疾患には非常に典型的なものだと判断しただろう。

ローゼンハンが医師に報告した時間経過も、論文の記録よりはるかに長い。バートレット医師の記録では、ローゼンハンが声を聞き始めたのは入院する三か月前からで、曖昧な音という形の幻聴は少なくともその六か月前から始まっていたとされている。しかし別の精神科医による記録では、ローゼンハンが「発症したのは、経済学者としての仕事を辞めた一〇年前（強調は筆者による）にさかのぼる」[6]とされている。

こうした要因をすべて考慮に入れれば、「現在の基準に照らし合わせても、はっきり統合失調症だと診断できそうな患者像ができあがります」[7]と、サンタクララ・ヴァレー医療センターの精神科部長マイケル・ミード医師は話す（とはいえミード医師は、デヴィッド・ルーリーが現代の医療現場で統合失調症と診断されることはまずなかっただろうと言う。たとえば、発症時の年齢があまりに異例だ。おそらくは「特定不能な精神病性障害」というグレーゾーンな診断を受ける可能性が高かっただろう）。それでも、これだけの症状があれば、ローゼンハンがめざしたというただの「生来的な精神疾患気質」などではなく、なんらかの疾病を持つリアルな患者像が完成していたはずだ。

バートレット医師による同じ受理面接で、ローゼンハンはこうも話したという。妻のモリーには「彼がどれほどつらく、自分が役立たずに思えるかわかってもらえず」、「自分などいないほうがみんなは幸せなんだ」と思い、「自殺を考えた」、と。

状況[8]

ルーリー氏は三か月前から声や音が聞こえるようになり、銅鍋で耳を覆ってそれを遮断しようとした。仕事をすることも集中することもできずにいる。投薬も受けたが、効果は芳しくなかった。デヴィッド・ルーリー氏は神経質で、緊張しており、自分のことをうまく人に伝えられない。音や声が聞こえ、声は「空っぽだ」「中身が何もない」と言う。自分などいないほうがみんなは幸せなんだと思い、自殺を考えている。

自殺願望や自傷の危険性は専門用語で希死念慮と呼ばれるが、これはただちに入院させる必要があるという判断材料になる。「自殺傾向のある患者に精神病症状が出た場合、最も深刻な危険因子だと言えます」ミード医師は言った。「そうした患者を入院させずに帰したりすれば、医師倫理に反する行為ですし、いかなる状況にあっても、医療過誤ととらえられます[9]」バートレット医師がモリーに入院を承認させようと躍起になったのも不思議ではない。ローゼンハンは自分を入院させるしかない状況を作りあげたのだ。

これは、わたしにはとんでもないことだと思えた。だが、公平を期すために、ほかの説明も考えてみようではないか。ローゼンハンは当時本当に自殺願望があって、正直に話していただけだという可能性は？　もし彼に本当に自殺傾向があったとしたら、精神衛生に関する研究で「正常で健康な」対照例として病院を訪れるというのは問題だとはいえ、実際に彼はみずからの実験のルールに従い（実験の本質という意味では間違っていたとしても）、幻聴のこと以外ではすべて本当のことを話していたということになるのだろうか。

わたしはフローレンスにメールを送り、ローゼンハンにかつて自殺願望があったかどうか尋ねてみた。彼女の返事はこうだった。「繊細な人間なら誰でも自殺を考えないことはないし、ローゼンハンが繊細な人間だったことは間違いない」[10] そして、彼がときどきかっとなるのは（彼が癇癪を起こすことはそうそうなかったが、いざ怒るとしばしば大騒ぎになった）、はっきり診断されたわけではないが、うつ病の副産物だった可能性が高い。だがフローレンスからすると、カルテにある彼の病の描写はそれ以上に切迫していて、危険度も高そうに見えるという。フローレンスとしては、ローゼンハンに病的な自殺傾向があったとはどうしても思えなかった。二人は長年親密な友人同士だったが、命を絶ちたいと彼から相談を受けたことは一度もなかった。

ところがローゼンハンは受理面接で作り話をべらべらと並べている。雇用主との長期にわたるいざこざや仕事上のさまざまな問題など、いよいよ自殺の危険性が高まりそうなさらなる悩み。そのうえ、広告の仕事をクビになったあと、妻がタイピストとしてパートの仕事をしなければならなくなり、親類から借金までしたと話している。「これはひどい屈辱だった」とバートレット医師は〝ルーリー〟の言葉を引用している。しかし、わたしが確認できたかぎりでは、どれ一つとして真実ではないのだ。

そればかりか、その後ルーリーを診察した二人の医師は、バートレット医師が患者の精神状態について持った印象を確認しているだけでなく、さらに強調している。ブラウニング医師は、ルーリーは「聞こえる音を抑えようと耳を銅鍋でふさぎ、受信していると思い込んでいる信号を遮断しようとした」[11]と記述している。自殺についてずっと考えているが、今のところ実行はしておらず、ブラウニング医師による本人の弁の引用によれば、「その勇気がなかった」からだという。

せいぜい好意的に受け取れば、ローゼンハンは「ドスンという音」「空っぽだ」「空虚だ」という声について訴えるだけでは入院するには不充分だと思い、当時は単なる実地教育だったとはいえ、確実に入院するため話を大げさにしたのだと考えられるだろう（ただし、もちろんこれは、のちに論文で問題のあるデータを使ったことや、その後それについてスピッツァーに嘘をついたことの言い訳にはならない）。あるいは、医師と患者の関係性の中でよく生じる不思議な力学に、ローゼンハンも衝き動かされたせいかもしれない。患者は、症状をあえて誇張して訴えることで、医師に自分を印象づけたい、あるいは自分の病気は正当なものだと相手にわからせたいと思いがちなのだ。いずれにしても、バートレット医師の目から見たルーリー像がしだいにはっきりしてきた。症状がいよいよひどくなってきたので、精神病院でちゃんと診てもらおうと重い腰を上げた、「神経質で、緊張し」た中年男。バートレット医師としては、手を差し伸べるしかないではないか。

ローゼンハンがどれだけ疑わしくても、彼の論文や資料を調べただけでは真実はわからない。バートレット医師を探さなければ。

残念ながら、バートレット医師から直接話を聞くには、三〇年近く遅かったということがわかった。フランク・〝ルイス〟・バートレット医師は、一九八九年五月二四日に七四歳で亡くなっていた。[12] 死亡記事によると、彼は三〇年以上精神科医として勤務していたらしい。わたしは、「メアリー・バートレット・ギース、メリーランド州チェヴィーチェイス、医師」と記述のあった、彼の娘を探した。

バートレット医師が精神医学に興味を持ったのは、[13] 問題を抱えた美しい妻バーバラ・ブラックバーンを愛するがゆえだった。バーバラは、最初の子で、メアリーの兄であるガスを生んだ直後、重い抑うつ状態になった。精神科医になる前のバートレットはウサギ農家で、その後、妻と幼い息子を残して商船員となった。しかし、母親が何週間もベッドから起きられず、わずか三歳だったガスが一人で生活しているのに近所の人たちが気づいて、慌てて手伝いに来るという出来事が起きた。こうして、バーバラはカリフォルニアの精神病院に初入院することになった。退院したものの、彼女はまたひどい抑うつ状態となり、母がオーブンに頭を突っ込んで自殺を試みようとしているところを息子が発見するという事態に陥った。そこでバートレットはウサギ農家を廃業して医学校に入り、家族でヴァーモントに移り住んだのである。

バートレットは妻の治療法を見つけようと躍起になった。妻が精神病院に一緒に入院していた別の患者とカリフォルニアに駆け落ちし、バートレット医師が一人で二人の子どもを育てなければならなくなったあとも、それは変わらなかった。彼はアメリカにおける精神病治療システムを非難する情熱的な記事を書き、入院中の強制労働を奴隷労働になぞらえて、「精神病院奴隷制」[14] という造語まで編み出した。『カッコーの巣の上で』を読んだあと、ケン・キージーと文通まで始めた。哀調漂うある手紙では、小説のクライマックスシーンに使われていたロボトミー手術に触れ、「一〇年前にロボトミー手術を受けさせた二人の黒人少女」のことを思い出して、「ぞっとした」[15]と書いている。

退職後もずっと、長年の喫煙習慣のせいで肺のほとんどを切除したあとも、それこそ亡くなる間際まで、精神病者の問題に人生を捧げ続けた。たとえばフィラデルフィア精神障害者代理人団という小さな団体を作った。一種の電話相談サービスで、いつでも一報をもらえば、バートレットやその協力者がすぐに駆けつけ、通りで困っている精神障害者が安心して宿泊できる場所を提供するというものだった。彼の葬儀では親友の一人が弔辞でこう話した。「ルイスのことを考えるとすぐに思い出すのは、雪の降りしきる中、彼が古いプリマスに乗って通りに現れ、箱に身を潜めている男に話しかけている姿です。男はそのうち箱から出てきて、シェルターに行く気になるのです」[16]

ローゼンハンの実験とバートレットの誤診について娘のメアリーに話したとき、父とその話をしたことはなかったけれど（そもそも名前が伏せられていたので、彼が実験でどんな役回りを演じたかおおやけにはならなかった）、父が「とても傷ついた」のは間違いないと彼女は言った。わたしも、そしておそらくローゼンハンの論文を読んだ大勢の人々も、典型的なヤブ医者だとばかり思っていた、このバートレットという医師は、じつは重い精神疾患が当人やその家族にどれだけ犠牲を強いるか身をもって理解し、大義のために一生を捧げた人だった。問題ある判断をした問題ある医師などではなかった。過ちを犯した名医でさえなかった。あたえられた情報から最善の診断をくだした名医だったのだ。

もしわたしたちがバートレット医師についてこれほどの誤解をしていたのだとしたら、ローゼンハンについても誤解をしていないとは言いきれないのでは？

そして、ローゼンハンの元同僚だった、マサチューセッツ大学アマースト校の心理学部名誉教授アーヴィン・シュタウブへのインタビューのこともある。[17]

先に進む前に、一つ確認しておきたい。ローゼンハンは禿げ頭だった。このことに何度も言及するのは、それが彼の大きな特徴だからだ。彼は若禿げで、ローゼンハンというと、その禿げ頭と低い声を思い起こす人が本当に多かった。

アーヴィン・シュタウブ教授は、ローゼンハンと同じく、子どもや成人の利他的行動について研究していた。彼の最大の研究テーマは「積極的第三者」、つまりなんらかの出来事を目撃して手を貸す（あるいは手を貸さない）人についての研究である（こう言うと単純化しすぎだとは思うが、アーヴィンの研究について聞いたとき、TVドラマ『となりのサインフェルド』の最終回で、エレイン、ジェリー、ジョージ、クレイマーがカージャックを目撃しながら何もせず、「市民の義務」不履行で逮捕されたことを思い出した）。ローゼンハンは、一九七三年に客員教授としてスタンフォード大学に来たときにアーヴィンと親しくなった。自宅で開いたあるパーティでは（彼はよくそうしたパーティを開き、今でも伝説となっている）、自分が入院したときの話をして人々を楽しませた。ドラマチックな話しぶりで人を夢中にさせ、「退院するのが難しかった」と語った。そして、素性を隠すためにかつらをかぶったと話した。

「見たいかい?」ローゼンハンが尋ねた。

彼は、かつらを保管してある二階の寝室に、アーヴィンら客を招いた。

「なんだかぼさぼさで、ちょっと長めでね」アーヴィンは言った。「いかにも大学教授って感じの、なかなか面白いかつらだったんだ」わたしたちは、ローゼンハンがそんな長髪のかつらをかぶって演技をしている様を想像して、大笑いしてしまった。そのあとさらにいくつか質問をして、楽しいお話をありがとうございましたと挨拶してインタビューを終えた。

わたしがローゼンハンの治療計画に目を留めたのは、カルテを再確認したときだった。バートレット医師はデヴィッド・ルーリーを「禿げている」と書いており、カルテに写真も貼ってあった。コピーが暗くてよく見えないかもしれないが、髪の毛のないローゼンハンの頭に光が反射しているのがわかるはずだ。

アーヴィンたちに話していたこととは違って、ローゼンハンは入院中、かつらなどかぶっていなかったのだ。

かつらの話だけでもとまどいを隠せないのに、論文とカルテを並べてみたとたん、ローゼンハンがどれだけデータを歪めていたかが白日の下にさらされた。彼は論文に引用したカルテの内容を改竄さえしていた。部分的に誇張し、スポットライトを当て、逆に切り捨てた箇所もある。

カルテには、論文でローゼンハンが医師に打ち明けたとしている両親との揺れ動く関係についてはいっさい触れられていない。「母との親密な関係」は一〇代に入って冷えてしまったこと、「父とは距離があった」が、年齢とともに関係が深まっていったこと、そのどちらもカルテのど

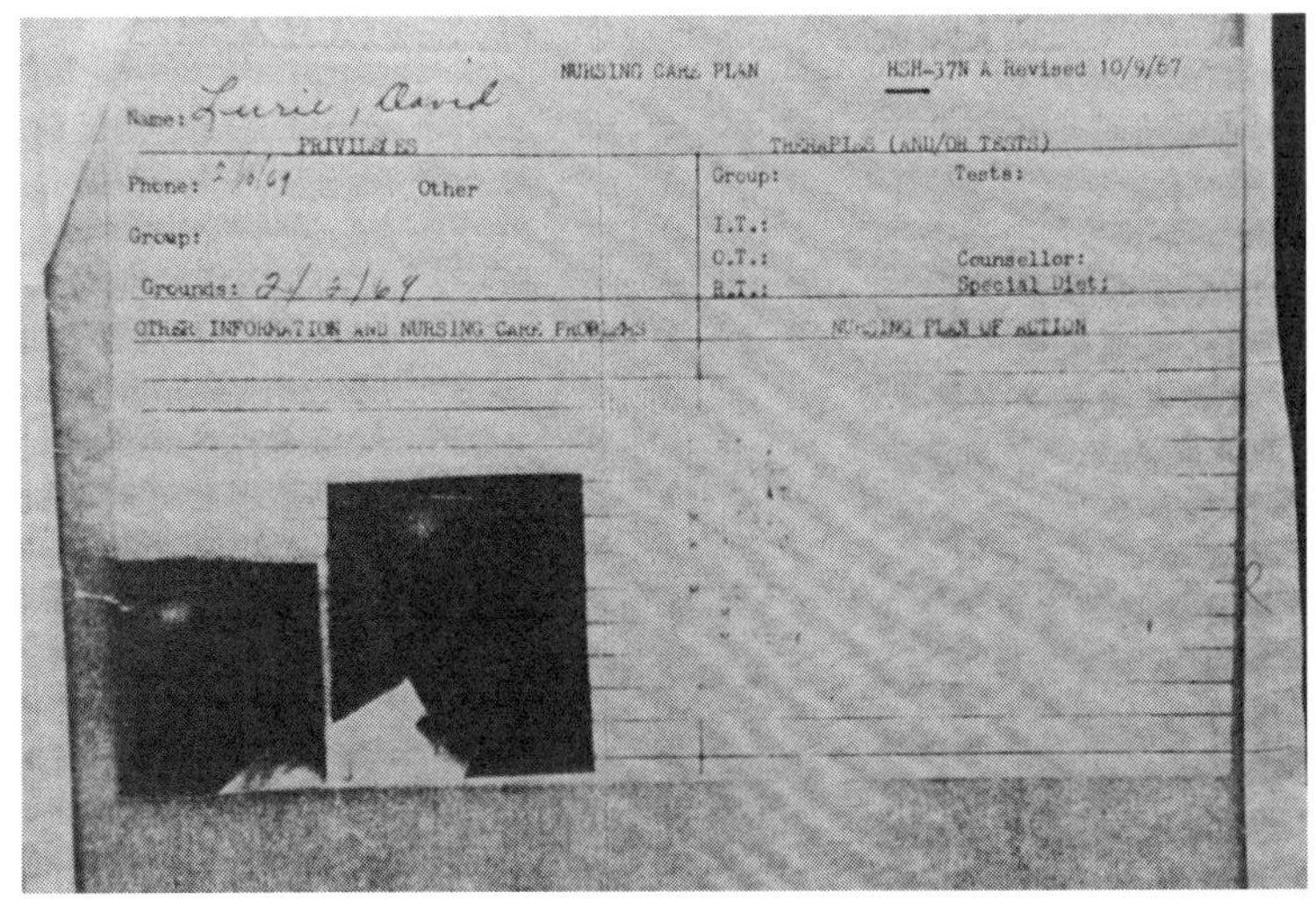

NURSING CARE PLAN HSH-37N A Revised 10/9/67

Name: Lurie, David

PRIVILEGES		THERAPIES (AND/OR TESTS)	
Phone: 2/10/69	Other	Group:	Tests:
Group:		I.T.:	
		O.T.:	Counsellor:
Grounds: 2/7/69		R.T.:	Special Diet:
OTHER INFORMATION AND NURSING CARE PROBLEMS		NURSING PLAN OF ACTION	

カルテに張りつけられた写真[18]

こを探しても出てこない。「幼少期に端を発する、大きな矛盾を抱える近親関係の長い歴史について打ち明ける」という記述も、「親友は何人かいると言うが、そうした友人関係にも大きな矛盾があることが察せられる」という文もない。息子のお尻を叩いたという話に精神科医は執着したと論文には書かれ、未発表の本の原稿ではもっと詳しく触れているが、カルテにはそのこともやはり見当たらない。ローゼンハンが全部捏造し、一方で銅鍋の話や自殺願望のことは都合よく削っている。

「狂気の場所で正気でいること」の中で、ローゼンハンはこう書いている。「精神分裂病性の反応や症状の通例に合致させるため、無意識のうちに医師が事実を捻じ曲げていた」[19]

しかし恐ろしいことに、じつは事実が故、

This 39 year old, white, married, Jewish male was admitted on February 6, 1969 on a 314 commitment. The patient came to the hospital on his own volition and apparently was seeking help. Review of the history reveals that since summer of '68' the patient has stopped working and has shown a definite social withdrawal. He started to experience auditory hallucinations in November of '68' and had to resort to some bizarre behavior in order to deal with this experience. When seen in New Case Conference on February 11,1969, the patient was friendly and cooperative, speech was relevant and coherant, and appeared to be of extremely high intelligence. Since being hospitalized he reports complete alleviation of his hallucinatory experiences, and had been on Stelazine 2 mgs. t.i.d. and in addition to Elavil 25 mgs. t.i.d.

実際のカルテの内容[20]

This white 39-year-old male… manifests a long history of considerable ambivalence in close relationships, which begins in early childhood. A warm relationship with his mother cools during his adolescence. A distant relationship to his father is described as becoming very intense. Affective stability is absent. His attempts to control emotionality with his wife and children are punctuated by angry outbursts and, in the case of the children, spankings. And while he says that he has several good friends, one senses considerable ambivalence embedded in those relationships also….

論文「狂気の場所で正気でいること」の中で発表された内容（原文を活字転記）[21]

意に、ローゼンハンその人の手で、捻じ曲げられていたということが明らかになりつつあった。

　では、ローゼンハンの論文には、ほかにどんな嘘があるのだろう？　わたしが真実に気づき始めたのは、ビルと話をしてからだ。ならば、ほかの六人の偽装患者こそが、話の空白を埋めてくれるだろう。でも、彼らを探すのに、どこから手をつければいいのか見当もつかなかった。入院していた病院もわからない。そもそも、彼らの本名さえ知らないのだ。

第20章　標準化[1]

スピッツァーとの文通の中で、ローゼンハンはスピッツァーがどうやってカルテを手に入れたのか暴くことにやけに固執しているように見える。[2]相手の罪を追及して、自分の罪から目をそらさせようとするかのように。やがて、怒りのパワーで調査を推し進め、ローゼンハンはスピッツァーが、人の手を介して、ハヴァフォード州立病院自体から記録を受け取っていたと知った。ローゼンハンの論文についても、治療に関して誤解を招くような描写についても、侮辱と感じたバートレット医師が、ローゼンハンのカルテをロバート・ウッドラフという精神科医に送ったのだ。ウッドラフは、のちにDSM-Ⅲの編集委員にもなった人物で、ローゼンハンの論文に対して批判的な発言をし、『メディカル・ワールド・ニュース』誌に激しい論調の記事を書いていた。バートレットはそれを読んでカルテを託すことにしたのである。ウッドラフ医師は、スピッツァーがローゼンハンの論文をテーマとした会議を企画していることを知り、彼にカルテを送った。こうしてスピッツァーは、先般わたしが明らかにしたこと、つまりローゼンハンが自分の症状を誇張し、受けた治療についても明らかに大げさに書いていたことをすべて知ったのだ。それでもスピッツァーはこのことを発表しなかった。「真実の追求者」であるスピッツァーがわたしの手元にあるのと同じ情報を手にしていたなら、精神科医という自分の職業をないがしろにするこの有名論文について、なぜおおやけに注意喚起をしなかったのか？

しかし、またしても事実を知るには遅すぎた。まずウッドラフは一九七六年に自殺し、彼がなぜ口をつぐみとおしたのか尋ねることはできなかった。また、わたしがカルテのことを知ったときには、スピッツァーは健康を害し、学問上の論争に加わることはできない状態だった。彼がおおやけの場で発言したのは、二〇一二年に、転向療法を支持した自分の過去の研究を否定した[3]のが最後だった。そして二〇一五年のクリスマスの翌日、『ニューヨーク・タイムズ』紙に訃報が載った。「ロバート・L・スピッツァー医学博士。精神医学において、さまざまな精神障害の厳密な基準を初めて作り、診断、研究、法的判断をおこなうための枠組みを提供した。また、正常行動と異常行動の境界はどこにあるのかという終わりなき議論に懸け橋を築いた。金曜日、シアトルにて死去。八三歳[4]」

残されたのは、彼がとった行動と言葉の記録だけ。彼はなぜ、ローゼンハンの論文に対する自分の批判は、「これまでに書いたあらゆる論文の中で最高の出来[5]」だと誇りにしたのか。スピッツァーは、一九七六年という後年になって、「科学と称する疑似科学に関する追記と精神科の診断例について」という補足論文まで書いている[6]。そこで彼は、ローゼンハンの論文には明らかな問題点が数々あるが、一つだけ正しいことがある、と結論している。それはローゼンハンが「精神科の診断は信頼性という点で深刻な問題があると認識していた」ことであり、スピッツァーはそれを解決する計画を練っていたのだ。

「矛盾にはなるが、ローゼンハンの論文が発表され、驚くほど広く社会に知られたことが、スピッツァーにとっては棚ぼたとなった。アメリカ精神医学会でタスクフォースを作って精神医学の診断アプローチ方法を変えようと、しばらく前から熱心に主張してきた研究に、ついにゴーサインが出されることになったからだ」[7]と社会学者のアンドルー・スカルは述べている。

言い換えれば、ローゼンハンの研究がスピッツァーの目標達成の道具となったわけだ。おかげでアメリカ精神医学会が生き延びるために必要な総点検をする土台ができた。うまく使えば役に立つものに、とどめを刺す必要がどこにある？

一九七四年の春、アメリカ精神医学会の医学部長メルヴィン・サブシンはスピッツァーに、DSMの改訂という、「アメリカ精神医学の歴史の大転換点」[8]となる仕事を始動させてほしいと依頼した。スピッツァーにとってはまたとない仕事であり、誰も文句はなかった。そんな仕事をやりたがる者はほかにいなかったからだ。たいていの精神科医は、人間行動の動機を追究するというもっとセクシーで色鮮やかな研究（たとえば、内面の矛盾の原因を探すため、オイディプスとエレクトラのようなギリシア神話を掘り起こすとか）に夢中で、疾病の診断基準などという、くすんだ灰色の統計データと取っ組み合う作業には興味を示さなかった。

この新版のマニュアルは過去のものとはまったく違っていた。戦争が人間の精神にどれほど恐ろしいダメージをあたえたか、その目で目撃した精神科医たちが一九五二年に作った、ちっぽけなならせん綴じのブックレットだったDSM-Iとは似ても似つかなかったし、神経症や恐怖症といったフロイト的な単語が使われ、精神分析傾向が強かったDSM-IIを時代遅れに見せた。

第三版は、当時再び台頭し始めていた精神科医たちが唱える教養にスポットライトを当てようとしていた。「彼らは、もっとほかの医学分野に近い精神医学を作りあげようとしていた。精神科の患者は疾患を持っているのであり、医師はその疾病を特定し、身体的に治療をすることで疾病を治す。心臓病や甲状腺炎、糖尿病を特定し治療する、ほかの医学分野と同じように[9]」タニヤ・マリー・ラーマンは『二つの心にて（Of Two Minds）』でそう書いている。

スピッツァーは、セントルイス・ワシントン大学の絶対的な反フロイト派で生物学的アプローチ支持者たちの中から、新クレペリン派と名乗る、同じ考え方の精神科医たちに協力を要請した。それまで早発性痴呆と呼ばれていた病にスキゾフレニア（精神分裂病）という新たな診断名を提案したドイツ人精神科医の名前からとったグループ名である。このグループはみずからを「データ志向人（データ・オリエンテッド・パーソンズ）」あるいはDOPとも呼び[10]、精神分析学に「銃口を向けている」[11]。トイレの小便器の上にフロイトの写真が貼られているという噂まであった[12]。一九七二年、セントルイス・ワシントン大学の同志たちは「フェイナー基準[13]」を発表した。現代精神医学史上、最も引用された論文であり、記述的アプローチあるいは共通症状のグループ化（これも一九世紀後半にクレペリンがよくおこなっていた）にもとづく厳密な診断基準を提供し、スピッツァーのDSM‐Ⅲの基盤となった。

一九八〇年、『精神疾患の診断・統計マニュアル』第三版（DSM‐Ⅲ）がついに誕生した。巨大で分厚いこの本（一三四ページだったDSM‐Ⅱと比べ、四九四ページもあった[14]）には第一版の二倍以上となる二六五種類の精神障害が採用された。そして、過去のDSMにあった精神分析学に触れている部分は大部分が削除され、精神医学を主流医学にみごと返り咲かせることに成功した。

また、DSM-Ⅲは「分類軸」[15]を導入した。第一軸には、不安障害、拒食症、精神分裂病（統合失調症）、うつ病といった障害が含まれる。第一軸とは異なり、第二軸に分類されるのはパーソナリティ障害（境界性パーソナリティ障害、反社会性パーソナリティ障害、自己愛性パーソナリティ障害など）や発達障害で、「継続性があり、変化に乏しい、非適応性の状態や行動パターン」[16]とされる。第三軸は、肝硬変、肺炎、脳炎、脳腫瘍といった、「身体的」障害が分類される。

これによって、患者の診断も面接も、それまでとは大きく変わることになった。これといって結論のない自由な精神分析がおこなわれるとばかり思っていた患者は、医師が文字どおり「箱」によって規定されていると知り、驚いた。医師の手元には診断基準があり、一つひとつそれをチェックしていく。「中華料理のメニュー」風アプローチと呼ぶ人もいたほどだ。創造性という意味では物足りなかったかもしれないが、これできちんとした境界線が引かれたのである。精神科医が、マニュアルを信奉する保険会社の保障を確実なものにしたければ、この境界線からはみ出さないようにすればよい。目的は、診断を標準化し、たとえばメイン州の人もアリゾナ州の人も同じ基準を使って精神分裂病と診断される状況にすることだった。つまり、国の両端にいる精神科医が、たとえ同じ人を診察したとしても、同じ診断ができる可能性が高まったわけだ。医師たちは今では共通語を話し、信頼度も高まった。

気に入るか気に入らないかは関係ない。それが革命というものだ。

「アメリカ政府にとっての憲法、キリスト教徒にとっての聖書と同じくらい、精神科医にとっては重要なものだ」[17]と精神分析医のゲイリー・グリーンバーグは書いている。DSM-Ⅲができてからは、新薬の治験はすべてその基準にもとづいておこなわれた。保険会社は、保険金の支払いを決めるのにこれを使った。精神科医をはじめメンタルヘルスに関わる者が時間給を請求したければ、ＤＳＭを暗唱できるようにしておくに越したことはない。ＤＳＭ－Ⅲは狂気を異なるタイプの障害に変換し、特定の薬物治療をそれぞれに呼応させて、「製薬会社にとっては大儲けの種」[18]となった。そして利用者も精神科医に留まらず、セラピスト、ソーシャルワーカー、弁護士にまで広がった。刑事事件から親権争いまで、法廷から公立学校への特別支援予算の振り分けまで、さまざまな目的や場所で使われた。

スピッツァーが最も大事にしていた計画は、「精神障害」を定義することであり、ホモセクシャリティの失敗以来、ずっとこのことにこだわってきた。ＤＳＭ－Ⅲでは、冒頭でこれを規定している。精神障害「という概念は、個人に生じ、つらい症状（苦痛）や体の一か所以上の重要部分の機能不全（機能障害）を伴うことを特徴とする、臨床的に明らかな行動症候群あるいは精神症候群である」[19]。精神疾患を機能不全と結びつけ、エキセントリックな行動をした健康体の人を精神病と診断しないようにしただけでなく、精神疾患の原因は、ガンや心臓病のような身体疾患と同様に、（支配的な母親や弱い父親などではなく）その人自身にあるとした。こうして、生物学的な意味合いが強い「障害」という言葉を使い、精神力動学時代の用語である「反応」は排除した。

障害が、今もまだ身体と精神、器質性と機能性のように区別されているのは、こうした区別は専横的だと知りながら「これらの障害を区別する伝統」に従い続けているからだ[20]、とＤＳＭはきっぱりと断じる。「それゆえ、このマニュアルでは『身体障害』という言葉を使っている。二つの障害（「精神」と「身体」）について病理生理学的な理解が進めば、両者の境界がいずれ変化すると考えられるからだ[21]」

このことを反映して、マニュアルはそこで取り上げた精神障害の原因には言及しなかった。科学はまだそこまでたどり着いていないからだ。原因については科学がそこに追いつくまで開放しておこうというのがマニュアルの意図だった。だが、マニュアルを手に入れた医師たちがこのことに気づいたかどうかはわからない。神経科学や遺伝学が今後ますます進化していくことが期待された当時、マニュアルは、精神分析学的観点から解釈されていた疾病を本格的な脳の病気として見直すものだと誰もが考えていたからだ。

根拠はほとんど書かれていないとはいえ、精神医学はこの疾病モデルを完全に受け入れた。これは精神医学の再医療化とも呼ばれている[22]。ハーヴァード大学の精神科医ジェラルド・クラーマンはこれを科学の「勝利」と言った[23]。医師も患者も、疾患の原因やみずからがそこにどう関与したかについて、まったく見方を変えた。問題はエゴやイドの抑圧や冷蔵庫マザーではなく、脳内化学物質のバランスが狂ったり、電気配線が誤ったり（でも誤ったのはあなたではない）したことだった。ナンシー・アンダーソンのような精神科医は、これのおかげで患者たちは「病気になったせいで非難されたり罪悪感を覚えたりする必要がなくなった[24]」と述べた。誰もが精神疾患の患者に対し、「ガンや心臓病の人と同じように接する」べきなのだ、と。

そのあいだも、ローゼンハンと偽患者たちの問題がスピッツァーを苛んでいた。ＤＳＭの草稿を作りながら、彼はローゼンハンの論文を思い返しては自問自答した。はたしてデヴィッド・ローゼンハンとその偽患者たちは、このマニュアルをもパスできただろうか？

「たとえば、何か基準を作るとき、あの論文のことがよく頭のどこかにちらつきました」やはりDSM-Ⅲの編集に携わった、スピッツァーの妻ジャネット・ウィリアムズは話した。「基準づくり（クライテリオネイティング）とわたしたちは呼んだものでした。まず基準を書き起こし、そこから派生する思いつくかぎりあらゆる疑問点を並べ、改善する……いつもそうして疑問を出し合っていました。そういうとき、否応なくローゼンハンのことが思い浮かぶんです」[25]

スピッツァーは、ローゼンハンと偽患者たちが世間に巻き起こしたような騒動が二度と起こらないようにしなければならないと決意していた。「もし受理面接でDSM-Ⅲが使われていたら、偽患者が精神分裂病と診断されることはなかっただろう」[26]とタニヤ・マリー・ラーマンは書いている。

精神科医のアレン・フランセスはわたしがインタビューしたとき、こう語った。「ボブ「スピッツァー」がしたのは、精神医学の外観を変え、人々のみずからへの見方を変えることだった。それはただの足し算ではなく、世界を変える行為だった。そして、ローゼンハンの論文がそれをおおいに煽ったことは間違いない」[27]ローゼンハンの論文がなかったら、スピッツァーはDSM-Ⅲの改訂をあそこまで徹底しなかっただろう、とフランセスは話してくれた。

誰にとってもウィン-ウィンだったように見える。精神医学にしっかりとした診断システムができ、わけのわからない精神分析学的用語が消えて、医学的用語で語られるようになった。そして、世界じゅうの精神科医がぶれずに診断できるという信頼感が芽生えた。

少なくとも当初は、進歩だとわたしにも思えた。今もわずかに生き残っている、精神分析学時代の精神科医に何人か会ったことがある。一人は、医学生の新しいクラスを前にして教壇に立つとよく勃起してしまい、それを隠すために尻を突き出して廊下を行ったり来たりしていたと語った。別の一人は、わたしが自己免疫性脳炎から回復したのは、免疫学の進歩や最新の神経学のおかげではなく、わたしが「それ以前に本物のトラウマ体験をしていなかった」おかげだと言った。わずか五分の会話で、そういう心の奥に眠る秘密すら暴くことができると言わんばかりに。

DSM-Ⅲがそういう傲慢な思い込みを消し去ってくれたのなら、いい厄介払いだったと言える。

第21章　SCID

二〇一六年、スピッツァーの妻ジャネットが、スピッツァーが長年勤めていたニューヨーク州精神医学協会で記念講演[1]があるので来ませんかと誘ってくれた。講演会に向かう途中、同じような学術施設が並ぶ通りを歩くうちに迷子になってしまい、医学生か研修医のように見える二人の若者に道を尋ねた。二人は通りの突き当たりにある建物を指さしたあと、そちらに向かうわたしに手を振った。

彼らの親切な対応に接して、わたしは「狂気の場所で正気でいること」の中でローゼンハンがおこなったミニ実験を思い出した。最初の実験では、研究助手たちがスタンフォード大医学部で迷子になった学生のふりをするが、そのたびに押しつけがましいほどの丁重さで対応された。次の実験では、偽患者たちに病院の職員に道を尋ねてもらい、相手がどんな反応をするか観察した。ローゼンハンはこの反復実験について、自分がハヴァフォード州立病院に入院したときのやりとりも含めて、論文に書いた。[2]

偽患者：すみません、〇〇先生、わたしにはいつ病棟外に出る許可が出るんでしょう

か？

医師：おはよう、デイヴ。今日はご機嫌いかがかな？（こちらの反応を待たずに行ってしまった）

（わたしがローゼンハンのメモを探したかぎり、見つかったのは、医学部でこの実験をした学生の記録だけだったことはここに記しておきたい。ローゼンハンが論文に記述したこと以外には、ローゼンハンやほかの偽患者が精神病院内でこの実験を実際におこなった確かな証拠は、どんなに探しても見つからなかった。）

やっと記念講演会に到着したときには、会場は人で一杯だった。スピッツァーの親しい同僚だったマイケル・ファースト医師によるスピッツァーの業績の概説で、講演会は幕を開けた。ファーストという名前そのものだ。

「翌年、デヴィッド・ローゼンハンが『サイエンス』誌に問題の論文を発表しました。八人の偽患者が、受理面接で『ドスンという音』が聞こえるとだけ訴えてあとは普通に振る舞っていたにもかかわらず、平均一九日間も精神病院に入院することになった顛末が描かれたものです[3]」

ファースト医師は言った。録音したものを聴くと、わたしの笑い声が聞こえる。ローゼンハンはスピッツァーの経歴にまでまんまと潜り込んだのだ。「そしてボブ［スピッツァー］は、この論文に対して痛烈な批判を書きました。その中のわたしが大好きな部分を引用します。巧みな言葉遣いで論文をこき下ろす、じつにボブらしい一文だからです。『論文の方法論、結果、結論を丁寧に検討したところ、論理的に寛解段階にあると診断できる』」

会場内がどっと沸いた。この一節はいまだにこんなに受けるのだ。

ファースト医師は短い導入部を切り上げ、ケン・ケンドラー医師を呼んだ。ヴァージニア・コモンウェルス大学の精神医学教授で、研究者でもあり、DSM-Ⅲ-R（DSM第三版の改訂版）とDSM-Ⅳの編集に関わり、DSM-5★では科学審査委員会の委員長を務めた（彼の職歴を詳しく述べるのは、そのほうがこのあとに述べることが余計にショッキングになるからだ）。彼の講演は、精神医学のバイブルを手放しで褒めちぎるものだとばかり思っていた。ところが違っていたのだ。

ケンドラー医師は、聴衆に自分と同じレベルを期待して、平気で難しいことを話すタイプの人物だが、ここではわかりやすく要約するとしよう。大雑把に言うと、彼が聴衆に語ったのは、精神科医たちはDSMを正式に診察に適用する過程で、それを額面通りに受け取り、よくわからないグレーゾーンについては無視した、ということだ。彼らは「精神科の診断の具体化」[4]を信じた。あるいは、わたしに言わせれば、精神科医たちはあたえられたものですっかりハイになり、精神疾患には「正しい診断基準」というものがもっとあると信じ始めたのだ。「われわれはDSMが発表されたとき、示された診断基準を、こういう〝道理にかなう感じ〟を、心から誇りに思い、これら［診断基準］に威光をあたえるために『これは本物だ』、ついにこういうものがわれわれにも手に入った、全部マニュアルに書いてある、と言い立てました」とケンドラー医師は言った。

「まるで、モーゼがシナイ山から下りてきたかのように。ただしそれはモーゼではなく、ボブ・スピッツァーという名のユダヤ人でした」

スピッツァーがDSM-Ⅲという石板を持って「シナイ山から下りてきた」とき、精神医学界はそのマニュアルをほとんど奉るようにして受け入れた。「われわれは患者に尋ねました。悲しいですか？　罪悪感はありますか？　食欲は落ちていませんか？　精神医学は医学分野として闘っていました。われわれにあたえられた情報は、基本的に症状や兆候しかないのですから」ケンドラー医師は言った。症状や兆候は現実としてそこにあるが、その背景にある原因は、一世紀前と変わらず謎のままなのだ。

ＤＳＭ‐Ⅲは米国のメンタルヘルスケアを根本から変えた。しかし今、はたして変化の方向性は正しかったのかと考える専門家も多い。「ＤＳＭ‐Ⅲは、科学の新たな世界に果敢に足を踏み入れたというより、ある意味砂漠へ足を踏み出してしまったようだ」[5]『精神医学の歴史』の中で、エドワード・ショーターは書いている。「症候群が延々と列をなしてパレードの終わりが見えず、ひょっとするとこのまま収拾がつかなくなるのではないかという不安が沸き起こった」

つい忘れがちなのは、精神科のおもな診断基準はすべて合議の上で作られたということだ。その過程はけっしてスムーズではなく、秩序もなかった。一〇人にも満たない中心メンバーのほとんどは精神科医で、彼らが「スピッツァーのまわりに群がり、スピッツァーがタイプライターのキーをひたすら叩く中、われもわれもとしゃべっていた。パソコンのない時代だったから、訂正するときは手で切り貼りしていた」[6]ハンナ・デッカーは『ＤＳＭ制作秘話（The Making of the

★アメリカ精神医学会はＤＳＭ‐５からローマ数字の使用をやめた。社会学者のアンドルー・スカルは、ソフトウェアのアップデートを考えると「将来その都度、細かい改訂」をしやすくするためだと説明した。

DSM)』の中で書いている。意見が対立し、怒声が飛び交った。誰もがささくれだっていた。そのあいだもスピッツァーはすべてを記録しようと、狂ったようにタイプを打ち続け、週に七〇から八〇時間もこのプロジェクトに没頭した。[7]「いわゆる専門家や顧問が集まり、立ったり座ったり、あちこち動きまわったりしていた」[8]このマニュアル作成に関わったある精神科医が『ニューヨーカー』誌で語った。「みんな、人が話しているところにかぶせるようにして話していた。でもボブはタイプをするのに忙しく、司会をして議論を整理するどころではなかった」DSM-Ⅲの編集委員の一人だった心理学者セオドア・ミロンは、会議の様子について語った。「システマチックなリサーチはほとんどおこなわれていなかったし、リサーチされたとしても、いろいろなものの寄せ集めだった。ばらばらで一貫性がなく、曖昧だった。何か決定するときに、その根拠が確実で優良な科学的資料だと断言できるものはごくわずかだったと、われわれの大多数が認識していたと思う」[9]

新マニュアル最大の長所の一つとして吹聴された「信頼性」にしても、誇大広告だった。一九八八年に、二九〇人の精神科医が二つのケーススタディについて評価し、DSMの診断基準にもとづいて診断をくだすよう、ある研究者グループから求められた。[10]じつはこの研究者グループは、精神科医自身の診断バイアスをテストする方法を編み出していた。人種と性別という二要素のみを変えて、複数の患者ケーススタディが作ってあったのだ。症状は同じでも、医師たちは、ほかのグループと比べて黒人男性を重症と診断する傾向が強かった(この傾向は現在も続いている。二〇〇四年のある調査では、州立病院において、白人患者より、男女を問わず黒人のほうが統合失調症と診断されるケースが四倍も多かった)[11]。

信頼性の問題では、合議制が必ずしも正当性につながるとは言えないということもある。「かつては、悪魔憑きの患者の存在にたいていの精神科医が賛成しただろう。つまり信頼性は高かったが、有効性には乏しかったのだ[12]」マイケル・アラン・テイラーは『ヒポクラテスは叫んだ(Hippocrates Cried)』で述べている。

ローゼンハンはDSMについておおやけに考えを述べたことはなかった。しかし、スピッツァーとの往復書簡を見るにつけ、自分の論文がマニュアルの作成に一役買ったと考えていたことは間違いない。みずからの実験がそこまで広く影響をおよぼしたことに鼻が高かっただろうか？　それとも、精神医学界の延命に利用されてしまったことにがっかりしただろうか？

次のDSM-Ⅳは一九九四年、アレン・フランセスの監督のもとで改訂がおこなわれた。「スピッツァーの足跡を従順にたどりながら、新しい診断を含め、どんな疾病にも当てはまるように診断基準を緩めて、範囲を広げた[13]」と社会学者のアンドルー・スカルは言う。

ご存じの通り、精神疾患の診断の枠組みは時とともに崩れ、範囲が広がっていった。しかしローゼンハンが入院していた当時、統合失調症（精神分裂病）の診断はこんにちよりはるかに広く適用されていた。どうやってその病気だとわかる？　大きすぎるバケツですくおうとすれば、その診断名に意味がなくなってしまう。小さすぎるバケツでは、必死に助けを求めている人が見逃されてしまう。ADHDの診断基準の作成に力を貸した、「ADHD治療の父[14]」キース・コナーズ医師は、ADHDというレッテルを貼られる子どもの数がどんどん増えていること（高校生の一五パーセント）に困惑した。「まるで伝染病の流行みたいだ。[15]だがそうではない。これは不自然だ」二〇一三年に本人が『ニューヨーク・タイムズ』紙で語っている。「前例のない不当な規模で投薬がおこなわれていることを正当化するでっちあげだ」

ＤＳＭ‐５は、二〇一三年に発行されたとき、批判の嵐の中に強制着陸させられた。精神医学界内部から（そして外部からも）しつこく批判され、完成が予定より遅れながらも、「次元的側面」つまり、第四版で規定された厳密なカテゴリー化より、精神障害の連続体という考え方を取り入れることを目指した。二〇一三年には、少なくとも三冊の書籍が、改訂版がまだ出版されてもいないうちから、マニュアルを酷評した。ゲイリー・グリーンバーグの『悲嘆の本（The Book of Woe）』、マイケル・アラン・テイラーの『ヒポクラテスは叫んだ』、アレン・フランセスの『〈正常〉を救え』である。

「一部はわたしの過失の告白、一部は糾弾、一部は嘆願[16]」であり、全編がアンチＤＳＭ‐５であるとフランセスが言う『〈正常〉を救え』は、彼がＤＳＭ‐Ⅳ編集委員の委員長という立場にあったことや、ＤＳＭの父スピッツァーと親交が深かったことを考えると、最も手厳しい批判である。フランセスを編集委員に引き抜いたのは、誰あろうスピッツァー自身であり、自分の引退に際し、この新しいマニュアルが「非常に危険なものになる[17]」恐れがあると、ともに世間に警告しようと考えたのである。マニュアルの出版は二度にわたって立ち往生した。少なくとも一部は、この精神医学界の二人の重鎮の功績だった。フランセスはアメリカ精神医学会に公開書状を書き、専門誌に記事を書き、ツイートに書き込んだ。そして、自分は「三種類の子どもの精神障害が誤って蔓延するという新たな事態を予測することも、阻止することもできなかった」[18]とおおやけに認めた。自閉症、注意欠陥障害（ADD）、子どもの双極性障害である。子どもの双極性障害は、一九九四年から二〇〇二年の八年間で四〇倍にも増加した。[19]一九七〇年代から今日までのあいだに、自閉症スペクトラム障害と診断された子どもは五七倍になった。[20]かつてはごく稀だった注意欠陥・多動性障害（ADHD）は、現在では、二歳から一七歳の子どもの八パーセントにもおよんでいる。[21]かなり思いきった、現実に即した定義にすることを主眼に置いたフランセスの考え方は、まっとうだった。では、これまでずっと無視されてきた人にも手を差し伸べることになったのか？　それとも診断を広げすぎ、子どもに余計な治療をしてしまったのか？　フランセスは、DSM－5はさらに「正常な人に誤ったレッテルを貼り」[22]、「薬の常習者だらけの社会」[23]を生み出すと警告した（当時でさえ、成人の六人に一人が、精神的な問題で少なくとも一種類は薬を使っていた）。[24]アメリカ精神医学会の精神科医の中には、フランセスは名声だけでなく、金も失いたくなかっただけだと攻撃する者もいた。新版のマニュアルが出れば、彼が作った旧版から懐に入ってきていた印税が減ってしまうからだ。

しかし、精神医学界の重鎮たちの中には一緒になって批判する者もいた。マサチューセッツ工科大学とハーヴァード大学が共同運営するブロード研究所の精神医学研究スタンリー・センター所長、スティーヴン・ハイマン博士は、新版を「科学界における最悪の悪夢」[25]と呼んだ。アメリカ精神衛生研究所の元所長、トーマス・インセル博士は、マニュアルは「妥当なものではなく」、「せいぜい辞書程度にしか」[26]役立たないと述べた。そうなのだ。スピッツァーとその同僚たちがマニュアルを書いたとき、そこに科学はなかった（そして彼らは、今後の改訂を前提とすることで、その事実を認めようとした）。それから三〇年間努力が続けられてきたにもかかわらず、今もそこに科学はない。

わたしがインタビューした精神医学の研究者たちの多くは、DSMの診断を、頭痛に対するわたしたちの態度になぞらえる。「症状があるだけで、その原因はわからない」からだ。たとえば、じつは脳腫瘍だったとしても、人はただの頭痛だと思うだろう。頭痛薬を飲めばたぶん症状はおさまるが、頭の中にはたちの悪いかたまりがまだ残っているのだ。腫瘍そのものを見つける方法がなかったら、何にもならないではないか？

わたしからすると、最大の懸念は、DSMアプローチは四角四面すぎて医療の柔軟性を奪い、患者の人間性という側面をとらえきれないのではないかという点だ。調べていくうちに、これは医師と患者の関係性に影響するだけでなく、誤診も増やしかねないとわかった。

わたしはこのことを、マイケル・ファースト医師を相手に自分で試してみた。[27] スピッツァーの記念講演でその履歴を紹介し、ローゼンハンに言及した、あの医師である。

「不安なんです」わたしはファーストのオフィスでテープレコーダーのスイッチを押してから言った。「なぜわたしは不安なのか？　ご自身でSCIDを実行したことはありますか？」

「いいえ」ファースト医師は言った。

ファースト医師はけっしてやさしくも、曖昧でもない。きわめて臨床的で、一本気な人物であり、その二つの特徴があったからこそ、DSMの直近の三つの改訂において彼が中心的役割を果たしたのだ。しかし、インタビュー中に彼の指にずんぐりした金属製の指輪を見つけて、まさにウッドストックやヒッピー文化の名残だと解釈したわたしは、そういうやわらかい一面もあるのだと知った。彼はよく有名な犯罪捜査に協力を要請され、たとえば最近では、六歳のイータン・パッツ少年殺人事件[28]に関わった。陪審が評決不能となった一件だ（結局被告は第二審で有罪判決を受けた）。しかし、DSM界隈における彼の最大の貢献は、SCID（DSMのための選択式臨床面接（ストラクチャード・クリニカル・インタビュー・フォー・DSM））を作成したことだ。これは、DSMの診断基準にもとづいて診断するため、事前に設計された面接用質問票である。わたしは彼に、心神喪失状態だった自分の体験をもとに、実際の診断は知らないという前提でSCIDをしてみてくれないかと頼んだのだ。ファースト医師はこの挑戦を受けてくれるようだった――たとえ勝算はほとんどないとしても。

二〇〇八年、彼はBBCで放映された『あなたはどれくらい狂っているか？[29]（How Mad Are You?）』というリアリティショーに出演した。「正常」な五人となんらかの精神疾患があると診断されたことがある五人、計一〇人が五日間だけ一軒の家で暮らし、スタンダップコメディを演じる、牛小屋を掃除する、といったさまざまな課題をこなしていく。精神科医（マイケル・ファースト）、心理学者、精神科の看護師がその様子を観察して、患者を選り抜き、正しく診断する、というのが番組の趣旨だ。回答者たちとしても、こんなに苦労したのは初めてだっただろう。牛小屋の掃除に四苦八苦する姿を見て、強迫性障害の男性を見抜いたものの、一人を双極性障害と誤って診断し（その人には精神障害はなかった）、もう一人を統合失調症の病歴ありとして間違った

（その人に統合失調症の病歴はなかった）。ローゼンハンの主張がいかに世間に強く浸透しているか、認識できるというものだ。精神医学界があれ以降これだけ努力を重ねたというのに、正気と狂気を区別することはできないという事実そのものがリアリティショーとなり、主流派の意見として立派に認められてしまったのである。

ファースト医師が切り出した。「いいでしょう。実際の受理面接みたいに、質問をそのまま投げかけることにします。実際、これは実際の面接なので」

最初のいくつかの質問が続けざまに飛んできて、わたしも即答していった。「年齢は？」「同居している人はいますか？　誰ですか？」「結婚して何年ですか？」「勤務先はどこですか？」

夫とは七年間付き合ったが、知り合ったのはわたしが一七歳のときで、結婚したのは最近だと話した。仕事について訊かれたので、『ニューヨーク・ポスト』紙での職歴を簡単に述べた。そこでの勤務歴は夫との交際期間より長い。

「仕事や学校に行けなかった期間はありますか？」

「はい」わたしは答えた。「病気だったとき」

「病気について話してください」

わたしは自分の病気の変遷について順に語った。最初に抑うつ状態になり、それが躁状態に変わり、やがて心神喪失状態となり、しまいに緊張病に陥った。自己免疫性脳炎という正確な診断が出る前のことだ。ファースト医師はところどころで質問を挟んだが、できるだけわたしの話が横道にそれないように努めていた。彼は感情を表に出さないようにしていた。「へえ」とも「それは大変だっただろうね」とも「あなたはそれをどう感じましたか?」とさえ言わなかった。わたしがこの話をすると、誰もがそう反応したものだ。医師は、用意された質問から質問へ、淡々と進んだ。

「死んでしまいたいとか、眠ってそのまま目が覚めなければいいのになどと思ったことはありますか?」

ハヴァフォード州立病院での受理面接のときに、この質問にローゼンハンがどう答えたか思い出した。わたしはいいえと答えた。

「自殺を試みたことはありますか? 自分を傷つけようとしたことはありますか?」

どちらもいいえ。

「この一か月、何か問題はありましたか?」

「問題?」わたしは尋ねた。

「何でもいいんです。仕事でも、家庭でも、どんな問題でもかまいません」

「問題なら毎日あります」わたしは笑った。いったいどういう質問だろう?

「日常の普通の問題?」

「はい」

「この一か月、気分はどうでしたか?」

「じつはとても快適でした」わたしは言った。「瞑想（メディテイティング）をしていました」

「薬物治療（メディケイティング）?」

「いいえ、瞑想です」

次の質問。

ここで奇妙な力学が働きつつあった。ここまでの質問にはずっといいえと答えたが、無意識のうちに、この医師を喜ばせたくなってきたのだ。普通すぎて、がっかりさせたくなかった。

「この一か月、三月二〇日以降、ほぼ毎日、だいたい一日じゅう、気分が沈むことはありませんでしたか？」これはおかしな質問だ。瞑想アプリのおかげで快適だったと今言ったばかりだ。先生は書いてあることをただ読んでいるだけなのだ。

「この一か月、三月二〇日以降、いつもは楽しんでしていることに興味をなくしたり、楽しめなくなったりしませんでしたか？」

当初は法廷での尋問のようなものだろうと想像していたが、今はわたしの嘘を見破ろうとしているかのように思えた。

彼は同じ質問をくり返したが、今度は範囲を過去に広げた。たとえば、気分がふさいでいたかという質問に対しても、病気だったときはたしかにそのとおりだが、単に「はい」と答えるだけでは終わらなかった。具体的にどれぐらいの期間、うつ状態だったたか、先生は尋ねてきた。まるで感情にくっきりした区切り目でもあるかのように。

「一週間、そんなところですか？」

「ええと、わかりません。一か月ぐらい？　はっきりとは言いにくいです」

「入院中に落ち込んだんですか？」

「認知力がひどく衰えていたんです。抑うつ状態だったと人から言われましたが、覚えていません」

「躁状態については？」彼は続けた。「どれくらい続きましたか？」

「うつ状態と入りまじっていて、はっきりとは言えません」具体的でないことから何か具体的なことを言おうと必死だった。感情は数式とは違う。きれいに「x＋y＝診断」というわけにはいかない。

「要約すると、二〇〇九年二月、三週間毎日、ほぼ一日じゅう抑うつ状態にあった。それで正しいですか？」

「そうですね」

医師は抑うつ状態だった最初の二週間に関心を絞り、わたしは訊かれた通りに答えていく。あんなに恐ろしい、理性のかけらもなかった期間について、わたしが、いや率直に言ってほかの誰であっても、そういう既定の質問に正確に答えられるとは思わなかったが。

「躁状態は合計するとどれくらい続きましたか？　一・五週間？」

「はっきり答えるのは難しいのですが……」

「その一・五週間のあいだ、自分をどう感じましたか？　いつもより自信が持てた？」

「ときには。でも、最高の気分になった次の瞬間に、どん底に落ちることもありました」

「でも、その期間のかなりの時間、自信が持てたのは確かですね？」

「はい」驚きだった。何に関しても、そんなふうにはっきりさせなければならないとは。

質問はさらに続く。「睡眠は？　集中力は？　セックスについて考える時間が増えた？　じっとしていられず、うろうろ歩きまわった？　お金もないのに高額な買い物をした？」そしてわたしのお気に入りの質問。「ビジネスで、何かリスキーな、あるいは衝動的な決断をしましたか？」

彼がこう尋ねてきたのは、わたしが当時の年収は三万八〇〇〇ドルだったと話したあとのことだ。わたしは思わず噴き出してしまった。「リスキーな投資なんて、とんでもない！」

「では、そのときの異常な経験について訊いていこうと思います」彼は言い、また項目を読み始めた。「その当時、みんなが自分について噂をしているような気がしましたか？」

「はい。看護師さんたちはわたしの話をしていました。わたしには彼らの心が読めたんです」

「テレビやラジオがあなただけのために話しかけているような気がしましたか？」

「はい。テレビや父について、妄想に襲われました」

「誰かがわざわざあなたをつらい目に遭わせようとしている、あるいは傷つけようとしていると感じましたか？」

答えは「はい」ばかりだった。

「自分は重要人物だと思いましたか？　特別な力を持っているような気がした？」

もちろんだ。念じれば人を年寄りにすることができると信じていたとき、神がかった力が体に湧きあがるのを感じた。

「医師からそんなことはないと言われても、体のどこかがおかしいと思い込んでいましたか？」

ベッドに南京虫がいるような気がして仕方がなかったし、メラノーマで死にかけていると思い込んでいた。

「恋人が浮気をしていると思い込んでいたことは？」

彼が浮気をしていると勝手に妄想し、ありもしない証拠を探して、彼の持ち物を漁ったことがあった。

ほかにも具体的な質問が続いた。自分の頭に誰かが考えを埋め込んでいると思っていたこと、人の気持ちはたがいに浸透し合っていると感じたこと、納得のいかない、一方的な愛について。面接を終えると、ファースト先生は本を閉じた。

「答えがわかっていなかったとしたら」つまり自己免疫性脳炎だとわかっていなかったら、ということだ。「別の診断をしていたと思います。統合失調症様障害としていたでしょうね」

統合失調症様障害というのは、統合失調症の症状があるが、症状の持続時間が、統合失調症と診断するのに必要な最低限の期間である六か月未満であるときの診断名だ（しかし、この最低限の期間というのは、DSM-Ⅲが作られる前に存在したフェイナー基準で規定されたものだとはいえ、少なくともローゼンハンの論文のことを考えると、当時のDSMの内容には含まれていなかったのではないか。もし六か月以上症状が現れていなければならないのだとしたら、最近になって幻聴が始まったとされる例の偽患者たちはふるい落とされていたはずだ。診断基準が具体的でなかったからこそ、彼らは潜入できたのだろう）。

入院していたとき、精神科医たちから双極Ⅰ型障害と統合失調感情障害の二種類の診断を受けたと話すと、彼はもう一度本を開いた。「心神喪失状態で、うつ状態でもあったとすれば……納得できる……実際は統合失調感情障害ではなかったかもしれない。うつ状態だった時間が心神喪失状態のときほど長くなかった。気分は正常で、心神喪失状態だったときはありましたか?」

わたしは思わず笑ってしまった。「心神喪失状態で、気分は正常なんてことがありうるんですか?」

「ええ、まあ」彼は言った。「厳密に言うと、やはり統合失調感情障害ではなかったと思います。厳密にはある種の混合型です。なかなかはっきり言いにくい。そこが問題でね。もっと正確なところがわからないと……」

信じられなかった。わたしは自分の疾患について、とくに精神医学の見地からかなり正確にわかっている。それについて一年かけて調べ、書き、この四年間は講演やら何やらでずっと話し続けてきた。それでもまだ、彼の厳密な質問に適切な答えを用意できないのだ。

「その当時、最も妥当だったと思われる二種類の診断は、統合失調症様障害と統合失調感情障害だったでしょう」医師は言った。「だが、まあどちらでもいい。結局のところ、どちらの診断も間違っているんですから」そう言って本を閉じた。自分が創造したものの限界をこんなふうに率直に認めるのは勇気がいることで、尊敬に値する。彼は続けた。「精神症状が現れているのに抗精神病薬が効かないケースにはしょっちゅうお目にかかります。あなたと同じような症例なのか、あるいは真正の統合失調症だが薬の効かない人がいるのか、あるいはわれわれが統合失調症と呼ぶものはじつはもっと複数の別のものなのか?」

面接時の堅苦しさがすでに消えていたので、わたしはほっとした。「精神医学界がどんなに混乱しているか、これでおわかりでしょう」医師は言った。

つかのま、ぎこちない空気が漂った。わたしはすかさず財布を出した。「では、おいくらお支払いすればいいでしょうか」

「この種のテストでは、普通五五〇ドルいただいています」

わざわざ誤診してもらうために、五五〇ドルも払うとは。なんだか釈然としなかった。たぶん彼としても釈然としないだろう。

「アメックスは使えますか？」

第5部

何かを発見しようとするとき、
最大の障害となるのは知らないことではなく、
知っているという幻想だ。*

――ダニエル・ブーアスティン（米国の歴史家）

[1] ローゼンハンとその論文について理解しようとあがけばあがくほど、それは流砂のように感じられた。やっと固い地面が見つかったと思うと、そのそばから足場が崩れ、いつしか真っ黒な泥にはまってあれよあれよという間に沈みだす。

ビル・アンダーウッドのおかげで、やはり研究に参加していた同じ大学院生のファーストネームがわかった。ハリーだ。一九七三年のスタンフォード大学心理学部の大学院生クラスを検索してみると、ビルの数人下にすぐに見つかった。ハリー・ランド。でも、まだ素性がわからない六人の偽患者の中に、ハリーという名はなかった（ジョンでもボブでもカールでもない）ことにも即座に気づいた。それに大学院生という立場そのものが、偽患者たちのプロフィールと一致しない。名前は実名を使うというルールそのものが、わたしの勘違いなのか？　文献検索エンジンPubMedで「ハリー・ランド」を探してみると、禁煙にまつわる一〇〇編ほどの論文が見つかったが、ローゼンハンに関するものは一編もなかった。図書館蔵書目録WorldCatで「ランド」を検索したところ、さらに喫煙についての記事が多数見つかり、それに「ローゼンハン」という単語を加えると、ビンゴ！　やっと「狂気の場所で正気でいること：補足報告」という論文に突き当たった。一九七六年二月、『プロフェッショナル・サイコロジー』誌に発表されている。要約はこうだ。

大規模公立病院の精神科閉鎖病棟に偽患者として一九日間入院した著者は、精神科施設に対し、好意的な評を寄せている。今後の研究では、既存施設の肯定的な面を強調することを推奨している。[2]

彼こそ偽装患者の一人だ。「今後の研究では、既存施設の肯定的な面を強調することを推奨している」。WorldCatで「ローゼンハン」を検索して出てくる一〇六六編の論文のうち、ハリー・ランドの論文は二六ページの二五一番目だった。偽患者を探し始めるずっと前に、最初に検索をしたときには見過ごしていた。それ以降あれこれ探しまわったどんな情報源にも、この論文について言及したものは一つもなかった。

わたしは論文のハードコピーを手に入れた。そこには著者のモノクロ写真が掲載されていた。豊かな髪の若者で、ふさふさした口髭をはやし、角ばった顔をしている。冒頭の一文はこうだ。「わたしはローゼンハンの実験に参加した九番目の偽患者である。だがわたしのデータは彼の論文原本には含まれていない」[3]

そうだ、あの脚注だ！「九人目の偽患者のデータについては論文に含めなかった。偽装は発覚しなかったとはいえ、彼は結婚歴や両親との関係など、いくつかの点で経歴を詐称した。そのため、彼の実験行動はほかの偽患者のものと同等とは見なせない」[4]ハリー・ランドが八人の偽患者の誰とも一致しないのは、彼がその中に含まれていなかったからなのだ。彼は未知の九人目の偽患者だった。ローゼンハンは、実験の基準を守っていなかったことを理由に彼の全データを破棄した。論文のデータはきれいだということを認知させる、一種の形式として使われた人物。脚注扱いされ、その後の論文の見直し議論でもまったくと言っていいほど目を向けられなかった。

とはいえ、ここまでにわかったことから考えると、そのロジックは少々聖人ぶっているように聞こえる。ローゼンハン自身、基準をはずれるようなことをしていたではないか。症状を誇張して病気と思わせるように医師を誘導し、カルテにも変更を加えた。

そういう偽善もさることながら、もっと興味深い疑問がある。なぜハリーは精神科施設を非難するのではなく、弁護しようとしたのか？　彼は「すばらしい施設」や「あたたかい雰囲気」といった言葉を使っており、わたしがそれまでに見つけたほかの二人の偽装患者、ローゼンハンとビルの経験とは正反対だ。

ミネソタ大学公衆衛生大学院のホームページに、以前よりやや歳をとった、口髭のないハリーの写真があった。現在彼は心理学部教授としてそこに勤め、喫煙行動の疫学を研究していた。わたしはハリーにメールを送った。三日後、二人目の謎の偽患者を発見したと知り、思わずにんまりした。このときのわたしの興奮は、震度計で測ったらおそらくマグニチュード八レベルだったと思う。わたしは彼にインタビューを申し込んだ。人がにこにこ笑う音を聞けるとしたら、わたしがとりとめもなく早口でしゃべる様子がそれだっただろう。わたしたちはビルについて話した（わたしがすでに彼と接触していたことをハリーは喜んでいるようだった）、自己免疫性脳炎を罹患したわたしの体験にハリーは興味を示した。それから本題に入った。

たしかにハリーの体験はビルのそれとは一致しなかった。それに彼は一風変わった人だった。いつもうわの空の大学教授と呼ばれそうなたぐいの人だ。子どもの頃に後悔していることがあるとすれば、いい子すぎたので、もっと反抗すればよかったことだという。

ハリーが心の研究を始めたのは、誰にでも身に覚えのある情熱に駆られてのことだった。ワシントンDCのジョージ・ワシントン大学の学部生だったときに若手教授に恋をし、あなたは大学院レベルの授業をとったほうがいいと勧められたのだ。そうしたハイレベルの授業の中には、テルマ・ハント博士[5]が担当するものもあった。当時、女性が博士号をとること自体珍しかったというのにその栄誉に浴し、しかもジョージ・ワシントン大学で最年少の研究者だった。五九年間というキャリアのあいだに無数の業績をあげたが（セラピープログラムを考案する、多くの女性を科学界に引き入れるなども含まれる）、最も有名なものの一つが[6]、ローズマリー・ケネディの主治医で、経眼窩式「アイスピック」ロボトミー手術を開発した、ウォルター・フリーマンとの共同研究である。二人は「精神外科手術：精神障害に対する前頭葉切裁術後の知性、感情、社会的行動」という論文を共同で著した。そこには三〇〇ページにわたってロボトミー手術を受けた患者のケーススタディと写真が並ぶ。ハントは、手術後におこなった認知力および知能に関する補助実験のデータを提供している。「自己集中期間」[7]つまり、自分自身について患者が話をする時間を、手術前と手術後に計測したのである。手術前に自分自身の話ができる時間は平均九分だったのに対して、標準的なロボトミー手術後では四分に、大規模な手術の場合は二分に減少した。ここからロボトミー手術が自己にどんな影響をあたえたと言えるのか、わたしには答えられないが、どう考えてもよいことではないだろう。

ハント博士の授業については、あんまり退屈なのでかなりの数の学生が居眠りしていたことぐらいしか、ハリーは覚えていないという（とはいえ、ハリーがもっとハイレベルな心理学を学ぼうと思うようになったくらいだから、それなりに興味深いものではあったのだろう）。彼はスタンフォード大学の博士課程を履修し、心理学者アルバート・バンデューラのもとで社会的学習理論を研究した。バンデューラは、未就学児の攻撃的行動について調べた「ボボ人形実験」[8]でよく知られている（この実験で明らかにされたのは、たとえば、漫画のピエロが描かれた一メートルほどの風船人形を大人が物理的にも言葉でもいじめていると、それを見たスタンフォードのビン保育園の未就学児たちも、大人を真似して人形をいじめたことだ。このモデリングの例によって、虐待傾向は幼少時に生まれることがあることがわかった。ある意味、電気ショックを使ったミルグラムや監獄実験をおこなったジンバルドーのような、戦前の社会心理学者の多くが研究した、同じ疑問から生まれた研究だろう――悪人は生まれながらに悪なのか？あるいは環境がそうさせるのか？）。

研究がしたくて来たのに、ハリーはビルのようにはスタンフォードになじめなかった。数年前から結婚生活もうまくいかなくなり、ハリーにとってスタンフォードは排他的で、ぎすぎすしていて、競争の厳しすぎる場所だと思えた。ビルやマリオンのように、カンボジア作戦に抗議する座り込みデモに何度か、その後ケント州立大学銃撃事件の犠牲者を追悼する大規模なデモにも参加はしたが、たいていは途方に暮れていた。「なんというか、不安だったんだ。自分は本当にスタンフォードに所属しているのか、自信が持てなかった」彼はわたしに言った。「実力不足が見透かされそうで怖かったんだよ」もしかして、抑うつ状態だったのでは、と尋ねると、彼は考え込んだ。「うつ病の診断基準に当てはまっていたとは思えない」やがて冷静に言った。「でも、楽しんでいなかったのは確かだな」

そのうえ満足のいく研究もできなかった。ボボ人形実験で名高いバンデューラだが、ハリーが彼の研究チームに加わったときには、嫌悪療法に取り組んでいた。わざわざ苦しい思いをさせるために患者を集め実験の準備をすることに熱意を持つのは難しい、とハリーはまもなく気づいた。喫煙嫌悪のための実験で何十本というタバコを吸ったあと、バンデューラが飼っている蛇の檻に胃の中身をぶちまけた患者がいて、その汚物を片付けなければならなくなったとき、ハリーはいっそ研究をやめようかと思った。嘔吐物を片付ける毎日なんて、想像もしていなかった。自分より一まわりも二まわりも大きい、何か偉大なものに触れたかったのだ。自由な時間には、当時キャンパスで盛んに回し読みされていた二冊の書物、『カッコーの巣の上で』と『分裂病の少女――デボラの世界』のほか、心理学を学ぶ者なら定番のゴッフマンの『アサイラム』、レイン、サズ、フーコーなどを読み漁った。

一九七〇年秋、ハリーは精神病理学という大学院生向けのゼミを履修した。ローゼンハンの授業について細かいことはあまり思い出せないが、彼に敬服したことだけは確かだった。あるときローゼンハンはゼミの八人の学生を家に招いた。その晩のモリーの料理は最高だった（レモン風味のクリーミーなギリシア風エッグスープ）。学生たちが料理にかぶりつくあいだ、ローゼンハンは滔々と話し続けた。食事に、屋敷に、マイヤーレモンとザクロの木々に、底を黒く塗った裏庭のプールに、ローゼンハン自身にすっかり圧倒されてしまい、そのときならどんな書類にでも無条件にサインしていただろうとハリーは言う。「わあ、すげえな、とにかくそんな感じだった」ハリーはローゼンハンが仕掛けた罠にまんまとかかり、偽患者として入院することに興味を持った。もともとあれこれ疑ってかかる性格ではないが、彼が実験に参加したのは、何かに所属するチャンスをローゼンハンがあたえてくれたからにちがいない。スケジュールを合わせるのが難しかったこともあったが、学生たちはあれこれ適当に言い訳をして、ビル・アンダーウッドを除くと、結局ほかに誰も実験に加わらなかった。

ハリーが「ハリー・ジェイコブズ」という偽名を選んだのは、彼に言わせると単なる思いつきだという。それから、ローゼンハンと彼の研究助手から偽の住所をあたえられた。カリフォルニアで最古の、カリフォルニア大学サンフランシスコ校の精神病院、ラングレー・ポーター病院が彼の潜入先であり、そこに近い住所だった。ビルと同様ハリーも、薬を飲まずに隠す方法以外には、ローゼンハンから何か指導を受けた覚えがなかった。「それで少々驚いたんだ。最低限の指導しか受けなかったという印象だった。僕は決行日の前日にローゼンハンと会った。授業で、具体的な精神症状として『空っぽだ、中身が何もないという声。ドスンという音』みたいな幻聴については話を聞いたが、僕が指導を受けたのは本当に一五分ぐらいだったから、もう不安で不安で。僕は臨床心理学の学生ではなかったし、精神疾患を抱える人は常軌を逸していると言い聞かされて育ってきたくちなんだ。わかるだろう？　ライオンの巣穴に入るような気分だったよ。精神病院の患者はどんな感じなのか、と戦々恐々としていた」

ハリーは、精神病は「誰にでも起きること」だから、精神病患者に親切にしましょうという子ども向けの公共広告を思い出した。この一連の広告は、幼いハリーをひどく怖がらせた。いつか自分も精神病院に閉じ込められて、精神病が「うつってしまう」かもしれない、そんな恐怖に駆られたのだ。そして今、それから二〇年近く経って、みずからそこに潜り込もうとしていたのだった。

それは感謝祭を終えたあとの一一月末で、完璧なサンフランシスコの秋の朝だった。ハリーはスラックスとワイシャツを身につけた（彼はヒッピー一派ではなく、口髭をたくわえてもいなければ、髪も伸ばしていなかった）。病院までの交通費とわずかな小銭しか持たず、身体検査をされるとまずいので身分証明書のたぐいも持参しなかった。

バスでサンフランシスコのラングレー・ポーター病院の受付に向かうと、そこにいた看護師に予約はあるかと訊かれた。ないと答えたが、かかりつけのセラピストであるデヴィッド・ローゼンハン博士から紹介されたと付け加えた。ハリーが住所を告げると、驚いたことに、この（偽の）住所はラングレー・ポーターの受け入れ区域ではないので、サンフランシスコ総合病院に行ってほしいと言われた。看護師にバスでの行き方を教えられ、ハリーは仕方なく病院を出ると、電話ボックスに行き、サンフランシスコ総合病院に電話をかけた。オペレーターは、その住所の患者を受け入れられるかどうか訊いてみると言い、電話番号を尋ねて、あとで折り返し電話をすると言った。ハリーはすっかり不安になり、実験の連絡係であるローゼンハンの研究助手に電話した。名前は忘れたが若い女性で、彼が状況を報告するとがっかりした様子だったが、落ち着いて経過を見守ってくれと言った。

その直後に電話が鳴った。聞いたこともない声が、また別の病院の精神科医だと自己紹介したとき、ハリーはぎょっとした。この精神科医はどうやってこの電話ボックスの番号を知ったのか？　相手はいったい誰なのか？　どこの病院からかけてきているのか？　そもそも何のための電話なのか？　そのあとのことはよく思い出せなかったが、とにかく何度も練習した台詞を口にしたことは確かだという。例の「空っぽだ。中身が何もない。ドスンという音」だ。ところがハリーの話で、あるいはその話し方で、相手の医師はハリーに自殺の危険性があると判断したらしい。わたしはハリーに、医師がなぜそう感じたのか説明してほしいと食い下がったが、彼は一つも理由を思い出せなかった。

「どうしても心配です」医師はそうくり返した、とハリーは回想する。「あなたが心配なんです。とにかく病院に来てもらわないと」

ハリーは別のバスに乗り、しだいに大きくなっていく不安を抑え込もうとした。そこは調査ずみの病院ではない。どんな病院で、どういう患者が入院しているのか、何一つわからなかった。彼はまったく未知の場所に向かおうとしていた。

建物にどうやって入ったかは覚えていなかった。とにかく気づくと四階の個人オフィスにいて、家族写真や本といった個人的なものも多少は並ぶ、大きなデスクの向こうに精神科医が座っていた。医師はハリーに、正面にある椅子にお座りくださいと言った。ハリーは下着が汗で濡れているのがわかったが、なぜか緊張はしていなかった。とても離れたところから自分の不安を眺めているような感じだった。学校の校庭で野球をしているような気分。自分はこれからバッターボックスに立ち、フェンスめがけてスイングをしようとしている。言葉がするすると口から出てきた。名前はハリー・ジェイコブズ、カリフォルニア大学バークレー校の大学院生（スタンフォードから、妻の学校に変更した）で、数週間前から幻聴が始まり、「空っぽだ」「中身が何もない」「ドスンという音」という声が聞こえる。全部決められた台本通りだった。

変更したところはある、とハリーは認めた。自分は学外で一人暮らしをしていると話したが、実際には妻と暮らしていた。ローゼンハンはのちにこのことを取り上げ、重い精神病症状がある人が一人暮らしの場合、トラブルを起こさないように隔離する根拠になるとした（しかしビルもまったく同じように、妻のマリオンのことを話さなかったのだが）。そのあとハリーはもっと明らかな嘘をついた。昨年交通事故で両親を亡くしたので、身近な親類縁者はいない（実際は両親ともに健在）と話したのだ。なぜそんなことを言ったのか？　ハリー本人さえわからなかったが、その変更点については、病院に行く前にローゼンハンから許可してもらっていたとハリーは訴えた。ローゼンハンのメモ（彼は雑記帳で、ハリーについて「ウォルター」という偽名を使っている。ウォルターが脚注の人物だとはどこにも書いてなかったので、当時、もともとの八人の偽患者の誰かに別の偽名を使っていたのだとばかり思っていた）によると、話が違う。「ウォルターがなぜ台本を変えたのか実際のところはわからない。だが、どうしても入院を成功させたかったが、ほかの偽患者たちと同様、あの程度の症状を訴えるだけでは認めてもらえないのでは、と思ったからではないか。わたしはそう強く疑っている……こういう変更がおこなわれたからには、彼のデータを実験結果に含めることはできなかった。この変更が病院の医師側の判断にどんな影響をあたえたか、わからないからだ」[9]とはいえ、ローゼンハンが自分の台本にあれこれ手を加えたことを、わたしたちはすでによく知っている。

いずれにしても、いざ症状が認められると、ハリーは興味深い症例となったのだ。受理面接が始まって一五分ほど経ったとき、医師は、意見を聞きたいので精神科医をもう二人呼んでもいいかと尋ねてきた。興味を持ってもらえたことに、ハリーは嬉しくなった。どんなふうに日々過ごしているのかと訊かれて、ハリーは正直に答えた。アパートの部屋に閉じこもってテレビを観るわびしさ、終わりのない勉強、競争の厳しい大学の雰囲気、親しい友人がいないこと。自分には価値がない、自信がないという気持ちを吐露した。三人の精神科医の前でハリー・ジェイコブズに扮してみて初めて、自分がどんなにつらくみじめか気づいたという。「僕の大学院生活はハッピーなものではなかった。その頃妻との関係もうまくいっていなかったから、余計に苦しい状況だった。でも原因の一部は……自分に自信がなかったことだ。心理学部は有名人ばかりで……なんというか、疎外感を感じていたんだ」たしかに両親を亡くしてはいないし、一人暮らしでもなかったかもしれないが、落ち込んでいたのは嘘ではなかった。幻聴を頭から締め出すために耳を銅鍋で覆ったと主張したローゼンハンと比べて、これがそんなに悪いことだったのだろうか?

四五分間の面接のあと、ハリーは米国公衆衛生サービス病院★に入院した。
「試験に受かったような感じがしたよ」

病棟に対するハリーの第一印象を表すうってつけの言葉は、「明るい」だ。娯楽室一面に並んだ窓からは自然光が燦々と降り注いでいて、病棟内はありえないほど明るい雰囲気だった。クリスマスの飾りつけや環つなぎ、手作りの装飾、イルミネーションを施したツリーのおかげで、陽気なお祭り気分が満ちていた。これが本当に、子どもの頃想像していた恐怖の館なのか？

男女が鍵のかかっていない同じフロアを共有し、自由に歩きまわってかまわなかった。看護師が病棟内を案内してくれて（このこと自体が珍しかった。ローゼンハンやビルのときにはなかったことだ）、起床時間と就寝時間は決まっているけれど、そのあいだは好きなことをしていいですよ、と言われた。しかも、スタッフには制服がなく、みんな普通に私服を着ていた。ハリーは、とくに初めのうちは、何度も患者と間違えてしまった。この違いはおそらく、ハリーの病院は急性患者用の精神科施設で、入院は短期であり、患者を自宅や外来治療へ戻すか、もし必要なら州立の精神病院へ送ることが目的だったからだろう。そこは最後の砦でもなければ、入れば何か月も、

★本書の制作に入る直前、ハリーが引越しの準備をしていたときに、彼は偶然にも入院中につけていたメモを発見した。これまであれだけ議論されてきたというのに、このメモがハリーの入院先をあっさり特定した。サンフランシスコ北東部に位置する米国公衆衛生サービス病院である。ここは国立の研究病院で、もとは海軍の兵士や士官のための施設だった。

あるいは何年も出てこられない養護センターでもなかった。病院側は患者をすみやかに退院させ、入院中はできるだけ快適に過ごせるよう努める。

インタビュー中、ハリーは最初の夜のことはほとんど思い出せなかった。ローゼンハンのメモには、ハリーは最初の食事を「何もしゃべらず黙々と食べた」とあり、当初の不安が表れているように見えたが、ハリーは、牛のヒレ肉があまりにおいしいので驚いたせいだったような気がすると言った。カルテには彼の落ち着きのなさについて記録があった。ローゼンハンのメモによれば、「彼はずっと指を鳴らし続けていた」[10]と書かれている。

ローゼンハン同様、ハリーも初めの数日はほかの入院患者たちを避けていたが、グループセラピーに加わるようになると、そうも言っていられなくなった。患者はほとんどが同年輩で、もっと若い人が数人、両親と同じくらいの年代の人も何人かいたが、それだけだった。一九七〇年頃のベイエリアの典型的ヒッピーみたいな人たちもいた。あるいは自殺未遂を起こしてそこに収容された者。当時の新聞には、ゴールデンゲートブリッジから飛び降りようとして、説得された人の記事[11]が頻繁に出ていた。元沿岸警備隊の一員だというある若者は、太平洋の小島で八か月過ごすうちに錯乱し、ギターを手にそこにやってきた。ハリーはそのぶっ飛んだ若者にとくに好意を感じた。どことなく弟に似ていたからだ。いざ病棟の雰囲気に親しむようになると、自分がヒッピーの愛の集会の真っただ中にいることに気づいた。患者たちはグループを作って座り、歌い、泣き、笑った。そこは、つらい思いをしてきた人たちの一種のコミュニティだった。

病棟のほとんど全員が、看護師さえも、戦争反対派だった。戦死者の数がニュースで伝えられると、看護師は言った。「わたし、北極に引っ越すわ」全員が爆笑した。いや、ほぼ全員と言うべきだ。朝鮮戦争の退役兵ジョンはたちまちハリーを嫌うようになり、反戦を表明した全グループを非難して、こう何度もくり返した。「戦争に反対するようなやつは全員銃殺刑だ」

そう聞いてもハリーは怖くなかった。ジョンは気難し屋だが、映画などでわめきちらす精神病患者のような人物ではない。病棟で「いちばんヤバかった」のはレイという名の自殺願望を持つ患者だったとハリーは回想する。脱走しないよう、彼だけは病衣を着せられていた。入院する前、彼は四階の窓から飛び降りたが、命に別状はなかった。たしかに骨は数か所折っていた。それでもハリーからすると、多少うつ気味なところはあるが、きわめて理性的な男だと思えた。

レイがブルーなら、ハリーはレッドだった。最初の数日間は、いい意味ですっかりハイになっていたという。スタンフォードに移ってから空っぽになっていた心にいきなり火がともった。ノンストップで書き続け、ノートを次々に埋めていった（わたしが本書の制作に取りかかる数日前に彼はそれを見つけたのだが、それまでは、わたしが彼に連絡する何年も前、春の大掃除のときに捨ててしまったとばかり思っていたそうだ。それをコピーしたものをローゼンハンに渡したかどうか、ハリーは覚えていないという）。病院側スタッフもそれに気づき、何を書いているんですか、あなたは作家ですか、と尋ねてきた者もいたそうだ。

ハリーが医師たちにさまざまな精神病症状を訴えたこともあって、毎日特定量のソラジンが処方された。問題は、薬が錠剤やカプセルではなく、液状だったことだ。液体タイプのソラジンは、患者が薬を口に隠してあとで吐き捨てる行為が広がったことに対応するため、一九六〇年代に導入された。当時の広告キャンペーンにはこうある。「警告！　精神科の患者は『ズルをして薬を飲まずにすます』」[12]

ハリーは「さてデヴィッド、僕はどうしたらいい？」と思ったが、一瞬ためらっただけでその不快なシロップを飲み下し、それが喉を滑り落ちていくのを感じて顔をしかめた。あとはどんな効果が出るのか見守るだけだ。数時間経っても何も起きなかった。「これで、当時の僕の精神状態がどうだったかわかるというものだよ」彼はわたしに言った。量が少なすぎてほとんど効果がなかったのか、あるいは環境の変化で不安が高まり、抗精神病薬のおかげでむしろ落ち着いたのか。その後、薬が錠剤に変わったので、呑みこまないようごまかすことができるようになり、どちらが正しかったのか確かめる必要はなくなった。

入院当初、ハリーはまわりを観察したり、人にあれこれ質問したりして過ごしたが、自分のことはほとんど話さなかった。それを見て、わりと魅力的な若い看護師の一人（ハリーが恋をすることになる相手だ）が、もっと自分のことを人に知ってもらったほうがいいと促した。自分の望みを別の形で実現しようとする「昇華」は、あなたが苦しんでいる証拠だという。鋭い指摘だった。たしかにハリーはまわりから距離を置こうとしていた。とくに妻と家にいるときには。「心にずんと来てね」ハリーは言った。

ハリーには、病院スタッフがみな心から楽しんで仕事をしているように見えた。対等な立場で患者に話しかけ、ともにゲームや噂話に興じ、歌のグループに加わって、ピーター、ポール＆マリーの曲が病棟内にあふれた。ある若い女性患者が、自宅と呼べる場所もなく、お金もなく、退院することになったとき、看護師の一人が彼女を引き受けて、自立できるまで面倒を見た。「あの病院には人を落ち着かせる効果があったと思う。動揺して入院した人がたちまち穏やかになっていくんだ。あたたかい雰囲気だった」ハリーは言った。

しかしハリーが患者だということに変わりはなかった。そしてその違いを、病棟のセラピストと面接したときにいやでも確認させられた。相手は、ハリーに棒人間を描いてほしいと言った。これは「人物画テスト」で、もともと子ども向けに設計された、よくある心理テストだった。大学院では、人の知覚や認知について調べるツールだと学んだ。絵を描くのはあまり得意ではなかったが、自意識過剰になっているのがわかった。これは芝居だとわかっていながら、相手のセラピストを感心させたがっている自分がいた。わたしがSCIDを受けたときにファースト医師を感心させたいと思ったのと同じだ。ハリーは自分の空間把握力の限界を隠そうと努力した。「できるだけのことをしようとしたんだ。『本当に患者になった』つもりになって」

やがて彼はセラピストに尋ねた。「もう少し続けたほうがいいですか？　それともこのへんにしておく？」

セラピストは答えた。「ご自身で決めてください」患者からそう訊かれたらこう答えろとハリー自身が教えられた通りの答えだと気づいた。「それをセラピストからそのまま返されたときは、あまりいい気持ちがしなかったな」ハリーは言った。

入院したての頃、ある看護師がハリーに彼自身のカルテを渡し、別の階で脳波をとってきてと告げた。カルテを患者に渡すなんて、どんな病院でもありえないことだが、まして精神病棟であればもってのほかだろう。極秘ファイルが手に入ったその瞬間、これは値千金だと悟った。道々ページを繰る。時間を無駄にはできなかった。予約の時間に現れなかったら気づかれるだろうが、ローゼンハンにこの情報を伝える必要がある。でもどうやって？　電話だ！　電話を探して廊下をうろうろし、人のいないオフィスにこっそり入ると、受話器を取ってローゼンハンの番号をダイヤルした。手が震えているのがわかった。ローゼンハンと話をしたかどうかは覚えていないが、彼の美人研究助手とは話したはずだった。

カルテには、彼に抗精神病薬が処方されている旨が記されていた。別の行には「兵役には不適合」とあった。「やった、これは好都合だ」と思わずにいられなかった。しかしすぐに別の単語が目に飛び込んできた。「慢性未分化型精神分裂病」。何か疾患があると診断されたから入院することになったのだと頭ではわかっていたが、白い用紙に黒々としたペン字でそう書かれているのを目の当たりにすると、やはりショックだった。

翌日、新たに一人の女性がグループセラピーに加わったが、こちらに背を向け、話をしようとしなかった。セッション中、ほかの患者たちが彼女を仲間に入れようと、懸命になだめすかす。「みんな、君に仲間に入ってほしいと願ってるんだ」彼らは言った。やがて彼女もそのやさしさに心を開き、グループの患者たちに向かって、神に破滅させられたと話した。患者の一人が、神の愛と赦しを説いた聖書の一部を暗唱した。「そこに参加していたときの感覚や、患者同士がどんなふうに支え合っていたか、伝えるのは難しい。でもみんな、たがいを思いやっていたんだ」

ハリーは言った。「考えるだけで、胸が一杯になるよ……僕も、そして誰もが、患者というのは弱いものだと勝手に思い込んでいたらしい」

ローゼンハンは自分が「正気な人間」だということをまわりに知らせたくなったと語っていたからだった。（「わたしはローゼンハン教授だ！」）のに対し、ハリーが同じ衝動に駆られたのはまったく別の理由からだった。「僕の抱えている問題を解決しようと一生懸命になっている彼らを見てると、罪悪感を覚えてしまってね。ほかのことに使おうと思えば使える時間を、僕のために使ってくれている必要のない病院に僕はいる。そのことも後ろめたかった。みんないい人だったんだ……だから罪を告白したかった」

ハリーが入院してまだ一週間も経たない頃、病棟の企画で、海辺まで遠足に出かけることになった。一同はシャトルバスに乗り込み、四〇分かけて海岸へ向かった。潮の香りには可能性がみなぎり、魔法でもかかっていたにちがいない。患者たちはバスから降りると、浜辺に出て、一二月初めのあたたかな午後を楽しんだ。あの人たち、精神病院から来たんだよ、とまわりの人たちは囁いていたのだろうか？　だとしても、ハリーは気づかなかった。心から楽しんでいたからだ。日光浴をし、おしゃべりをした。大学院で試験の採点をするよりはるかに愉快だった。すべてがはるか彼方に思えた。女性の患者が彼の手を取り、囁いた。「もっとここにいましょうよ。帰りたくないわ」

「正直なところ、大学院生だったときより、病院で患者たちと一緒にいたときのほうが、自分というものを取り戻し、現実感が持てた」彼は言った。

ハリーの入院について記録したローゼンハンのノートには、ページの端に「彼は精神病院を気に入っている！」[13]と走り書きされていた。とても信じられないとでもいうように。

二週目に入ると、ハリーはシャイな一匹狼から病棟のリーダーに変身していた。患者たちは彼に敬意を払っているようだった。これでいいかとアドバイスや承認を求めてきたりもした。ハリー自身もその新たなリーダーとしての立場が気に入り、今まで表には出さなかったけれどじつは心理学について少々知識があるとちらちらほのめかして、患者たちに特別セラピーをすることもあった。ローゼンハンはこのことを、患者たちとの差別化を図ろうとした結果だと解釈した。ハリーとしても反対はしないが、そこにはもう少し願望が含まれていたと考える。「そうとも、マクマーフィーになったような気分だったんだ」彼は『カッコーの巣の上で』の主人公を引き合いに出した。「患者さんたちから尊敬されている感じがした。それが僕には大きな意味があった……患者さんたちにいい影響をあたえている、支えになっている、そう思えた」

ハリーは、入院当初に彼を励まして自分の殻から引っぱり出してくれた若い看護師と、人目もはばからずにいちゃいちゃしたりもした。「そんなスカートをはいた女の子がそばにいたら、セラピーに集中なんかできないよ」彼は看護師のミニスカートのことを言った。

すると彼女は、精神病院ではなくどこかのバーにでもいるかのように、笑い飛ばした。ときには息抜きのため、ハリーをナースステーションに呼ぶことさえあった。戦争反対者に怒りをあらわにしたあのジョンという退役軍人は、ハリーが贔屓されているのが気に入らず、ある晩、外出許可が出たときに少々飲みすぎて、そう文句を言った。すっかり酔っぱらっていたジョンは、ナースステーションにいたハリーに喧嘩腰になって向かっていった。

「そこから出ろ！」と命令口調で言った。

「いやだね」ハリーは、かつてない強気な言葉に自分でも驚いた。ジョンを怖いとは思わなかった。彼はかわいそうな病人で、ハリーに嫉妬しているだけだ（のちにこの話を聞かされたローゼンハンは、おののいた。「酔っぱらいには逆らうなと、父親に教わらなかったのか？」[14]でもハリーは状況を正しく見極めていたのだ。ジョンはむかっ腹を立ててはいたが、暴力的ではなかった）。ジョンは立ち去り、ハリーは新たに手にした自信をしみじみと味わっていた。自分はここで変わり始めている――それもいい方向に。

それでも入院して二週間も経つと、そろそろ休憩する必要があると思い立った。病棟になじんではいたが、精神的にも体力的にも消耗していた。真夜中に目が覚めても、患者として眠っているふりをしなければならず、頭がどうにかなりそうになった。早めに退院を促そうと心に決めた。期待通り、患者たちの大半はハリーの外泊を支持してくれた（この病棟では、外出や外泊の許可をあたえるべきかどうか、患者たちが意見を出せることになっていた。これが仲間意識や助け合いの精神を育んだ）。ただし一人を除いて。例の退役軍人のジョンだけは「患者の中で、彼は誰より問題を起こしている」と訴えた。看護師たちはこれに賛成し、ハリーとしてもまさかと思ったが、外泊の申し込みは却下された。

「僕なら大丈夫だと、看護師たちを説得できなかったんだ。それはひどくシュールな体験だった。僕は精神病院に潜り込んでいただけだ。だけど、外泊しても平気だとみんなに思わせることができなかった」

いつでも病棟から立ち去り、姿をくらますことはできた。鍵は掛かっていなかったし、そもそも偽名を使っている。それでも現実世界に適応できることを病院側に証明しなければならないと感じていた。まず、許可が出やすい日中の外出許可を求め、そちらは簡単に手に入った。いざ外に出てみると、とくにやりたいことはなく、結局スタンフォードのキャンパスに行っただけだった。ローゼンハンに会ったかどうかは記憶にない。思い出せるのは、地球のパラレルワールドに降り立ったエイリアンになった気分だけだ。どこも見覚えはあるのに、わずかに歪んでいる感じ。

病棟に戻ってきたとき、外泊許可をあたえても大丈夫そうだと病院側も感じたようなので、ハリーはさっそく外泊することにし、一晩自分のベッドで（単純に快適だった）妻の隣で眠った。このときもそのまま戻らないという選択もあったが、この実験を最後まで見届けなければならないと感じた。「そんなことをすれば、あの場所を見捨てるような気がしたのかもしれない」ハリーは言った。

ハリーは外の世界に適応できたと誰もが感じたようだった。その病院の平均入院期間（三週間）にも近づきつつあった。今回、退院を持ち出したのはハリーではなく、外泊した二日後に精神科医自身が退院を認めたのだ。退院時面接のとき、精神分裂病という診断のことは（ハリーが思い出せるかぎり）いっさい話題にならず、医師は退院後の生活の状況、学校や仕事に復帰できるのかなどについて尋ね、もしまた急変したときに助けてくれる人のリストを提出してほしいと言った。支援環境は整っているとハリーは病院側に伝えた。投薬の話は出なかったが、セラピーには通ったほうがいいと勧められた。病院側は、ハリーをただ退院させるのではなく、退院後の生活をも気にかけてくれているようだった。

別れを告げるときには、つい感傷的になってしまったという。「傷つきやすい人たちだったけれど、人間というものを大切にしていた。あそこでは、みんなが自分の気持ちをあらわにしていた。学問の世界にいたときは、あんなふうじゃなかったよ。おかげで、病院外では感じられなかったような近しさを人に対して持てるようになったんだ。だから、気持ちの問題だったと思う。スタンフォードのようなエリート主義の場に自分がふさわしいのかどうか自信が持てなかった人間にとって、あの精神病院に入院し、単純に穏やかに過ごすことが大事だと気づけたことは、とても大きな意味があったんだ」

ローゼンハンのメモによると、ハリーが日記の最後に書いた言葉は、「きっとあの場所が恋しくなる。必ず」[15]だった。

第23章 「すべては君の頭の中に」[1]

ハリーと初めて顔を合わせたのは、ミネアポリスのチェーンのホテルだった。わたしはそこでメンタルヘルスケア関係者に自己免疫性脳炎について講演をしてほしいと、招待されたのだ。電話で話したときの慎重で控えめな声の調子から伝わってくるイメージと違って、本人はもっとエネルギッシュな人物だった。話しながらつねに体を動かし、座ったままそわそわしていた。次のマラソン大会（彼は熱心なランナーだった）で発散されるのを待つ、エネルギーのかたまりという感じだ。

わたしたちは実験のその後やローゼンハンとの関係の変化について話をした。初めのうち、ローゼンハンはハリーが入院することに大喜びしていた。というか、ハリーにはそう見えた。「ぜひ僕に参加してほしい実験であり、一緒に研究を進めてほしい、そういう印象を受けた」ところがしばらくするとローゼンハンはしだいに尻込みし始め、冷ややかになっていった。実験の話も出なくなり、ローゼンハンはハリーの論文指導者という立場からも身を引いた。そして何の音沙汰もなくなった。

「僕はずっと待っていた。でも彼は姿を現さない。待ち続けたけど、結局何も起きなかった」ハリーは言った。

実験のことは後回しにして、禁煙の研究に集中し、博士論文を書き、審査してもらい、一九七二年八月に学位を取得した。そのあいだずっとローゼンハンからは何の連絡もなく、ぎこちない沈黙が続いた。一九七三年に「狂気の場所で正気でいること」が発表されたときには、ハリーはすでにアイオワ州立大学で教授となっていた。ローゼンハンとは一年以上、話をしていなかった。自分のケースが論文から除外されていたことも、みずから『サイエンス』誌を読むまで知らなかった。「足元の絨毯が引き抜かれたような気分だったよ」

そこでハリーは自分バージョンを書こうと決意した。一心不乱に草稿を書きあげるのに、丸々四時間かかった。単語一つ実際と変えなかった。一九七六年、自分が九番目の偽患者だということを明かした。実験に関わった人で書面でそう名乗り出たのは、ローゼンハン以外では初めてだった。没個性化されることもなく、スタッフと深い交流もできた、とハリーは書いた。自分のいた病院の設備は「すばらしく」[2]、スタッフと患者の割合はほぼ一対一で、「あたたかい雰囲気」と「嘘のない、思いやりのある」環境作りに成功しているとした。

「記録の歪みを正し」、病院側の弁護ができたとハリーは感じていたものの、記事は思ったほど話題にならなかった。記事が掲載された雑誌は『サイエンス』誌ほどの権威がなかったこと、そしてローゼンハンの論文が発表されてからの二年間に、論文は熱狂的な支持を受け、福音と化していたことなどが理由だった。ローゼンハンはハリーの記事を無視した（ローゼンハンがハリーの記事について何かコメントした記録は、個人的なものさえ残っていないし、ローゼンハンからそれについて連絡を受けたことも一度もないとハリーは話した）。

わたしはハリーに、ローゼンハンによる「ウォルター・アブラムズ」に関するメモを渡し、固唾を呑んで反応を待った。ハリーはそれを音読したが、みるみる眉をひそめた。「ええと……『彼は入院し、妄想型精神分裂病と診断された』[3]。間違いだ。慢性未分化型精神分裂病だった。『彼は入院二六日後に退院した』。間違いだ。一九日間だった」

温厚な男が冷静さをかなぐり捨てていた。

「面白い」ハリーは読みながら、顎に人差し指をあてがって考え込んだ。「気になるのは、根本的に事実と異なっている部分について、その違いが結果に何かプラスに働くわけじゃないってところだ。データを変える理由がない」ハリーは医師のアドバイスに逆らったわけではなく、アドバイス通りに退院した。「寛解段階で」退院してもいない。ローゼンハンが書いているように「三日間」みんなから疎外されてもいないし、病棟は「満杯」でもなかった。それでもローゼンハンはそんなふうに手を加え、そこにできたギャップは創作で埋めた。

わたしはまた、数値の食い違いについてもハリーに示した。わたしはファイルの中に、ローゼンハンが内容確認のためにマシュマロ・テストの考案者ウォルター・ミシェルに送った、「狂気の場所で正気でいること」の初期の草稿を見つけた[4]。このバージョンには、九人の偽装患者全員が含まれていて、脚注もなかった。つまり、ハリーのデータの除外を決める前に書いた論文原稿だと考えてまず間違いないだろう。ハリーのデータが入っていても入っていなくても、論文の主旨も論調も変わっていないのはともかく、驚くのは、数値も変わっていないことだった。つまり九人というサンプル量からハリーのデータを除いても、数値にまったく影響が出ていないのだ。

平均入院日数も、投与された薬の数も、ナースステーションの内外で看護師が過ごした時間も。わたしは数学があまり得意ではないが、それでも九人という比較的小さなサンプルサイズから一人分のデータを除いたら、総量はたとえわずかでも変化するはずだとわかる。★しかもローゼンハンが用いた数値はかなり具体的だった。論文の中で、たとえば精神科医が患者と一日に接触する平均時間は三・九分から二五・一分の範囲だったとされている。[5]このことにハリーは驚いた。それはわたしもだ。

同じようにひどい話だが、ハリーの入院について書かれたあるメモが、ローゼンハンの論文にほぼそのまま収録されているのも見つかった。「別の偽患者は看護師とロマンスまで発展させた……その同じ偽患者は、ほかの患者にセラピーを始めた。これはどれも、没個性な環境で、人が人間に回帰した証である」[6]これらのエピソードは、「ウォルター・アブラムズ」(ローゼンハンがつけたハリーの仮名)に関するローゼンハンのメモがもとになっている。これを論文に含めながら、ハリーのデータは論文からはずしたと主張するとは、いったいどういうことなのか?

もし『サイエンス』誌の編集者がこうした違反に気づいていたら、ローゼンハンの論文を掲載したとは思えない。データは、もっとやわらかめの報道記事であっても、最低限正確なものでなければならない。今やわたしには確信があった。ローゼンハンのデータは正確ではなかった。

★すべての数値が同じであれば話は別だが、この場合、それはないとわかっている。

それでもハリーは、この実験のおかげで人生が上向いたと信じている。臨床分野で学位を取ろうかと考えたが、最終的には禁煙を広めることで世界を救おうと心に決めた。彼は外見さえ一変させた。

「口髭をたくわえたんだ」それが癖なのだが、彼は説明もなしに突然話題を変えた。

「口髭に何か意味があるんですか？」わたしは元の話題に引き戻した。

「少しばかり常識のレールからそれようと思ってね。自分はかなり常識的な人間だと思っていたので」ほんの少し髭をはやすことで、彼は反逆者のリーダーに変身した。そんなものになれるなんて、かつては思ってもいなかったのだが。

「［実験は］僕に深い影響を残した。あの経験すべてが僕を根底から変えたんだ」彼は、〈タバコか健康か世界会議〉の計画委員会での仕事について、会議の開催会場をヘルシンキやシカゴのような都市から、喫煙率が上昇傾向にあるムンバイやケープタウンのような途上国の都市に変えるよう委員たちを説得したことについて、話した。それもみな、偽患者になったことが基盤にあったという。「［僕は］物静かで内気な人間だった」と彼は言った。でも入院後、「何かを本気で信じれば闘える」と気づいたのだという。

何がおこなわれたかは明らかだとハリーは感じていた（わたしも同感だ）。全般に入院生活に好意的な印象を持ったハリーのデータは、精神病院は患者への配慮に欠け、効果の低い、むしろ有害な施設であるというローゼンハンの論文の主張と一致しなかったため、排除されたのである。「ローゼンハンは精神科の診断に注目していた。それはそれでいい。でも、たとえ自分の仮説とは一致しなくても、データは尊重して受け入れなければならない。これは確信があるし、こんなことを言うのはフェアではないかもしれないけれど、もし僕もほかの人たちと同じ体験をしていたら、きっとデータに含められただろう……ローゼンハンには自分の考えが、仮説があり、それを裏づけようとしていた」

ローゼンハンは論文の最後に、ハリーの経験をぼんやりと認めているように見える一文を加えている。「もっと良好な環境であれば……スタッフの行動や診断も、より好ましい効果的なものになったかもしれない」しかしこの部分について言及した者も、記憶していた者もいない。むしろローゼンハンは、困難で複雑な状況にある患者に対し、多くの医師がおこなってきたことをそのままおこなったのだ。つまり、自分が出した結論に合致しない証拠は捨てたのである。おかげで、状況はいっそう悪くなった。

ナショナル・パブリック・ラジオ局の番組『すべてはあなたの頭の中に』は、ローゼンハンの論文が発表される直前、一九七二年一二月一四日に放送され、ローゼンハンがオープニングに登場した。ハリーと話をしたあとで、ローゼンハンにどれだけグレーゾーンが存在していたかを知るにつけ、テープから聞こえてくる彼のただただ自信満々な声に腹が立った。

四五年前の録音は、遠くで鳴る鐘の音で始まる。[7] どこかの部族風の太鼓の音が激しく響く。鐘の音はしだいに大きくなり、最高潮を迎えたところで男の声がそれをさえぎる。「人間の心を研究する心理学。すべてはあなたの頭の中に」

『トワイライト・ゾーン』の完全なパクリであり、雑なつくりのラジオ番組だということを考えれば、それも納得できた。何年もその業績について理解しようと追いかけ続けた人の、めったに聞けない声を聞くのは、本がぎっしり詰め込まれた部屋に眼鏡を持たずに入って、途方に暮れている気分だった。かつては尊敬していたのに、今では最悪の反則を犯したのではと疑念を抱いている相手だ。

二〇分のインタビューの中で、ローゼンハンは司会者に、自分が偽患者として入院したときの体験をこれでもかと語ったが、細かいところでいくつかデータを誇張していた。たとえば、入院期間は本来九日間だったのに、数週間と話した。「われわれに処方された薬を合計すると五〇〇〇錠以上にのぼりました」と彼は言った（論文では、処方されたのは二〇〇〇錠とされている）。

司会者：この国で精神病院に入院する患者は、それで症状が回復すると思いますか？

ローゼンハン：いいえ。精神病院は治療施設とはとても言えません。たとえばハンセン病のような患者を入院治療させることを考えてください。患者のそばに座って会話をするなど、密な交流ができない。こんなことまで言って申し訳ないが、トイレや浴室、食堂に至るまで、医師と患者のスペースが区別されている。面接は週に一、二度ほんの三〇分程度。そんな状態だとしたら、患者が症状を克服し、生活を向上させられるなんて、誰も思わないでしょう。概して精神病院に治療機能はないとわたしは思いますし、ゆくゆくは閉鎖されることを望みます。

ハリーのデータを考慮に入れなかったことで、ローゼンハンは、完全に整っているとは言えないが、より正確で立体的な研究結果を出す機会をみすみす逃した。そのかわり、今日まで脈々と引き継がれている、危険なエセ真実を永久保存するのに手を貸したのだ。「［精神病院が］ゆくゆくは閉鎖されることを望みます」ローゼンハンが精神病院の評価にもっと慎重になり、ハリーのデータを論文に取り入れていれば、彼の論文から、極端な廃止論ばかりではないもっと別の議論が生まれ、もしかしたら、今の世の中がもう少し住みやすくなっていたかもしれない。あくまで希望的観測にすぎないが。

第24章

影の精神衛生ケアシステム

実験から数十年後、ハリーは精神病院に再び足を踏み入れた。ただし今回は患者としてではなく、患者の親として。娘のエリザベスが、重度のうつ病、拒食症と過食症をくり返す摂食障害(これらの症状のせいで、その陰に潜んでいたエーラス・ダンロス症候群という結合組織病の難病が見つかるまでにさらに一〇年かかった)で初めて精神科病院に入院したとき、まだ一六歳だった。この入院中、エリザベスは自分が患者というより囚人になったような気がしたという。[1]何か犯罪か、倫理的に許されないことでもしたかのような気分だった。「檻に閉じ込められる、あのぞっとする感じが今も忘れられません」と彼女は言った。そこでエリザベスは薬漬けにされ、「感覚がすっかり麻痺して、何もかもどうでもよくなってしまいました」。一九七〇年代、彼女の父親が患者だったときとは打って変わって、合唱することも、外出許可のために病棟内で多数決を取ることも、患者同士の心の大切なつながりもなかった。ひたすら薬を飲み、テレビを観、静かに過ごして、退院できるくらい「安定化」するのを待つ。娘の見舞いに行ったとき、ハリーは自分の目にしたものがとても信じられなかった。何十年も前に自分が経験した入院生活のほうがはるかに洗練されていたなんて、そんなことがあるだろうか? 退院して主治医に治療をまかせたとたん、投薬量はしだいに減った。エリザベスはいまだに何が起きたのかわからないという。あのとき自分に助けが必要だったのは確かだけれど、その助けを病院があたえてくれたのかどうか疑問だと話した。

一方、ハリーが入院した米国公衆衛生サービス病院は、ネリー・ブライが入ったブラックウェル病院と同じ運命をたどった。閉鎖後何十年も放置され、最近になって高級マンションに生まれ変わったのだ。ハリーが本来入院するはずだった、ザッカーバーグ・サンフランシスコ総合病院[2]（改名されてこうなった）は現在も精神科の患者を受け入れているが、輪になって「パフ」を歌ったりする患者はいない。患者は多いのに、精神科の病床数が少なすぎる。頭の中で聞こえる声がそうしろと言うので指を噛みちぎった女性[3]のような、極端な症例だけが急患として治療を受ける。「これが精神科の残念なところです。症状があるのに、自分に何か危険なことをしないかぎり、入院することさえできないんですから」[4]二〇〇六年、ニュースサイト『サンフランシスコ・ゲート』で、看護師長ジーン・ホランは語った。状況は逼迫し、二〇一六年には大勢の看護師、医師ほか、医療従事者たちが、精神科は「非常事態にある」[5]と訴えて、抗議行動を起こした。ベイエリア病院ERの元精神科医ポール・リンデ医師は、二〇一八年、「回転ドア」方針について説明した。「食事をあたえられ、シャワーを浴び、薬を処方され、少し眠ったら、さあ出ていって」[6]

救急車が出動することもしばしばだが、精神科のない総合病院の救急救命室に運び込まれると、病院側が患者をほかの精神科施設に移送したくても、ベッドが空いていないケースが多く、退院させられない。すると八方ふさがりになって、誰にとってもマイナスにしかならない渋滞が起き、結局患者は街路や刑務所にしか行き場がなくなる。全米精神疾患患者家族会（NAMI）の司法部長マーク・ゲイルに言わせれば、「けっしてノーと言わないベッド」[7]だ。「われわれが社会としてそういう選択をしたんです。精神衛生システムに予算をまわすのを拒否したのですから」[8]

米国では、少なくとも九万五〇〇〇床のベッドが足りない。[9]運動家のD・J・ジャッフィは、二〇一八年に出版した著書『狂気の結果（Insane Consequences）』で、「ハーヴァード大学で職を得るより、ニューヨークのベルヴュー病院でベッドを確保するほうが難しい」[10]と書いている。米国内の非都市郡の六五パーセントに精神科医が一人もおらず、[11]セラピストのいない地域はその半分近くにのぼる。医学生はより高い収入が見込める専門医をめざす傾向があり、また現役の精神科医の六〇パーセントが退職するため、このままの状況でいけば、二〇二五年には、精神科医は喫緊に求められているにもかかわらず一万五〇〇〇人以上不足するだろう。[12]

ビル・アンダーウッド、ハリー・ランド、デヴィッド・ローゼンハン、そしておそらくほかの偽患者たちも、今であればけっして入院できなかったと言える。まっとうな精神科施設に行けば――精神科病院が閉鎖され尽くしたこの国では、残念ながら、行った施設がまっとうとはかぎらない――次のような（歓迎すべき、かつ必要不可欠な）障害が立ちはだかる。「一人以上の看護師がバイタルサインを確認し、簡単なテストをおこない、患者の病歴を調べる。少なくとも一人の救急医がそれをくり返す……救急医は、患者の病歴によっては頭部CTその他の画像検査をオーダーする……精神科医は患者のカルテほか入手可能な電子記録を確認する……これらの審査には、合計すると何時間もかかることがある」[13] スタンフォードの精神科医ナサニエル・モリスが『ワシントン・ポスト』紙に書いている。

それに、あまり歓迎できないこんな現実もある。ほとんどの州では、入院したければ、自分が危険な存在だということを提示するか、著しく心身の機能が損なわれている状態が必要とされ、あるセラピストによれば、「ひどく混乱しているため、施設の前で立ち尽くしていたり、通りをふらふらと歩いていたり、人ごみの真ん中でぼんやりと立って衣食住もままならない」[14] ような様子でなければならないという。

精神科のある看護師が、入院したければ何が必要か説明してくれた。皮肉なことに、ローゼンハンやその偽患者たちがそうだったように、演技が必要だという。ただし、台本はまったく違う。救急救命室に来て「問診を受けたら、こう言うの[15]（事実かどうかはこの際問わない）。『自殺願望があって、実行に移そうとしている自分がいます。家に帰ったら危険だと思います。かかりつけの精神科医に、身の安全のため入院したほうがいいと言われてここに来ました。自分で自分が怖いんです』するとあなたは精神科［の救急部］にまわされる。そこでは、精神科のトリアージナースの問診を受けることになる。同じ話をくり返すこと」何人もの門番をやり過ごしたすえにようやく精神科に通され、ベッドを確保したところで、初めて本当はどこに問題があるのか医師に話せばよい。

実際恐ろしいのは、こんにちの精神衛生ケアシステムはローゼンハンによる批判を陳腐に見せてしまうところだ。「現代に照らし合わせてみると、この実験は古めかしくて、なんだか見当違いだとわかる……精神医学は州側の武器として描かれているが、実際はより大きな力関係の中でつぶされた犠牲者にすぎない」[16]わたしがインタビューをしたとき、精神科医で歴史家でもあるジョエル・ブラズローは言った。

「現在、精神医学は極端に振れてしまっている」国立精神衛生研究所（NIMH）の元所長トーマス・インセルは言った。「本当に助けが必要なのに、それを求める場所がなくて、助けてもらえない人がいるんだ」[17]

二〇一五年、『サイキアトリック・サーヴィセス』誌に、意図せずしてローゼンハンの実験を後追いするような論文が発表された。[18]研究者たちが患者のふりをしてシカゴ、ヒューストン、ボストンの精神科に電話をし、精神科医の診察予約を取ろうとした。三六〇人の精神科医にコンタクトして、予約がとれたのはわずか九三人で、サンプルの二五パーセントだった（ここには必要な待ち時間や、どんな診療が受けられるか［あるいは受けられないか］については考察されていない）。

ヴァージニア州を拠点とする、「重症の精神病患者に適時に効果的な治療をするため、それを阻む障害を取り除く」ことを目的とした「治療の権利擁護センター」の創設者、トリー医師は単刀直入にこう言った。「米国の統合失調症患者は、現在より一九七〇年代のほうがすこやかに暮らしていました。このことには、まさに米国市民全員に責任があるんです」[19]

ジョン・F・ケネディが最初に提唱した地域保健福祉体制は結局実現せず、大勢の人々が病院から追い出されて（中には生まれてこのかた病院以外で生活したことがない人もいた）、行き場を失った。ローゼンハンが実験をおこなった当時、受刑者の五パーセントが重度の精神疾患の診断基準に合致した。[20] 今ではこの数値は二〇パーセントに跳ね上がり、もっと増えている可能性もある。受刑者の四〇パーセント近くが、[21] 過去のいずれかの時点で精神障害と診断されたことがあり、最も多い診断名（二種類以上の障害を持つ人も中に入る）は重度のうつ病（二四パーセント）、双極性障害（一八パーセント）、PTSD（一三パーセント）、統合失調症（九パーセント）である。受刑者の中でも女性というセグメントの人数が昨今急増しているが、精神面で病歴のある傾向がさらに高い。[22]

とくに黒人で数値が不釣り合いに高く、「彼らが一般に精神衛生ケアの不平等をこうむりやすいためであり、そのせいで刑事司法システムへ追い立てられる結果になっている」[23] とアメリカ心理学会少数民族事務局理事のティファニー・タウンゼント医師は言う。

二〇一四年の最新データによれば、刑務所に収監されている重度の精神病患者の数は、精神科の病院に入院している人の一〇倍近い。[24] とくに集中しているのは、ロサンゼルス郡刑務所、ニューヨーク州のライカーズ・アイランド刑務所、シカゴのクック郡刑務所で、[25] これらは多くの意味で、事実上、精神病院だと言っていい。心神喪失状態を体験した者としては、刑務所よりひどい場所があるとすれば、それは棺桶だけだと思う。

「現在刑務所に収監されている、重度の精神疾患を持つ人の多くは、精神科のベッドさえ空いていれば、当然入院していただろう。軽犯罪の受刑者であればとくに」[26] 南カリフォルニア大学の精神科医リチャード・ラムは言う。彼は半世紀にわたる研究生活を通じてこの問題に取り組み、記事や論文を書いてきた。

これがアメリカの精神衛生ケアシステムの現状であり、[27] 脱施設化の余震である。精神病患者が精神病院から刑務所へ移動しただけだと主張して、再施設化、あるいは精神疾患の犯罪化と呼ぶ人もいる。どんな用語を使うにせよ、事態の結果がまるでパロディのようだという点で専門家の意見は一致するだろう。

「ロボトミーや遺伝子実験の暗黒時代には想像もできなかった危機」[28]（『狂人のことなど誰も気にしない（No One Cares About Crazy People）』ロン・パワーズ）、「この時代最大の社会的大惨事の一つ」[29]（『精神医学の歴史』エドワード・ショーター）、「残酷で、恥ずべき事態。改革は大失敗に終わった」[30]（『ニューヨーク・タイムズ』紙）。

刑務所に収監される精神病患者が増えているのは、アメリカは世界一投獄率が高いことや、必要最低限量刑や三振法といった刑事司法方針に原因があると訴える声もあるが、原因がどうあれ、結果は惨憺たるものだ。「米国の刑務所の鉄格子の向こうに、影の精神衛生ケアシステムがある」[31]ペンシルヴェニア大学の医療倫理学者ドミニク・システィは書いている。重度の精神疾患を持つ人は保釈金を払えないケースが多く、収監期間が長くなる傾向がある。現在閉鎖をめざして移行期間中であるライカーズ・アイランド刑務所では、精神疾患を持つ受刑者の平均収監期間は二一五日であり、これは全受刑者の平均値の五倍である。[32]今や刑務所は、ネリー・ブライの時代の精神病院と同じように、精神病患者を収容する場所となった。アメリカ自由人権協会（ACLU）は、法廷で無能力者と宣言された何百人もの人の代理人となって、ペンシルヴェニア州福祉省（DHS）に対して訴訟を起こした。[33]問題は、空きベッドがないことを理由に、彼らが刑務所に滞在させられたことだ。ローゼンハンのかつての本拠地だったデラウェア郡のあるケースでは、法廷で立っていられないほど体が弱っていた精神病患者が、一〇一七日も刑務所で放置されていた。[34]原告代表は〝J・H〟というホームレスの男性で、[35]ペパーミントキャンディを三つ盗み、ノリスタウン州立病院★のベッドが空くのを待つあいだ、フィラデルフィア収容センターで三四〇日も過ごした。そのあいだ、J・Hは襲撃や性暴力の犠牲になることが人一倍多かった。法廷にも立てないほど病状が悪化していたからだ。二〇一九年三月、ACLUは、「一部の患者を一度に何か月ものあいだ刑務所に放置し、憲法上とても許容できるような状況ではない」[36]として、DHSをあらためて提訴した。

ローゼンハンは没個性化について詳しく言及したが、それこそが刑務所生活のかなめとなる要素だ。受刑者たちは囚人服をあたえられ、番号で呼ばれ、最低限のプライバシーさえ奪われ、私物をほとんど持たずに暮らす。そこで最も価値ある通貨は「強いと見なされる」ことであり、精神病患者は本質的に弱いと見なされる。刑務所は「人間の価値を下げる儀式」と「辱めをあたえる祭祀」の場なのだ。治療ではなく、罰をあたえることが目的であり、むしろ治療を妨げる環境である。

アリゾナ州では、受刑者たちは「しばしば全裸で、汚物だらけである。監房の床には腐ったミルクのカートンや食事の容器があちこちに落ちている。トイレは詰まり、汚物があふれ出してい

★偶然だが、デヴィッド・ローゼンハンは、論文「狂気の場所で正気でいること」を発表したあと、一九七三年に、ノリスタウン州立病院に偽患者として潜入した。

る」[37]と、二〇一八年にフェニックスのマリコパ郡刑務所特別管理棟を訪れたACLUの弁護士、エリック・バラバンは書いている。カリフォルニア州では、二〇一七年にチノの女性刑務所に「収監されていた患者X」[38]は、「精神疾患あり」にリストアップされていたにもかかわらず投薬を受けず、監房で何時間も叫び続けていたのに無視されたあげく、自分の目をくり抜いて呑みこんだ。フロリダ州では、ダレン・レイニー[39]という男が看守たちに無理やり「特別」シャワーに入れられた。シャワーは七〇度の熱湯で、皮膚が「お菓子のセロハンを剝く」ようにぺりぺりと剝がれ、彼は死亡した。ミシシッピ州では、そこは「本物の一九世紀の精神病院（ヘルホール）のようで」[40]、精神病患者でない囚人が精神病患者の囚人にペットとしてネズミを売っている。同じ刑務所で、命に関わる心臓発作を起こした男が、健康状態異常なしと三日間にわたって報告され続けた。シリコンヴァレーの片隅にある刑務所では、マイケル・タイリー[41]という男が居住型療養プログラムのベッドが空くのを待っていたが、看守に殴られて「助けてくれ！　やめてくれ！」と叫びながら死んだ。

どの逸話を取っても、ローゼンハンが実験を思い立つきっかけとなった資料の一つである、アーヴィング・ゴッフマンの『アサイラム』を思い出してしまう。社会学者であるゴッフマンは、セントエリザベス病院に潜入したあと、自分が目の当たりにしたものは「全制的施設」であり、刑務所となんら変わらないと述べた。彼は、作業、遊び、睡眠のあいだに境界がないこと、スタッフと「収容者」の隔絶、名前や所有物を失うことなどを例示していく。精神医学に道徳的療法を取り入れたフィリップ・ピネルを思い出してほしい。一八一七年、彼の弟子のジャン＝エティエンヌ・ドミニク・エスキロールがヘルホールの様子を描写している。これをきっかけに、彼らは精神医学界で啓蒙運動を始めたのである。「裸にぼろをまとい、寒く湿った通路に横たわっているが、寒さをしのぐものは藁しかない。粗末なものを食べ、呼吸する空気や喉を潤す水さえ欠き、命をつなぐ最低限の物資を求めている。彼らは狭くて汚い、害虫だらけの地下牢につながれて、どう見ても監守にしか見えない連中に監視され、ひどい目に遭わされている。そこは光も空気も入らない洞窟で、凶暴な野獣を閉じ込めておくような場所だった[42]」

現在はもっとひどい。精神病患者を押し込めている場所はけっしてヘルホールではないというふりさえしていないのだから。

「〝病院〟がほとんど消えてしまったことは事実だ[43]」アリサ・ロスは、二〇一八年の著書『狂気（Insane）』で書いている。「しかし、それ以外の部分は少しも消えていない。残酷さも、汚物も、ひどい食事も、暴力も。そして何より重要なのは、精神疾患を抱える人の大多数はほとんど人目につかない場所に閉じ込められ、たとえひどい扱いを受けていても、一般人の目には見えないことだ。キージーの時代との唯一の違いは、精神病患者が虐待されている場所が刑務所だということだけだ」

それにセラピーのこともある——いや、多くの刑務所でセラピーとされている〝茶番〟のことだ。治療はめったにおこなわれず、おこなわれるとしても、せいぜい投薬管理程度だ。アリゾナ州やペンシルヴェニア州などの一部の刑務所でおこなわれるセラピーとは、医師やソーシャルワーカーが監房の金属製の扉を閉じたまま、細い隙間越しに患者と話をするぐらいで、ひどい場合は塗り絵を渡すだけだとロスは書いている。

「収監者はすさまじいストレスにさらされ、すさまじい苦痛を感じているが、それについて考えないよう仕向けられる。実際、誰もそれに耳を傾けようとしないため、考えたり訴えたりしても仕方がないと思えてくるんだ」[44] 監禁の影響を研究している心理学者、クレイグ・ヘイニーは言った。お忘れかもしれないが、彼はスタンフォード大学にいたときに、偽患者として潜入しないかとローゼンハンに誘われて断った大学院生だ。

相手を信用しない習慣は双方にある。のちに内部告発をすることになる保健師のアンジェラ・フィッシャーは、アリゾナ州立刑務所での研修初日に、矯正局の職員からこんなジョークを聞かされた。

「患者が嘘をついているとどうしたらわかるか?」彼にそう訊かれた。職員は答えを待たずに続けた。「唇が動いていればそうだ」[45]

看守たちの多くが、受刑者は詐病者である(あるいは仮病を使っている)という疑い(現実にしろ、思い込みにしろ)とつねに闘っているのは確かだ。なぜなら受刑者は同じ囚人仲間に囲まれたひどい環境から脱け出したがっているし、できるだけ快適な場所で過ごしたがっている、そう彼らは考えている。詐病が起きるのは確かだが、一般に言われているほど頻度は高くない、とACLU全国刑務所プロジェクト理事長のデヴィッド・ファティは言う。それより、誤診を受けたり、病気を正しく管理してもらえなかったりすることのほうが多い。「九歳のときから精神病歴が始まったというカルテまである人が、刑務所に入ったとたん精神疾患を否定され、ただの悪人にされてしまうんです」[46]

クレイグ・ヘイニーはこれに同意し、嘘をつきシステムを悪用しても、何もいいことはないと続けた。「そうして手に入るおまけは何か？　みじめな監房から出されて別の監房に行くことになるが、たいていそちらのほうが輪をかけてみじめなんだ。自殺監視房に入れられたりすれば、そこは完全に空っぽで何の備品もなく、ときには自殺防止スモックを着せられ、場合によっては服を全部脱がされて素っ裸で過ごすはめになる」[47]これを聞いて、わたしはローゼンハンの実験第二弾のことを思い出した。偽患者を送り込むと病院に告げておいて、結局派遣しなかった実験だ。医師たちは身構え、鵜の目鷹の目で偽患者を見つけようとした。同じように、今の看守たちはありとあらゆる場面で詐病者を見つけるよう仕込まれている。

今のほうがローゼンハンの時代よりひどいとわたしに警告した精神科医のトリー医師[48]には、解決策がある。彼が創設した「治療の権利擁護センター」は、州立病院から医療刑務所に至るまであらゆる精神科施設で、できるだけベッドを増やそうとしている。[49]それが患者の待機時間を減らし、精神障害者を刑務所から出して正当な治療を受けさせる早道だからだ。作家で運動家でもあるD・J・ジャッフィは、トリー医師の弟子であり、自称「人間事前警告」[50]、そして精神疾患政策協会の会長だ。彼は精神衛生裁判所の実施を進めようとしている。[51]その裁判所では、精神障害者が刑務所システムに呑み込まれてしまう前に、判事が彼らに適切な住居や治療をあたえるよう指示する。また、重度の精神障害者をどう特定し、扱えばいいか、[52]訓練を受けた精神医学の専門家の協力のもと、法執行官で構成される緊急介入チームの導入を後押ししている。さらに議論の的となっているのは、精神障害者に薬を飲ませるため、法的強制力を行使する（精神科強制外来治療と呼ばれる）必要性について、強力に主張していることだ。[53] 重度の精神障害者は自分が病気だとわかっていない（病態失認と呼ばれる症状）場合が多いためである。同様に、悲劇が起きる前に、本人にその意思がない場合でももっと簡単に入院措置を取れるよう、行政入院の改革もおこなうべきだと論じている。[54] また、重度の精神疾患を持っていても、大部分の人は、健常者と比べてもとくに暴力的ということはないが、とくに治療を受けていない場合、暴力的な傾向を示す人が一部にいるという研究結果を、[55] 彼もトリーも支持している。そういうやり方は人権侵害だと言う人に対して、ジャッフィはこう反論する。「精神病症状というのは自由意思によって起こるわけではない。自由意思の行使ができなくなってしまった状態だ」[56]（精神病症状が出ていたとき、わたしに自由意思がまったくなかったことは確かだが、自分の経験と誤診を受けた事実を考え合わせると、彼らの考え方を完全に認めるのは難しい。とりわけ、この方針を問題なく実施できるだけの実力を持たない精神科医があまりにも多いと思うからだ）

刑務所の中には、厳しい現実を受け入れて、地域社会における精神衛生ケアの担い手という事実上の役割をそのまま担うような方向に舵を切るところも出てきた。シカゴのクック郡刑務所では、七五〇〇人の受刑者のうち三分の一が精神疾患と闘っており、[57] トム・ダート保安官は、出口の見えないこの状況の中で、率先して最善を尽くそうとしてきた。「もしわたしを精神衛生ケアのリーダーに仕立てあげたいなら、誰にも負けないようなシステムを作ってみせようじゃないか、そう思ったんだ」二〇一七年、テレビのニュース番組『60ミニッツ』で彼は語った。「ここにいるあいだは、彼らを患者として扱うことにしている」クック郡刑務所では、投薬管理、グループセラピー、精神科医による一対一の面接がおこなわれている。職員の六〇パーセントが高度な精神衛生ケア研修を受け、刑務所長はセラピストだ。

しかし、本気で変革をしたければ、資金がいる。きちんと予算が配分されなければ、人は三度にわたって罰を受けることになる。まず、予算がないので支援がない、そのため問題行動を起こし逮捕される、そして、何の措置もなく刑務所から出所するので結局また生活が立ち行かなくなる。

「もしこれがガンや心臓病なら、こんなことはありえないと思うだろう。膵臓ガンと診断された人が、入院場所がないので刑務所に送られて治療を受けるなどということはけっして起こらない」[58]国立精神衛生研究所の元所長、トーマス・インセル博士は言う。「だが、われわれが直面しているのはまさにそういうことなんだ」

第25章 決定打

わたしは、スワースモア大学の心理学教授で、社会構築主義者[1]であるケネス・ガーゲンに、電話をしてみてはどうかと助言を受けた。彼は、ローゼンハンがスワースモア大学にいた頃、親しくしていたらしい。わたしはローゼンハンの実験についてわかったこと、彼がデータに手を加えていたこと、いろいろと調べたが具体的なところははっきりしないことについて訴えた。

とりとめのないわたしの話を、途中でガーゲンがさえぎった。

「ローゼンハンにじかに会って話をすると、カリスマ性さえ感じたものだ。愛想がよく、低い声が魅力的で、とても人好きがした。人脈も豊かだった。顔の広い人間と知り合いになり、さらにネットワークを広げていく、そんな感じだったよ。講演をさせてもすばらしかった。ある種の華があったんだね。だが……心理学部の同僚たちの多くはこう言っていた。『あいつはほら吹きだ』と。もちろんわたしは違うよ、彼の友人だったからね」[2]

そして、ついに決定打を食らわせた。「論文の中に一つ、二つ［だけ］実際にそういう例が見つかったなら、残りも大部分がでっちあげだったとしても不思議じゃないな」

電話を切ったわたしは、しばらく呆然としながらガーゲンの言葉を咀嚼した。ケネス・ガーゲンはさらりとあんなことを言ったが、そんなことがあるだろうか？　発見を誇張したり、結論に合わせてデータを改竄したりしただけでもとんでもないことなのに、すべてが根も葉もない作り話だと？　そんなまさか。

だが本当に？

わたしがインタビューした人々の口に、ある若い女性（あの髪のきれいな、と誰もが必ず付け加えた）の名前がくり返しのぼった。彼女はスワースモア大学の大学院生だったときにローゼンハンの研究助手を務め、スタンフォード大学に来てからも助手を続けていた。答えを知っている者がいるとすれば、あの学生だろうと彼らは言った。幸い、ビルが彼女のファーストネームを覚えていた。ナンシーだ。これまでの経験を駆使して彼女が卒業した年を割り出すべく、写真共有サイト〈フリッカー〉のスワースモア大学の同窓生ページを物色し、中年世代の宴会の様子を写した写真の中に、グレーのロングヘアーが印象的な美人を見つけた。彼女はカメラ目線で目に笑みを浮かべているが、口はしっかりと結んでいて、「よく見つけたわね」とこちらを挑発しているかのようだった。ページの名前リストの中に名前もあった。ナンシー・ホーン。

その後の数か月間に、わたしはナンシー・ホーンと四回話をした。彼女は、さまざまな療法を組み合わせる折衷主義のセラピストだと言い[3]、重度の精神疾患で、入院したりホームレスになったりを繰り返している息子の話もした。スワースモア大学での学生時代の話は面白かった。心理学を専攻した彼女は大学でバレーボールをプレーし、「チャーミングで、話にウィットがあり、信じられないくらい頭の切れる」教授に出会った。デヴィッド・ローゼンハンだ。ナンシーは、子どもの利他主義に関する彼の研究を手伝い、子どもたちを実験用のトレーラーに集めたり、子どもの勝ち負けを決めるボーリングゲームを準備したりした。彼女はローゼンハンのためにさまざまな役割を演じた。事務処理、教師（ときにはローゼンハンの授業を手伝うこともあった）、研究員、そして友人。

「ローゼンハン先生は人を特別な気持ちにさせてくれる方でした」ナンシーは言った。

しかしローゼンハンの晩年には交流がなくなっていた。彼の死を知ったのは新聞だったか、専門誌だったか、ナンシー本人も思い出せなかった。それでも彼のことを考えないことはなかったという。「実際、よく思い出していました……偉大な心理学者のロールモデルとして、ほかの誰より、わたしに大きな影響をあたえた人でした。間違いなく偉大な心理学者でしたよ。よく本や資料を読み、知識豊富で、視野の狭い、偏った考えに凝り固まるということがなかった。さまざまな考えをオープンに取り入れ、頭がよく、人というものを大切にした。わたしも、心理学を始めたのはまさに人が好きだったからです」

それから、わたしが彼女に電話をした理由についても——偽患者について。

彼女は、スタンフォードの二人の大学院生、ビル・アンダーウッドとハリー・ランドが実験に参加し、連絡員として彼らと関わったことを覚えていた。ハリーが公衆電話から電話をかけたときに応対し、カルテを読みあげた相手が彼女だった。入院中の二人に会いにも行ったという。

「ローゼンハンは事前にあなたに何か指示をしたんですか？　たとえば何かこういう点を観察してきてほしい、とか……」

「いいえ」

「あなたをただ信頼して……」思わず口をつぐむ。自分が卒業したばかりの大学院生だったら、と想像してみる。他人の精神衛生状態をモニターする責任なんて、とても持てなかっただろう（それは今でも同じだ）。年齢のわりに賢かったナンシーは、相手に不安の兆候はないか見抜く方法を編み出していた。話し方のパターンに気をつけ、暇な時間に何をしているか尋ね、投薬について調べ、彼らが不安定になっていないことを確認した。

「一度に五〇項目ぐらいのポイントに目を配りました」彼女は言った。「おかしな状況に置かれたら、おかしくなってしまいがちなんです。だから、よく注意しないと」

たしかにナンシーは研究者として一人前だったが、それでもローゼンハンが助手に大きな負担をかけていたことは事実だ。プロとしてあるまじき行為だった。論文の違反行為はこの際置いておこう。たとえデータに不備がなかったとしても、現在であれば施設内審査委員会（IRB）が認めなかっただろう。IRBとは、学術研究が「被験者の人権や福祉」[4]に配慮しているか審査する制度である。ローゼンハンの実験は、参加者、入院患者、それにある意味研究助手さえ、あまりにも大きな危険にさらしていた。

だが、ほかの六人の偽患者――ビーズリー夫妻、マーサ・コーツ、カール・ウェント、マーティン夫妻――についてはどうだったのか？

わからなかった。ローゼンハンとこれほど親しかったというのに、ナンシーさえ二人を除く偽患者の身元については知らされていなかったのだ。わたしはローゼンハンのメモや著書の草稿から集めたさまざまな情報を彼女に伝えた。不安を紛らせるために薬を飲んでしまおうかと思った偽患者3番のサラ・ビーズリー。食事についてパラノイアになった小児科医で、偽患者6番のロバート・マーティン。

「食事に毒が盛られていると思い込んでいたんですか？　それはよくないわ」

「はい。あなたがその話を聞いたら、退院させるべきと報告していたはずです、違いますか？」

「もちろんですよ。それはもうすぐに退院させなきゃ。馬鹿げてるわ。そんなことを聞かされていたら、大慌てしていたはずよ」彼女は言った。

わたしが偽患者5番のアーティスト、ローラ・マーティンについて話したとき、ナンシーが尋ねてきた。「それは、チェスナット・ロッジに入院した人かしら？」

「チェスナット・ロッジ？」そのときのことを思い出すと、自分の声が裏返っていたことがわかる。ようやく確実な手がかりにたどり着いた。これが、全部でっちあげかもしれないというケネス・ガーゲンの言葉を打ち消してくれるかもしれない。チェスナット・ロッジはワシントンDCの片隅にあった有名な私立精神病院[5]で、かつてワシントンの「一風変わった」セレブたちがしゃれた暮らしを送っていた。ここを舞台にした有名な小説も二作品ある。『分裂病の少女——デボラの世界』は、著者のジョアン・グリーンバーグ（ハナ・グリーン）がみずからそこに入院し、病院の有名な精神科医、フリーダ・フロム＝ライヒマンの治療を受けたときの経験にもとづいて書かれた。また『リリス（Lilith）』は、この病院で以前働いていた著者が患者と医師の関係について書いたものだ。どちらも大ベストセラーとなり、映画化もされた。このチェスナット・ロッジこそ、脳と心がくり広げる一大バトルの最前線だったとわたしは知ることになる。そこはまさに、精神分析の最後の砦だったのだ。

チェスナット・ロッジは、富裕層の人が自尊心を持って安心して暮らせる精神病院を、という考えのもと、創設された。目的は、じつは「治療」そのものではなく、患者が手入れの行き届いた美しい場所で、テニスやアートセラピーをしたり、もちろん毎日のトークセラピーにいそしんだりしながら、日々を（ときには一生）過ごすことだった。ほかの伝統的な精神病院を揺さぶった、おぞましい治療の数々は取り入れなかった。ロボトミー手術も、インスリンショック療法も、電気ショックもない。抗精神病薬さえ処方しなかった。そこで、一九七九年に抑うつ状態でここに入院してきた四一歳の肝臓専門医、レイ・オシャロフ医師の話となる。彼は「母親との関係から発生した自己陶酔症」と診断された。病院は一年近くにわたって「アタック療法」と「前世療法」をおこなったが、オシャロフの状態は悪化の一途をたどり、二〇キロも体重が落ちたうえ、ときには一日一八時間も、施設内をうろうろと歩きまわった。見かねたオシャロフの両親は彼を従来型の精神病院に移した。そこでうつ病と診断されて抗うつ剤を飲むようになると、七週間後には退院できた。オシャロフはチェスナット・ロッジを業務過誤で訴えた（おそらく数十万ドルの金額で示談が成立）が、この裁判はオシャロフ一人の問題ではなくなってしまった。二〇一三年、オシャロフの死亡記事でシャロン・パッカー医師はこうお悔やみを述べている。「精神医学は分断せる家〔マルコの福音書より、内部分裂した家は立っていられない、の意〕だった。精神分析の神聖なる壁は崩壊していった」[7] オシャロ

[6]

フはこの事実を証明したのである。

これだけの歴史があるというのに、現在その記録がほとんど残っていないことに驚く。チェスナット・ロッジの栄華の日々がひそかに終焉を迎えたのは、二〇〇一年に施設が破産し、地所が高級マンション業者に売却されたときのことだった。そして二〇〇九年七月一三日、[8]荒々しい犬の吠え声で、チェスナット・ロッジが誇った歴史的建造物が炎に包まれていることが近所に知れ渡った。すべては失われた。チェスナット・ロッジは足跡さえほとんど残さなかった。

しかし、元職員の中には、当時の記憶を大切に守っている人もいた。国立精神衛生研究所でも勤務しているあるセラピストは、わたしが初めてインタビューしたときに、チェスナット・ロッジのスタッフだった当時の写真を収めたアルバムを持ってきてくれた（元職場の写真を保管している職員がどれくらいいるだろう？　それが精神病院であればなおさら）。

「これは夏の写真よ。ほら、とてもきれいでしょう？」[9]彼女は栗の木を指さした。それから体育館、プールを指し示し、ある日、結婚パーティの出席者たちが、写真を撮るのにうってつけの場所を探して、病院の敷地だったとは知らずに木々のあいだに姿を現したときのことを話してくれた。さすがに退出願ったとはいえ、自分にとってだけでなく、外部の人の目から見ても、そこがとても美しい、心安らぐ場所だとわかって誇らしかったという。「どうぞお手柔らかに」と彼女はわたしに言った。「チェスナット・ロッジが本当に好きだったので」

わたしは自分の目的を彼女に話した。ローゼンハンの実験、偽患者を追跡していること、その一人がチェスナット・ロッジに潜入していた可能性があること。彼女は、チェスナット・ロッジで実験がおこなわれたという話は聞いたことがないが、自分がそこで勤務していたのはそれよりずっとあとのことだと認めた。運がよかったのは、病院が破産のせいで閉鎖されたあと、火事が起きる前に、彼女が病院の入院患者の記録を保管した金属製のファイルキャビネットをよそに移していたことだ。ロッジが開業してからそこに診察に来た患者一人ひとりの名前と情報が八センチ×一五センチの用紙に印字されている。入院期間、診断、入院日と退院日。彼女が保管していなかったら、捨てられていたにちがいない記録だ。わたしは興奮した。これならきっと偽患者が見つかりそうだ。彼女は、偽患者のアーティストの人物像や入院期間と合致しそうな人がいるかどうか確認することには同意してくれたが、患者に対する守秘義務があるので、わたしが手伝うことは遠慮してほしいと言った。

彼女には彼女のやり方があり、わたしにはわたしのやり方がある。

もしチェスナット・ロッジの確認が取れ、偽患者5番のローラ・マーティンが見つかれば、ローゼンハンの計画全体を少しは好意的に見られそうだった。希望はあった。一九七一年、ローゼンハンはワシントンDCに六日間滞在している。まさに実験期間中で、私立病院に入院した唯一の偽患者であるローラ・マーティンが潜入していたと思われる時期でもある。だから、ローゼンハンがそのときにチェスナット・ロッジを訪問した可能性はある。

わたしはローゼンハンの草稿を取り出し、ローラに関する部分を再読した。五二日間入院し、躁うつ病と診断された唯一の偽患者だった、有名な抽象画家。未発表の原稿には、ローゼンハンがローラの病院に呼ばれ、「興味深い症例」について相談されたが、じつは彼が送り込んだ偽患者その人のことだった、というエピソードが描かれている。

ローゼンハンは、自分の実験の偽患者の症例カンファレンスについて詳しく書き記している。ローラの担当精神科医は、彼女の描いた絵を用いて、華美な専門用語を駆使して説明した。入院中に描かれた六点の絵のうちの一つを検討し、「エゴが弱い」と言った。医師の診断はまったくの見当違いとはいえ、ローラは実際に入院期間を利用して自分自身を描き[10]、ローゼンハンの描写を通じて、女性として、アーティストとしての彼女が浮かびあがってきた。ローラは小児科医の夫について、働きすぎて若死にするのではないかと心配し（この夫が、食べ物にひどく執着する偽患者として登場するボブ）、次男のジェフリーがマリファナを試し始めたことを気にかけ、画家としてどうやって腕を磨き、創造力を維持していくかという問題に直面しているようだった。

わたしはまず、ローゼンハンを知る大勢の人々に、彼が存命中に懇意にしていた著名な女性芸術家はいないかと手当たり次第に尋ねてみたが、具体的な回答は一つも得られなかった。次に当時の著名な女性抽象画家をリストアップし、美術史家たちに連絡を取った。いくつか名前が浮上した。アン・トゥルイット、ジョアン・ミッチェル、メアリー・アボット、ヘレン・フランケンサーラー、みな行き止まりだった。ワシントンの国立女性美術館は書籍リストを送ってくれた。ひょっとするとそうかも、と思えるケースもあった。スワースモア大学時代のローゼンハンの学生の母親がかなり有名な彫刻家だった。しかし違った。メトロポリタン美術館に作品が展示されているニューヨーク出身の抽象画家、ジュディス・W・ゴッドウィンに電子メールを送ってみた。

親切な返事をくれたが、きっぱりとこう書いてあった。「わたしはこの実験に参加していません。調査がうまくいくことをお祈りしています」[11]

そんなとき、当たりと思われるものが出た。

一九二二年にニューアークで生まれ、二〇〇八年に亡くなったグレース・ハーティガン[12]は、当初航空機製造工場で製図技師をしていたが、正式な訓練は受けないまま、巨匠たちの作品の再現を始めた。一九六〇年代になると、独特の色彩鮮やかな作品にポップカルチャーのイメージを取り入れ始めた。初期のポップアートである。「わたしが絵画を選んだんじゃないの」彼女は言った。「絵画がわたしを選んだのよ。わたしには才能はない。技術があっただけ」

彼女は四度結婚している。最初の夫の名前はボブ。ピンポン！　ただし問題は、一九四〇年には離婚している点だ。これは「ピンポン」とは言えない。しかし、ここから進展があった。彼女が一九六〇年に結婚した四人目の夫で、美術品コレクターのウィンストン・プライス医師は、ジョンズ・ホプキンズ大学の著名な疫学者で、普通の風邪の治療法の確立に執念を燃やしていた。彼は研究のためなら何でもやった。ウィルス性脳炎の試験的ワクチンを自分に打つことまでして、それによって引き起こされた脊髄膜炎に長年苦しんで、一〇年後の一九八一年に亡くなった。

この二人が例のマーティン夫妻だった可能性は？　ウィンストン・プライス医師は仕事のためなら命をも危険にさらした人物だ。精神病院に潜入したとしても、そうありえないことではあるまい。アルコール依存症など、自分でもさまざまな問題を抱えていたグレースが、狂気やそれが創造性におよぼす影響に関心があったのは当然のことだろう。わたしには充分納得できたし、グレースの伝記を描いたキャシー・カーティスからはさらにこんな情報も得た。グレースの息子ジェフリー（ローゼンハンのメモによれば、ローラ・マーティンの息子と同じ名前）は若い頃から薬物を乱用していた。ローラも、息子のジェフリーがマリファナを吸っていることを心配していた。しかしキャシーの言葉でわたしの自信は揺らいだ。「［グレースは］感受性の強い一二歳という年齢の息子をカリフォルニアに住む父親のもとに送りつけたの。その後もジェフリーにはほとんど関わらなかった。息子を憎んでいるとさえ、周囲に話していたのよ」

ただ、キャシーはこんな電子メールを送ってきてくれた。「明るい話題を提供するなら、ハーティガン夫妻だった可能性はどれくらいかと問われれば、八〇パーセントと答えるでしょう」

八〇パーセント。わたしはこの可能性に賭けたかった。たしかにグレースには二人ではなく一人しか子どもがいないし、息子の麻薬問題を心配するほど愛してはいなかったように思えるが、彼女が誇張してあるいは誤って話したか、ローゼンハンのほうで誇張あるいは誤って表現した可能性はある。可能性を確認するため、グレースのアシスタントを二五年間も務めていたレックス・スティーヴンスに接触してみては、とキャシーに勧められた。

「これはグレースじゃない」[13]レックス・スティーヴンスの言葉だ。ぴしゃりと拒絶されたので、いきなり肘鉄を食らわされたような感じだった。まず期間が食い違っていると彼は言った。作品の説明も彼女のものとは思えない。アートとの向き合い方、夫や息子との関係、全部違っている。だが、彼にとって最大の間違いは何か？　それは、もしそうであれば、彼女は絶対にレックスに話していたはずだ、ということだ。

「わたしは彼女のことなら何でも知っている」レックスは言った。

八つ当たりにすぎないと思い、この電話のことは脇に置くことにした。ずっと前からよく知っている人がこんなに大事なことを隠していたと知ったら、わたしでも耳を貸さなかっただろう。わたしはシラキューズ大学にあるグレースのアーカイブを研究している人物に連絡を取った。アーカイブには、並べると七メートルにもなる手紙類やノート、長年つけていた日記などが収められていた。しかし手紙の中には、デヴィッド・ローゼンハンから来た、あるいは宛てに送ったものは一つもないという。グレース・ハーティガンがローラ・マーティンだった可能性が急落した。

偽患者5番と6番の正体は依然として謎のままだった。

ローゼンハンの息子のジャックのマンションには何度も調査しに伺ったが、その初期の頃、ローゼンハンの未発表の本の概要とともに、手書きのメモをいくつか発見した。これがやがてビル・アンダーウッドに結びついたわけだが、ほかにも気になった手がかりが二つあった。達筆だがほとんど解読不能で、フローレンスとジャックに手伝ってもらってなんとか読み解けた。「レイボヴィッチからの手紙」とあり、その上に「心理療法――シンシナティから来た手紙を使う」と書かれている。[14]

可能性のある手がかりの一つとして心の片隅に留めておいたのだが、何につながるのか正直わからなかった。しかし、ローゼンハンの未発表本の第六章の草稿の中に、メアリー・ピーターソンという女性が書いた一連の手紙[15]を見つけたとき、そのつながりが見えたのだ。手紙には、シンシナティのジューイッシュ記念病院に入院したメアリーの経験が詳しく書いてあった。シンシナティ。

そのうちの一通には、メアリーがジューイッシュ記念病院の精神科病棟で過ごした一二日間のことが描かれている。メアリーは入院中のことを口述して録音し、テープをローゼンハンに送っており、秘書がそれをテープ起こししていた。テープ起こしが終わっているのはごく一部だが、登場人物が幅広く、その中に偽患者3番サラ・ビーズリーについてのローゼンハンのメモに出てくる患者と一致する名前がわずかながらあった。メアリーもサラも、入院初日の夜、不安だったという点も共通する。サラがあやうく薬を呑みこみそうになったときのことだ。

「これ、偽患者だ!」わたしは自分のノートにそう書き込んだ。

ローゼンハンはメアリーの封筒を保管していたので、住所がわかり、オハイオ州クリーヴランドに住んでいた彼女を見つけ出すことができた。だが残念ながら、メアリーは最近亡くなっており、また夫(名前はジョン。サラの夫で、偽装患者2番と同じ名)は彼女より先に逝去していた。死亡記事を見ただけで、この女性がエネルギーのかたまりだったことがわかった。わたしは地元紙のために執筆していた彼女の料理コラムに目を通し、愛するシンシナティの暮らしについて書いた短編を集めた、自費出版の本[16]を注文した。「自転車に乗った天使[17]」と、ある地元作家はメアリー・ピーターソンを描写した。ピンク色の自転車に乗って走っている姿をよく目にしたという。

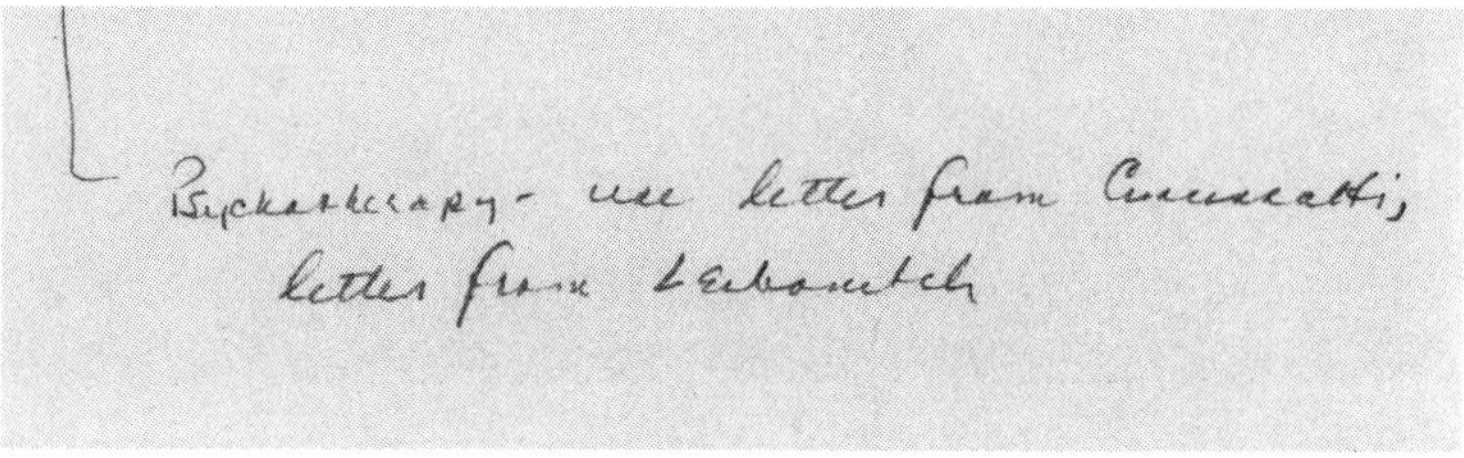

ローゼンハンの手書きメモ。"letter from Cincinnati"、"Leibovitch"とある）

「自転車に乗っている彼女を見ると、背中ににょきっと天使の羽がはえているんじゃないかとよく思ったものだわ」わたしは二重の意味でがっかりした。本人に実験について尋ねられなかったのも残念だが、そのすてきな人柄にできればじかに触れてみたかった。

だが、興奮のあまり、問題点に目が行かなかったことも事実だった。まず、メアリー・ピーターソンは、一九六九年の時点でローゼンハンが「白髪」とか「おばあちゃん風」[18]と表現するには若すぎただろう。職業も、教育心理学者ではなく経済学教授で、一致しない。メアリー・ピーターソンの入院期間はサラより長く、その点も引っかかった。夫は、名前は同じジョンでも、精神科医ではなく建築家だった。とはいえローゼンハンは、偽患者の身元を特定されないようにするため、本人情報に変更を加えたのかもしれない。自分の記録にもビルの記録にも多少手を加えたことがすでにわかっている（年齢や職業、身体的特徴については変えていないのだが）。そうでもなければ、彼女の手紙を未発表の著書の草稿のあいだに挟んでおく理由がない。

　やや地味な問題としては、メアリー・ピーターソンがローゼンハンに、自分が長年うつ病と不安障害に悩まされてきたことを打ち明けている点だ。彼女は手紙でも、この一〇年、精神安定剤を飲み、定期的に精神科医の診察を受けていると書いている。精神科の病歴がある女性を偽患者として入院させるようなことを、ローゼンハンがするだろうか？

しかし、何より筋書きと一致しないのは時期の問題だ。もしメアリーの記録が正しければ、彼女がジューイッシュ記念病院に入院したのは一九七二年で、ローゼンハンが『サイエンス』誌に論文の初稿を提出した頃だ。つまり、一九六九年に実験の開始を手伝った偽装患者3番のサラ・ビーズリーではありえない、ということになる。

わたしはメアリーの妹と、幼少時の親友に連絡した。[19] どちらも実験についてメアリーから聞いた記憶はなかった。デヴィッド・ローゼンハンという名前にも聞き覚えがないという。

最終的に、ファイルの保管者であるフローレンスに手紙を見せ、意見を聞くことにした。急性期ケア施設でセラピストとして長年勤務し、個人クリニックでは「病気不安症」の人々に寄り添ってきた、臨床家として研ぎ澄まされた目で見た彼女が、「メアリーが偽患者だった可能性はないわね。彼女は本物の患者よ」[20] と結論したとき、わたしはそれを信じた。

ではどうしてローゼンハンはこれを、偽患者に関する未発表の本の草稿と一緒に保管していたのか？ 手紙が実験のあとに到着したのだとすれば、「シンシナティから来た手紙を使う」とは、メアリーの体験を議論の補足として利用するという意味だったのかもしれない。本の現存する草稿を読むかぎり、ローゼンハンが偽患者以外の患者の入院記録を使った形跡はないとはいえ、少なくともその可能性はある。

メアリーの手紙以外に、ローゼンハンは原稿と一緒に二編の記録文を保管していた。一編は、一九六九年の夏にマサチューセッツ総合病院に一か月間入院し、精神病棟を観察したスワースモア大学の学部生による一〇〇ページ以上の論文。もう一編は、ローゼンハンの論文が発表されたあと、ペンシルヴェニア州の精神病院に潜入したペンシルヴェニア州立大学の二人の学部生の未完の日記だ。なぜローゼンハンはこれらを取っておいたのか？　自分の偽患者の記録は一つも保管していないというのに？

さらに疑問は増え、答えは一つもない。

希望の光は見えるのに、偽装患者2番と3番のビーズリー夫妻と4番のマーサ・コーツの姿は結局とらえきれないままだった。

潜入実験依存症になっているのではないかとローゼンハンが心配していた、いちばん最後の偽患者カールについては、わたしが調べる前にすでに報告があがっていたから、簡単につきとめられると浅はかにも高をくくっていた。「ポジティブ心理学の父」[21]とされ、「学習性無力感」という用語を作り出したマーティン・セリグマンが、偽患者の一人だという意見がいくつかあったのだ。彼の履歴と合致するのは、[22]偽患者7番のカールだけだった。しかし、本人とコンタクトを取り、その後インタビューもしたが、返ってきたのは残念な回答だった。セリグマンは偽患者ではなかった。ただし、一九七三年に、ノリスタウン州立病院にローゼンハンとともに二日間潜入したことは事実だ。[23]だがそれは論文「狂気の場所で正気でいることについて」が発表されたあとのことで、ローゼンハンの著書の内容をもう少しふくらませるのを手伝うためだった。カルテがこのことを裏づけた。

こうしてまたふりだしに戻ってしまった。ローゼンハンのメモを信じるなら、カールの年齢が鍵だった。三八歳から四八歳のあいだらしく、臨床心理学の博士号を取得したばかりの新人心理学者としては年齢が高い。また、スタンフォード大では臨床心理学の博士号はとれないので、ほかの大学の出身者だと考えられた。だが、はっきり言って、その大学は東海岸あるいは西海岸のどこであっても不思議ではなかった（いや、そのあいだのどこかかもしれない）。今ではローゼンハンは信用のおける語り手とはとても思えなかったが、それでも彼の案内に頼るしかなかった。しかし、ローゼンハンと少しでも接触のあった人と山のように電子メールを交わし、何時間も電話でやりとりし、彼の書類や手紙類を何日も調べ続けたにもかかわらず、まともな手がかりは何も見つからなかった。わたしは望みを捨てかけていた——その矢先、ついに一つ発見したのだ。[24]

ペリー・ロンドンという名前が始終耳に飛び込んできた。「ペリーがここにいないのが残念だ」と人々はわたしに言った。「彼なら何でも知っていただろうに」ローゼンハンとペリーはともに仕事をし、遊び、おもに催眠術について十数編の論文を共同執筆し、異常心理学に関する教科書も二冊、共同で書いている。二人とも堂々たる風格があった（ただペリーは、ローゼンハンと違って、体格も堂々としていた）。どちらも豪快な性格で、豪快に笑った。ペリーなら実験について人が知りたいと思うことは何でも知っていただろうし、ほかにそんな人はいないはずだった。しかし彼は一九九二年に亡くなっていた。[25] 過去はほとんど地中に埋もれてしまった。わたしがペリーの人生にたどり着き、会ったこともない人を生き返らせようとして、古傷をこじ開けるまでは。

ヴァーモントでセラピストをしている彼の娘ミヴが[26]、わたしが出した電子メールに返事をよこし、母親で、ペリーの元妻であるヴィヴィアン・ロンドンを紹介してくれた。わたしは正式に身元調査を受けたすえ、イスラエルの自宅にいるヴィヴィアンとスカイプでつながることができた。彼女はどこかわたしの母と似ていた。同じブロンクスのグランド・コンコース地区の出身であるだけでなく、どちらも馬鹿にしないでと言わんばかりのタフな外見だったせいもある。ヴィヴィアンは、ペリーとローゼンハンの長く続いた友情について、じかに知っている者ならではの話をしてくれた。そもそも二人を結びつけたのはヴィヴィアンだった。彼女の家族が主催したサマーキャンプに、ローゼンハンがカウンセラーとして同行するようになったことがきっかけだった。

「みんながデヴィッドに夢中だったわ」[27]彼女は言った。ホームシックになったどんな子どもでも落ち着かせてしまうようなカウンセラーで、特別動揺していた子には添い寝までしてやったという。ある夏、ローゼンハンがキャンプに参加できなくなり、かわりに友人であるほかのカウンセラーをそこに送った。翌年、その友人がやはり参加できずに代役として自分の友人を派遣した。それがペリー・ロンドンという騒々しい若者だった。ヴィヴィアンとペリーはひと夏の恋に落ち、結局二人は結婚することになって、その後ヴィヴィアンがローゼンハンをペリーに紹介したのだ。

偽患者7番の「カール・ウェント」に触れ、ローゼンハンのメモにあった彼に関する簡単な記述を伝えると、ヴィヴィアンが途中でさえぎった。「その人、ロサンゼルスで会計士をしていた?」

「そうだったかもしれません」

「ロサンゼルスにいるペリーの親友とプロフィールがなんとなく一致する」

「その人のお名前は?」

ためらうヴィヴィアンに、わたしは食い下がった。彼女の腰が引ける。それから五分間、わたしたちは話し合った。そっとしておいてほしいと彼が思っているとしたら? 彼女が尋ねた。今までずっと口をつぐんできたのだとすれば、打ち明けたくないのかも。わたしは反論した。何も恥じるようなことではないし、もし家族が名前を伏せてほしいと望むなら、匿名のままにするつもりです。とうとうヴィヴィアンも納得した。

「モーリー・レイボヴィッツよ」

聞き覚えのある名前だった。ヴィヴィアンは、このモーリーという人物についてもう少し説明してくれた。カール同様、モーリーも中年にさしかかろうというときに会計士という高給な職をなげうち、大学に戻って心理学で博士号を取ることにした。南カリフォルニア大学に入学して、そこでペリー・ロンドンの教えを受け、ペリーは彼の師であると同時に、親友となった。ローゼンハンが偽患者探しの手伝いをペリーに頼むか、たとえば金曜夜の安息日のパーティ(当時はよくおこなわれていた)でペリーの教え子に出会ったか、そういうことがあったとしても(まったく)不思議ではない。ローゼンハンとモーリーのあいだは、人が一人介しているだけだ。それにモーリーのプロフィールは、カールとぴったり重なる。ヴィヴィアンによれば、モーリーはテニス・ファンでもあり、ローゼンハンが著書の草稿で、カールを「アスリートタイプ」としている点とも一致する。

スカイプからログオフしたあと、ヴィヴィアンは電子メールを送ってきてくれた。彼女もわたしと同じくらい興奮していた。「モーリーがあなたの探している人物だと、わたしにもはっきりしました。今まで疑っていたことが信じられないくらいです[28]」

わたしはコーヒーを淹れ、自分のファイルキャビネットを開けた。そして、そこにあふれ返っているフローレンスのファイルのコピーを、再び漁り始めた。モーリー・レイボヴィッツという名前をどこかで見た記憶があるのに、どこだったか思い出せなかった。でも、見つけるのにそう時間はかからなかった。ローゼンハンの著書の草稿の中に、「レイボヴィッチ」という鉛筆書きのメモがあった。わたしがメアリー・ピーターソンへと（誤って）導かれた、「シンシナティ」のメモのすぐ横だ。

これは「レイボヴィッツ」のことだろうか？

そうだとしたら筋が通っていた。二人には共通の友人がいるだけでなく、じつはローゼンハンは一九七〇年一一月、レイボヴィッツのために推薦状を書いていた[29]。つまり彼らは仕事上でもつながっていたということだ。これは偶然では片づけられないのでは？

モーリス（モーリー）・レイボヴィッツを探すのはそう難しくなかった。グーグル検索をしたら、『ニューヨーク・タイムズ』紙に掲載された立派な死亡記事が現れた[30]。ペリーが亡くなったのと同じ年だった。ノードラー画廊の副会長かつ社長だった彼は、ニューヨークのアートシーンにおけるまさに大物であり、ニューヨークの顔だった（ノードラー画廊はレイボヴィッツの死後かなり経ってから、贋作騒ぎの訴訟に巻き込まれて閉店した）。ニューヨーカーなら、ブライアント・パークにあるジョー・デーヴィッドソン制作のガートルード・スタイン像の脇を何度となく通るはずだが、これを市に寄贈したのがモーリーである。

モーリー・レイボヴィッツが関係していれば、有名な画家（偽患者5番、チェスナット・ロッジに滞在したかもしれない「ローラ・マーティン」）が実験に加わったことも納得がいく。アートの世界に顔が利くモーリーなら、ローゼンハンとローラの橋渡しが容易にできただろう。

レイボヴィッツの関係者としては三人の息子、元妻、ガールフレンドがいた。息子たちのうちジョッシュ・レイボヴィッツ医師は人の心に興味を持っていた父親の気質を受け継いで、ポートランドで依存症専門医をしていた。接触するなら彼がよさそうだ。わたしは彼のオフィスにメッセージを残し、反応を待った。

翌日、のんびりした南カリフォルニア訛りの男性の声[31]が電話の向こうで挨拶をした。

「じつは、あなたのお父さんが「ローゼンハンの」実験の有志の被験者で、偽患者の一人だったと思われる資料があるのですが。心当たりはありますか？」わたしはレイボヴィッツ医師に尋ねた。

「本当ですか？」彼が訊き返してきた。

「はい」心臓が喉から飛び出しそうだった。しばらくして、医師があらためて口を開いた。

「いいえ」きっぱりと答えた。「その資料が事実だとは思えません」

わたしはため息をついた。その後二〇分にわたって根拠を挙げていったが、レイボヴィッツはことごとく打ち消した。まず、その「カール」にしてはモーリーは歳を取りすぎていたと思えること（ローゼンハンの記録によれば三八歳から四八歳とされているが、モーリーは当時五二歳だった。とはいえ、ここまでくると、ローゼンハンの記録をどこまで信じていいものやら）。また、モーリーは閉所恐怖症で有名で、精神病院に入院するなんてとても無理だったこと。そして最後に、実験がおこなわれた当時、一家でスイスのチューリッヒに行っていたこと。

「がっかりさせて申し訳ありません」彼は言った。「でも父ではないですね」

でもそうだったんです。そうでなければおかしいんです。わたしは訊きづらいことを思いきって訊いてみた。お父さんのことを知っていたと思ってはいても、じつは知らない顔があったという可能性はないでしょうか？

「いいですか、父は秘密をずっと抱えていられるタイプの人じゃなかった。わたしたち家族はとても親密で、その手のことを黙っていられたとは思えません。父なら、たぶん本を書いたと思いますよ。それが事実なら、人に話さずにいられたはずがない」

わたしは引き下がらなかった。ではなぜローゼンハンのメモに、綴りは違っているけれど、レイボヴィッツの名前が？　まるで匂いを嗅ぎつけたブラッドハウンドのごとく、彼が何を言っても、何をしても、あきらめられなかった。できればお母さんと話をしてみていただけませんかと頼んでみた。夫が少なくとも六〇日間も家を留守にしていたら、気づいたはずだからだ（カールに関しては、この六〇日という入院日数も問題だった。ローゼンハンの複数の記録には、三回入院して合計六〇日間と書いてあるものと、四回入院して七六日間と書いてあるものが存在する）。わたしに言わせれば、彼女の答えが決め手の一票となりそうだった。レイボヴィッツ医師は答えを聞いて必ず折り返しすると約束してくれたが、お母さんと直接話をさせてもらえませんかという頼みは拒否された。年老いた母に残されたわずかな日々を浪費してもらっては困ると言われたようなものだった。

この頃になると、大丈夫きっとすべてうまくいく、と希望にすがりついているような感じだった。たとえ明日また日が昇っても、終わりは近いと信じ続ける終末思想カルトのように。

同じ週に、また別の挫折に見舞われた。今回は、チェスナット・ロッジの過去の患者のカルテを調べてくれた同院のセラピストだった人からの電子メールだった。

「六〇年代後半から七〇年代前半にかけて、［ローラ・マーティンという］名前およびイニシャルの患者はいませんでした」[32]そのうえ、一九六八年から一九七三年までにそこに入院した人で、入院期間がわずか五二日間という患者もいないという。一九八〇年代でさえ、平均入院期間は一五か月だった。「この患者の［五二日間という］入院期間についても、彼女の絵画作品が入院中に展示されたということも、ありえないと思います」とセラピストは書いていた。チェスナット・ロッジで症例カンファレンスをおこなうには、もっと長く入院する必要があった。医師たちは各患者について、きちんとした症例研究を発表するには五週間程度では観察が足りないと感じたらしい。でも研究助手のナンシー・ホーンは、誰かしらチェスナット・ロッジに入院した患者がいたことを記憶していた。それとも彼女の記憶違いだろうか？　あるいはこれについてもローゼンハンは嘘をついていた？

すっかり動揺していたところへ、レイボヴィッツ医師からの電子メールが飛び込んできた。

「母と話をしてみましたが、父はそのような実験には関わっていなかったと断言していました。

母は今八六歳で、人前に出ることを好みませんし、これ以上この話に関心もありません。調査がうまくいくことをお祈りします。目的の人物が誰か判明したときには、ぜひお知らせください[33]」

なぜどの手がかりをたどっても袋小路なのか？　なぜローゼンハンは偽患者へたどり着く道をこれほどぼやかしたのだろう？　彼はいったい何を守っていたのか？　一度も会ったことがない人に裏切られた気分だった。ありもしない世界に住む幽霊を追いかけて、時間を無駄にしたのだろうか？

わたしはローラ・マーティンのファイルにもう一度戻り、今回は目を皿のようにして、どんな穴も見落とすまいと中身を読んだ。未発表の本の草稿にある症例カンファレンスの部分を再確認する。ローラの担当精神科医が、彼女の作品を使って精神疾患の背後にあるものを明らかにしようとする場面だ。ローゼンハンは彼の言葉をそのまま引用している。「この絵の上半分は患者の願望です。押し寄せる衝動を抑えきれず、静けさを求めている。おそらく調子のいいときには、その静けさを引き出せるでしょう。だが、たいていは難しい。まずエゴをコントロールできないこと、そして衝動が強すぎること。彼女が求める静けさとは、平穏な気持ちと衝動の完璧なコントロールを指しますが、どうしてもうまくいきません。せいぜいそういう瞬間があるという程度で、抑うつ状態と衝動の嵐が交互に訪れます[34]」

わけのわからない心理学用語がこのあとも続く。担当医は続いて四枚の絵を順に解説し、そして最後の六枚目に移った。「絵の下半分はほかのものほど強烈さがありません……ここの色彩はよく調和している……マーティン夫人の衝動的な生活がより調和している[35]」絵の上下を分ける太い線は、医師が注意深く見守ってきたおかげで症状が改善されてきた証拠だという。

ローゼンハンが平気で事実を誇張すると知った今、問題は明らかだった。場面描写が正確すぎるのだ。ローラの作品の精神分析的な解釈もやけにありきたりで、『ニューヨーカー』誌の漫画に登場するパイプをくゆらす精神分析医の言葉そのものだ。第一、ローゼンハン自身が彼女の症例を検討することになるなんて、偶然すぎる。彼は臨床心理学者ではないから、博士号を取得してからは、ごく初期の頃を除けば、患者のセラピーなどしていない。それなのに、自分の患者の診断をしてもらうために、ワシントンDCの精神科医がわざわざローゼンハンを呼ぶなんて。さらには、彼がどうやって入院費を捻出していたのか、という問題もある。ローゼンハンは私信の中で、入院費はポケットマネーから出したと書いている（保険金詐欺など違法行為を疑われるのを避けるため）。この国で最も贅沢な病院の一つに五二日間も入院したら、当時でさえ、相当な金額になったはずだ。彼はその費用をどうやって捻出したのか？

やはりケネス・ガーゲンが正しかったのかもしれない。こうした偽患者たちは、一人でも本当にいたのだろうか？

第26章 疫病

今や問題はこうだ。ローゼンハンは自分の発見をできるだけ正当なものに見せるためにn数（つまりデータ収集するサンプル数）を増やそうと、一から偽患者をでっちあげたのだろうか？ 自分の病状の誇張がうまくいったので、気が大きくなって、偽患者の捏造にまで手をつけたのだろうか？ 著書の契約にがんじがらめになり、追いつめられて無理に空白を埋めた？ そんな手のこんだ策略も、今ではありえないことではないと思えた。メアリー・ピーターソンの手紙や潜入実験をした学部生たちの日誌、それらがローゼンハンのファイルの妙なところにあったこと。それにチェスナット・ロッジのこと、「有名なアーティスト」である偽患者のローラ・マーティン、いいいいあまりに完璧すぎる彼女の症例カンファレンス。そして例のカール。ローゼンハンの友人にとてもよく似ているが、実験には参加していなかった。

ずっと尊敬してきた人がこんな――「こんな」が何にしろ――だったなんて、信じたくなかった。もはや偽患者を見つけることだけが目的ではなくなった。偽患者は存在しなかったという証拠を探していた。だからその後の数か月間は、ひたすら幽霊を追った。『ランセット・サイキアトリー』誌に協力を求めるコメントを出した。[1] アメリカ精神医学会で講演し、ローゼンハンに会ったことがある人は連絡してほしいと訴えた。噂の元をたどり、ワシントンDCのセントエリザベス病院が潜入場所の一つでは、という手がかりを一か月かけて追った。彼の実験に関するウィキペディアのページに、キー・ビジュアルとしてその病院の写真が掲載されているからだ。探偵さえ雇ってみたが、彼が見つけたことはわたしとほとんど変わらなかった。ローゼンハンと接触した可能性のある人すべてに連絡を取ってみたが、内輪の関係者から離れれば離れるほど彼のことを話したがらない人が多く、わたしは驚いた。たとえば、ローゼンハンが「狂気の場所で正気でいること」を書いているときに彼の作業内容に触れる機会があったと思われる元秘書もその一人だ。連絡したとき、彼女が言ったのはこの一言だけだった。「まあ、彼がよく『創造的思考』ってやつを使っていたことは確かよ」[2]彼女は笑い、それから含みのある口調で言った。「口を開いたら悪口ばかり飛び出しそうだから、何も言わないでおくわ」

先に進めそうな道はすべて、結局ビルとハリーに続いていた。学生、同僚の教授たち、友人は実験について何も知らないか、話してくれても、わたしがすでに見つけたその二人の偽患者に舞い戻ることになった。

わたしは嘘をつくことについて調べ、『デイリー・メール』紙に、文章を分析して嘘を見分ける「科学的に証明された」方法に関する派手な記事を発見した。それによると、「自分について は最低限の言及しかなく、文章構造が複雑」[3]で、「説明は簡潔にして、否定的な言葉が多い」という。テキサス大学で嘘つきを研究している社会心理学者、ジェイミー・ペネベイカーという本物の専門家にこの件を尋ねたところ、残念ながら、文章だけで嘘つきを見抜くのは不可能で、むしろそれができると言う人はあなたに嘘をついていると語った。[4]

ここまで調べて浮かんだ疑問を、あらためてフローレンスにすべて提示してみた。彼女はローゼンハンのことを「語り部」とよく呼んでいたし、研究者より小説家になったほうが幸せだったかも、と話していた。だが、たとえ想像力豊かな人物だったとしても、そこまで極端なことをするものだろうか？　当初はフローレンスも懐疑的だった。しかし、よくよく考えたすえに、こんな電子メールをくれた。

「その人たちのうち何人かは創作だったのかも、と思い始めています……だとすれば、デヴィッドが本を書きあげられなかったことも説明がつくでしょう……」[5]

鋭い指摘だった。出版社のダブルデイ社は、一九八〇年にニューヨーク州最高裁判所で、『閉じ込められて（Locked Up）』（この時点で、ローゼンハンは当初の『狂気への旅』という題名を変更していた）に対する手付金の返還を求めて、ローゼンハンに対し訴訟を起こした。[6] すでに契約時の期日より七年遅れており、結局原稿は提出されなかった。編集者の励ましや、そこに添えられた、「正体がはっきりしない」偽患者についてもう少し詳しく書いてほしいという言葉が、ローゼンハンを怯えさせたのだろうか？　自分のキャリアを作ったあの実験の成果を中途半端に放り出したのは、何か深刻な問題があった証拠ではないかと気になるし、正直疑いたくなると、わたしが話を聞いたほとんどの人が言った。

「狂気の場所で正気でいること」を発表したあと、ローゼンハンは利他主義の研究に戻り、[7] 成功や失敗が子ども時代の寛大な行動にどう影響するかについて論文を発表した。[8] 一九七三年以降はテーマを次々に変え、気分と自己欲求の満足、[9] 人を助ける喜び、[10] 品性の問題、[11] 疑似経験主義、地震体験後の悪夢の研究などじつに幅広い。研究はどれも、少々まとまりがない。それどころか、ある同僚は、有名な論文を書いてスタンフォードで教授になり、成功を収めたあと、「デヴィッドは学問にあまり興味がなくなった……全般的に研究への熱意を失った」とわたしに語った。

実験後の仕事で最も成功したのは、マーティン・セリグマンと共同執筆した異常心理学に関する教科書で、この原稿を書いている時点で四版を重ね、今も全国の心理学の教室で使われている。また、陪審員の行動を研究し、ある論文では、メモをとることで陪審員が事実を思い出しやすくなることを論じ、別の論文では、判事が証拠として認めなかった事実を陪審員が考慮する（というか考慮しない）能力について取り上げた。彼はまた、リー・ロス、フローレンス・ケラーとともに司法顧問スタッフにも加わった。陪審員の選定、冒頭陳述や最終弁論の作成などに協力する心理学者である。これは、司法分析に社会科学を利用する初期の試みの一つだった。

友人たちによれば、論文として発表されなかったとはいえ、ローゼンハンは「強い宗教性」に関する研究に最も情熱的に取り組んでいたという。この研究によって、スタンフォードの学生は意外にも神を信じている（七五パーセント）だけでなく、創造説まで信じている（五九パーセント）ことが明らかになり、ローゼンハンはこう結論した。「一般に今世紀は、信心深さは知性や社会階級と相容れないものとされてきたが、じつはその正反対だということを示す証拠がしだいに増えている」

なるほど、しかし、だ。彼の意見は興味深いとはいえ、一九九〇年代に入っても、スタンフォード大学の学生の五九パーセントが創造説を信じているなんて、現実的にありえるだろう

か？

何かインチキの兆候はないかと敏感になりすぎている今、わたしの見方は公平とは言えないのかもしれない。とにかく、精神科医療をやがて叩きつぶすことになる代表的研究のあと、わずかなフォローアップ論文を除けば、ローゼンハンは重度の精神疾患と精神医療システムというテーマについてはいっさい論文を書いていない。

法学と心理学の両方の教授だったおかげで、心理学部の同僚より高額な給料をもらっていただけでなく、オフィスをそれぞれに持っていたため、いわば隠れ蓑ができた。一部の学生や同僚はこの点もいぶかしく思っていた。「心理学部で彼を探そうとするたび、法学部のオフィスにいるんです」元大学院生はわたしにそう言った。「ところが法学部で彼を探すと、今度は心理学部に戻っている」[17] ローゼンハンはどこにでもいるのに、どこにもいないように見えた。

発達心理学の分野で最も尊敬されている学者の一人で、ローゼンハンと四〇年にわたって同僚として仕事をし、ローゼンハンが終身在職権（テニュア）を得たときにはテニュア審査委員会の委員長さえ務めた、エレノア・マコビーは、彼女の住む高齢者施設でのインタビューのあいだ、終始、批判のアクセル全開だった。それは彼女の一〇〇歳の誕生日の前日のことだった。「わたしは彼を疑っていたわ。わたしだけでなく、わたしたちの多くが」[18] 彼のテニュアについて検討したとき、学部内の意見は真っ二つに分かれた。実験について「疑っている人がいた。彼が実際に何をしたのか、あるいは彼が本当にそれをおこなったのかどうかさえ、確かめることはできなかった」。結局、彼の講師としての才能を買って、テニュアは授与されることになったが、このは言った。

疑いは彼の学者人生に最後まで影を落とした。「彼の評判はしだいに落ちていった」とマコビー

マシュマロ・テストを考案したウォルター・ミシェルは二〇一八年に亡くなったが、その前におこなったインタビューで、ローゼンハンの論文の初期の草稿の編集に携わったとはいえ、本人とそれほど交流があったわけではないと話した。しかし私信のやりとりでは、もっと率直な意見を聞くことができた。「実際、ローゼンハンと親しく話をしたことは一度もありません。[19] わたしが学部長だったときに、厄介な男だと思い知りました。彼は努力というものを忌み嫌っているように見えました。研究内容にもあまり感心しなかったので、本人にもその研究にも努めて近づかないようにしていました」

昔ローゼンハンと恋愛関係にあり、関係はとうに破綻したとはいえ、現在もその思い出を大切にしているという女性と接触してみた。彼女はインタビューの申し出を受けてくれたが、一つだけ条件を出した。二人の情事にはけっして触れないこと。これはなかなか厳しい条件だった。なにしろ彼女は、何十年も前から保管していたローゼンハンの講義の録音記録の箱を取り出してきたくらいなのだ。

「彼と話していると、自分は世界一重要な人間だと思えるの。彼は話術だけで、人にそう思わせることができるのよ」[20] 彼女は言った。大勢の心理学者と仕事をしてきた彼女は、共通する特徴が一つあると話す。「それぞれの研究テーマを見ると、本人が抱えている問題だと考えてまず間違いないわ。自分が困っているから、その分野を研究するのよ」

「それは面白いですね」わたしは言った。「ではローゼンハンの問題は何だったのでしょう?」
「倫理観、利他主義、慎み深い人間になること、そんなところだと思う」彼女はどこか生々しい笑いを漏らした。「わたしはよくこんなふうに言ったわ。『彼、また後光を磨いてる』って。彼には、自分の人格やキャラクターなんかをなぜか思いどおりにしてしまう力があったの。演技の不思議な才能があったというか。彼がこう見せたいと思った通りに人は彼を見てしまうのよ」

　ローゼンハンの研究助手だったナンシー・ホーンは、ローゼンハンにそんな不誠実なことができるなんてとても思えないと信じていた。論文の大部分をでっちあげた可能性についてわたしが切り出すと、彼女は「絶対にありえない」[21]とあっさり突っぱねた。スワースモア大学時代の指導学生で、ローゼンハンが偽患者のファイルに保管していた学部生新聞を書いたハンク・オカーマも、ありえないと断固として主張する。ローゼンハンの息子のジャックも、パロアルトのレストランでランチを一緒にとりながら、フローレンスとわたしがその可能性について持ち出したところ、やはり否定し、こう言った。「父は作り話が得意だったのは事実です。だからと言って、研究そのものを台無しにするようなことをしたとは思えませんね」[22]

　ビルに発見のことを話したときには、曖昧な態度だった。「わからないな。ありえないとわたしは思うけど。想像できないよ」[23]

　ハリーは不賛成だった。「そこまでの嘘つきだったとは思えないな。学部生だった彼の姿が想像できないのと同じくらいにね。たしかに大学院生だったときは学生をほったらかしで、指導らしい指導が受けられなかった。だけどそれとこれとは別だ。でもこれは……」[24]ハリーの体験についてローゼンハンが書いたものを指して言った。「まったくのでっちあげだ」

一つひとつは小さなことかもしれない。かつらのこと、自分の入院期間についてついた嘘、カルテの誇張、数値の改竄、ハリーの情報を排除したこと、未完成の著書、このテーマに二度と取り組まなかったこと。だが、これらが積み重なると、ローゼンハンはわたしが考えていたような人物ではないように見える。

『サイエンス』誌のように権威ある雑誌に発表された論文でも、強い疑念を投げかけられたのは初めてではないし、完全なインチキだったと発覚したことさえある。最悪の例を一つ挙げると、オランダ人社会心理学者のディーデリク・スターペルのケースがある。[25] 彼はかつて『サイエンス』誌に、ユトレヒト駅における、列車のプラットホームの汚さと人種差別主義者の多さの相互関係に関する論文を発表して、[26] 一躍有名になり、メディアはこの論文を称賛した。彼はさらに、人肉食に興味を持つ人と利己主義傾向の関連性についても論文を発表。しかしここで彼の評判は足元から瓦解した。彼は長年、五〇編以上の論文でデータを捏造していたのだ。『ニューヨーク・タイムズ』紙は彼を「科学アカデミズム最大の詐欺師」[27] と呼んだ。ディーデリク・スターペルの一件は極端な例ではあるが、このレベルの事件はいつでも起こりうるということ、[28] そして、学術界の現在のような状況（派手なニュースになるような論文を専門誌が選んで発表している、矛盾したデータは排除すべしという圧力がある［別名「p値ハッキング」］、地味で悲観的な研究は評価されず発表されない、助成金や研究者の給料は学術誌への論文発表にかかっている［「発表か死か」問題］）がスターペルのようなシステムの悪用を考える人々を生んでいるという事実が露呈した。

現在心理学界では、とくに社会心理学の分野で、「再現性の危機」が叫ばれており、[29]「パワーポーズ」[30]「表情フィードバック仮説」[31]「自我消耗」[32]など、現在この分野で最も引用されている研究に対し、あまり建設的な批評がおこなわれていない。ヴァージニア大学のブライアン・ノセックは「再現可能性プロジェクト」を立ち上げ、[33]専門誌に発表ずみの一〇〇件の心理学実験を再現したが、同じ結果が得られたのは半数にも満たなかった。

マシュマロを前にして手を出さずにいられた未就学児のほうが将来社会的成果をあげる可能性が高いことを示したウォルター・ミシェルのマシュマロ実験（ビルの娘がスタンフォード大学で参加した）も、つねに懐疑の目を向けられてきた。二〇一八年に『サイコロジカル・サイエンス』誌に発表された再現実験の論文[34]は、子どもの自制能力と将来の成功の相関は、ミシェルの実験結果の「半分の規模」だったことを明らかにした。しかも、教育度、家庭生活、初期の認知力を考慮すると、子どもの自制心と将来の行動の関連性はほとんどゼロだった。それでもマシュマロ実験とそのフォローアップ研究は（このような形で利用されることは想定外だったと研究者自身が認めてはいるものの）、公教育政策の方針制定に寄与してきたのだ。[35]

スタンレー・ミルグラムとその電気ショック実験[36]（ローゼンハンがスタンフォードに赴任する前、初期の実験で使ったのと同じ装置が使われた）も議論の的になってきた。心理学者で作家のジーナ・ペリーは、著書『電気ショック機の背後で（Behind the Shock Machine）』の中で、ミルグラムとその協力者たちが、電気ショックをあたえるよう参加者に強要していたことを明らかにし、人がいかに権威に対して盲目的に従ってしまう傾向があるか示した実験結果が、その通りのものではなかった可能性があることを示した。とはいえ、この実験に関してはほかにも数多くの再現実験がおこなわれている（その一つである二〇一七年のポーランドでの実験では、八〇人の実験参加者のうち七二人が、見ず知らずの対象者に最高レベルの電気ショックをあたえている）。[37]

中でも衝撃的だったのは、一九七一年、ローゼンハンが例の論文に取り組んでいた頃に、スタンフォード大学の地下室でおこなわれた有名な監獄実験を発案したフィリップ・ジンバルドーの一件だろう。[38] ジンバルドーと同僚の研究者たちが新聞広告によって学生を集め、[39]「囚人役」と「監守役」をそれぞれに割り当てたところ、監守役は囚人役を虐待し、囚人役は本物の受刑者のような反応を示した。有名な話だが、こう叫んだ者もいた。「体が爆発しそうだ……出してくれ！……もう一晩ここで過ごすなんて耐えられない！　もう無理だ！」実験の結果、明らかになったのは、わたしたち人間の心の奥にはサディズムが刻み込まれているという事実だった。ジンバルドーは一夜にしてこの分野の専門家にのし上がり、二〇〇四年にはアブグレイブ刑務所における捕虜虐待についての上院公聴会で、参考人として証言までした。虐待を受けた捕虜たちの写真を初めて見たとき、ジンバルドーは『ニューヨーク・タイムズ』紙に告げた。「ショックだったが、驚きはなかった……何が不満だったかと言って、それはペンタゴンがすべてを『数人の腐ったリンゴ』のせいにしたことだ。[40] わたしは実験を通じて、たとえいいリンゴでも、ひどい状況に置かれれば腐るものだと知っている」こういうものの見方は虐待者の責任逃れを許すことになると反論する者もいる。誰しも心の奥に悪魔が潜んでいて、状況さえ許せば表に出てくるというなら、人を非難したり罰したりできるだろうか？

この実験が、刑務所改革が後退する原因にさえなったという者もいる。ジンバルドーの論理からすれば、刑務所は「改革などできない」[41]場所ということになるからだ。この実験には数多くの批判が集まったが、近年、より具体的に追及するものがいくつか発表された。二〇一八年、ジャーナリストのベン・ブラムが電子出版プラットフォーム『ミディアム』に書いた記事がネット上で炎上した(一部の界隈で)。ブラムは「囚人役」の一人(「体が爆発しそうだ」とわめいた人物)を特定し、苦しんでいたのは全部演技だったと暴いた。「単なる仕事だったんだ。録音テープを聞けば、声の感じでわかるはずさ。みごとな演技だったと思うよ。泣きわめき、ヒステリックな人間を演じた。言われた通り囚人のように振る舞ったんだから、ちゃんと仕事をしたってことだ。楽しかったよ」[42]ブラムはさらに、ジンバルドーが看守に虐待の仕方を指南し、人一倍激しく攻撃してみせた連中には感謝さえしていたという。「この実験をありがたがるのはやめるべきだ」[43]人格心理学者のシミーン・ヴァジルはツイートした。「これは科学ではない。教科書から追放しろ」

『ミディアム』の記事よりずいぶん前、すでに一九九一年の時点で自著の教科書『心理学(Psychology)』からジンバルドーを削除していた心理学者のピーター・グレイは、インタビューをしたわたしにこう言った。「偏見にもとづく実験の好例だ……社会問題を白日のもとにさらしたいと、人は思うものだ。だが、そう願うあまり、データの余計な部分をカットしたり、場合によってはデータそのものをでっちあげたりしてしまう」[44]じつは最近のほうがこういうことが起きやすいという。あまりにも大勢のポストドクターが、わずかな仕事や助成金を手に入れようと躍起になって競争しているからだ。「インチキの疫病が流行しているんだ」

この疫病の流行は社会心理学に限ったことではなく、あらゆる分野に広がっている。ガン研究や遺伝学といったデータ志向の強い分野から、歯科学や霊長類学まで。[45]二〇一六年、オーストラリアの研究者キャロライン・バーウッドとその同僚ブルース・マードックは、パーキンソン病に関する「画期的な」研究において研究費をごまかし、刑務所に送り込まれそうになった。韓国人の幹細胞研究者ファン・ウソクとハーヴァード大学の進化生物学者マーク・ハウザーは、いずれも論文をでっちあげ、不正研究をおこなったとして非難された有名学者である。[46]学術界以外の、ビッグビジネスが絡むような場でも、もちろん不正は起きている。エリザベス・ホームズ[47]が創業した血液検査企業セラノスは七億ドルの投資を集めたが、『ウォールストリート・ジャーナル』紙のジョン・キャリユーの調査によって「巨大不正」が暴かれた。『ランセット』誌の編集者リチャード・ホートンは、二〇一五年に論説記事でこう述べた。「科学論文の多く、おそらく半分ほどは、単純に真実でない恐れがある……科学はダークサイドに堕ちた」[48]こうした研究不正を率先して明らかにしようとする人々の一人が、スタンフォード大学のジョン・ヨアニディスで、[49]彼は二〇〇五年、「なぜ発表された研究成果の大部分はインチキなのか」[50]という痛烈な論文を書いた。ゲノム研究に関する初期の何千編という論文のうち、現在も通用するのはほんのわずかだということを明らかにし、さらに、少なくとも一〇〇〇回以上引用された四九編の論文を追跡した[51]結果、うち七編はその後の研究で「完全に否定された」[52]ことがわかった。

わたしも今では、ありとあらゆるところに不正があるのだと知った。二〇一八年の秋、コーネル大学教授のブライアン・ワンシンク[53]は、彼の一三編の論文（その一つは、取り皿の大きさによって食べる量が左右されることを検証したもの）が撤回され、コーネル大学側も彼が「実験データの虚偽報告を含む、研究者としてあるまじき行動」[54]をとったと認めたため、職を辞した。同じ頃、元ハーヴァード大学医学部教授で、心筋幹細胞の研究者だったピエロ・アンヴェルサ博士が発表した三一編の論文が、「誤った／捏造されたデータ」[55]が含まれていたとして排除され、撤回された。どれほどの惨状かリアルタイムで知りたければ、「撤回論文追跡（Retraction Watch）」というブログを確認してほしい。ここでは、取り下げられた論文がすべてリストアップされ、撤回論文のうち引用回数の多かったものトップテンが掲載されている。

そして、学術誌や新聞で（SNS上ではもっと）毎日のようにおこなわれているこの不正のせいで、不信感から生まれた反動的な反科学運動が盛り上がりを見せている。たとえば、非常に危険な動きとしては、ワクチン反対運動に端を発する最近の麻疹の流行が挙げられる（ワクチン反対派が根拠としているのは、世界最古にして権威の高い科学誌『ランセット』に掲載され、のちに撤回された、ウェイクフィールド元医師の誤った論文[56]）。「証明された」とされる研究結果が、こちらが疑念を抱きもしないうちから、発表された翌日には間違っていると告げられる——そんなことがいったい何度繰り返されればいいのだろう？

そしてここまで見てきたように、そういう疑いがとりわけ精神医学を蝕んでいるのである。

多くの抗精神病薬が正確にどう働くのか、なぜ特定の割合の人には効果がないのか、わたしたちにはいまだにわからない。現行の精神疾患の対処法はどれも「一時的な緩和にしかならず、どれも治療とさえ言えない」[57]。明確な予防法もなく、臨床成績をどうしたら普遍的に上げられるか、平均余命をどうやったら延ばせるかさえわからない。統合失調症のような深刻な精神疾患に遺伝的要素が関わっているのは間違いないが、遺伝学的研究の結果は興味深いとはいえ、決定的なものではない。

こんにち、大手製薬会社と精神医学の密接な関係については誰もが気づいている。それはDSM-Ⅲの作成時に切っても切れないものとなり、以来その結びつきは深くなる一方だ。一般消費者向けの宣伝広告ではさまざまな症状の回復と治癒を約束しながら、後遺症や副作用ももちろん報告されてきた。しかし、副作用が少ないという触れ込みから「非定型」あるいは「第二世代」の抗精神病薬と呼ばれる新薬も、今のところ宣伝通りの効果があがっていない。第二世代抗精神病薬には[58]、たとえば体重が異常に増加してメタボリック症候群を引き起こすなど、また別の問題が持ち上がり、二〇一〇年に『ニューヨーク・タイムズ』紙が報じたところでは、虚偽請求取締法の「単独では最大の標的」[59]となって、不正の罰金額は何十億ドルにものぼった（たとえばジョンソン&ジョンソンは[60]、非定型抗精神病薬リスパダールの副作用を隠蔽していたとして、二〇一三年に二二億ドルの罰金を支払うことに同意した。副作用には卒中や糖尿病も含まれる）。

ジャーナリストで作家のロバート・ウィテカーは、二〇〇一年に出版した同名の自著『アメリカの狂気』にもとづいた、伝統的な精神医学に真っ向から挑むブログを展開しているが、彼は精神医学への怒りをこうまとめている。「過去二〇年間、精神医学の権威筋はずっと嘘をついてきた。統合失調症、うつ病、双極性障害は脳の病気だということがわかり……精神科の薬は脳内化学物質のバランスを正すものだと言った。しかし、何十年と研究を続けても、結局それを裏づける結果は得られなかったのだ。そしてまた、プロザックや第二世代抗精神病薬は第一世代の薬より効果も高く、安全だとも主張したが、じつは臨床試験ではそんな結果は出ていなかった。何より重要なのは、精神医学の権威たちが、抗精神病薬は長期的には症状を悪化させるという事実をわれわれに黙っていたことだ[61]」

こんなふうに不信感が広がっているにもかかわらず、エリートたちの中には、ほとんど妄執と言ってもいいくらいに従来の武器にしがみついている者もいる。ある有名な精神科医（近年はもう患者の診察をしていないので、名前は秘すことにする。それほどヒエラルキーの上部にいる人物なのだ。医師は成功すればするほど、患者と過ごす時間が減るらしい）は、すっかり壊れてしまった精神医療システムを建て直す方法をわたしに教授してくれた。「とにかく患者は薬を飲むことだ[62]」彼はワインを飲みながら言った。「われわれの薬は、君を治療した薬と同様、非常に効果が高い」このコメントの視野の狭さ、傲慢さに、わたしは思わず笑ってしまった。こんなふうに薬を妄信している者もいるとはいえ、理性ある医師は抗精神病薬の限界を認識している。わたしがインタビューした重度の精神病患者たちによれば、病気と暮らしていくうえで何より難しいのは、症状の中でも軽度認知障害のような比較的軽微なものこそ生活に支障をあたえ、しかも薬では改善できないところなのだという。「生活を奪われた、そんな感じがするんです。今まで楽しんでいたことが、全部なくなってしまったみたいな[63]」最近になって統合失調症と診断された二〇歳の患者は言った。

しかし、わたしはここで抗精神病薬を叩きたいわけではない。叩きたくなるような場面は無数にあるが、薬のおかげでいきいきと暮らせるようになった人も大勢いるのだから、その価値を認めないのは馬鹿げている。そして、状況がとても複雑だということも確かだ。わたしにわかっていることがあり、あなたにわかっていることがあり、この分野の権威である例の傲慢な医師にもわかっていることがある。それでも彼はワインを飲みながらふんぞり返り、ただくだらない御託を並べているだけだ。[64]

さまざまな評判、不信感、進歩の遅さ、そうした原因が相まって、世界的にメンタルヘルスケアワーカーが足りなくなっている。[65]問題は報酬だと言う者もいる。長年精神科医は、医療専門家としては下から三番目に給料が安かった（これから見ていくように、この点は改善されつつある）。かつて精神医学は人文主義的な医学分野と見なされていた。しかし、二〇〇六年の時点では、「問題解決型」認知行動療法から自由精神力動療法に至るまで、どんなセラピーにしろ、受けたアメリカ人はわずか三パーセントにすぎなくなった。[66]フロイトは正式に「死んだ」。彼の理論は「性差別主義的で、ごまかしだらけで、非科学的で、とにかく間違っている……心理療法は、ヒルによる吸血療法のような、今では廃れた医療だと言える」。そのあいだ、精神医学はソフトサイエンスからハードサイエンスへと変貌を遂げ、全体的に物質主義的で現実主義的な医学になった。

わたしが今取り組んでいる調査について、ローゼンハンの周囲の人たち以外にも情報を流し始めたとき、精神医学コミュニティからはきっと威圧的な反応が返ってくるとばかり思っていたのだが、そうでもなかった理由の一部は、ここにあると思われる。ショックを見せた人はわずかで、たいして驚かないと言う人が多かった。精神科医のアレン・フランセスはわたしの話を聞くうちに、ふいに話をさえぎった。「それだけの調査力があるなら、次はコーク兄弟〔アメリカでエネルギー関連の巨大多国籍企業コーク・インダストリーズを経営〕を調べてくれないか?」[67] それからわたしの話についてじっくり考え込んだ。ローゼンハンの論文はロバート・スピッツァーの研究の原点だ。あの論文がなかったら、「DSM-III は、スピッツァーが作ったようなものにはならなかっただろう」と言った。しかし、少なくとも論文の一部は説得力を失う（場合によってはそれではすまない）とすれば、とても擁護はできない。本当にがっかりな結果だった。

ある友人の精神科医はわたしの話を聞いて怒り狂い、論文はじつに「馬鹿げていて」、レッテルを貼られることについてのローゼンハンの主張は「完全なペテン」だとわめいた。彼女は、たとえば、そのレッテルによって患者の治療が変わるという議論など、全体的なテーマそのものについても無価値だと断じた。しまいには怒りのあまり彼女の顔が真っ赤になってしまったので、この話は二度と持ち出さないと約束することになった。

病気の体験について話してほしいと、ヨーロッパで開催されたある学会に招待され、研究志向のセラピストや精神科医の小グループから講演のあとで食事をしましょうと誘われたわたしは、ありがたく受けた。そこはマンハッタンのミッドタウンから切り取ってきたみたいなホテルのバーで、テーブルに四人が座り、全員がマティーニを飲んでいた。専門家の会議の場で見ず知らずの相手とバーボンカクテルを飲むのはまずいのでは、という心の声を無視して、マンハッタンを注文した。精神科医たちは、「ニューヨーク時間で過ごすつもりだ」、そうすれば会議のあいだずっとパーティができると冗談を飛ばした。彼らはわたしの講演について話題にし、いくつか質問をしてきたが、彼らが休暇モードなのは明らかで、質問はしだいに脱線し始めた。

一人が尋ねた。「統合失調症患者は、あなたの本についてどう感じるんでしょうね？」

統合失調症患者が、わたしの本でなくても、とにかく何かについて共通の感じ方をするという認識そのものに、唖然とした。わたしはその人のほうをぼんやりと無言で見ていたが、別の精神科医がわたしに言った。「統合失調症患者は本を読みませんよ」誰も何も反応しない。これは冗談？　それとも精神科医は自分の患者のことを本当にこんなふうに見ているの？

その後、レストランは混んでいたが、酒が進むにつれて、わたしたちのテーブルはますます騒々しくなっていった。途中、ローゼンハンのことが話題にのぼり、わたしは自分の調査について少しだけ話した。

統合失調症患者は本を読まないと発言した精神科医が口を挟んできた。「あなたがどうしてその論文に目をつけたのか、その理由がわからない」医師の声はかすれていた。「どうしてそんな反精神医学みたいなことに手を貸すんですか？」

あの論文がだんだん疑わしく思えてきたせいです、と言うと、彼はますます攻撃的になった。「こういうことが、われわれ全員に悪影響をおよぼすんだ」彼は言い、テーブルをさっと指し示した。客が引いた店内に、今や声が響き渡っている。あの論文を「反精神医学」と喜んで切って捨てた同じ人が、論文には不正があるという証拠を突きつけられると、いきなりかっとなった。ローゼンハンの研究は正しかったということにしておいたほうが、精神医学界内外に懸命に宣伝されている主張にとってプラスになるというわけか。精神医学は着実に進歩していて、不幸な過去はすでに忘却の彼方にある――彼らはそう主張したがっている。

「あなたなら、こんなことにかまけたりせず、もっとましなことができるはずだ」彼は今や机を叩いていた。「ご本人にとっては不本意かもしれないが、あなたはシンボルなんだ。だからその力を使って役に立つことをすべきですよ」

時差ぼけのせいか、偽患者の調査が思うように進まずいつしかストレスが溜まっていたせいか、論文はでっちあげだという確信と論文の筆者への失望がふくらむ一方だからか、あるいは赤ワインとマンハッタンのせいか。あるいは、彼がわたしをシンボルと呼んだせいか（いったい何のシンボル？）、理由はともかく、我慢の限界だった。わたしは席を立ってレストランのクローゼットサイズのトイレに向かい、鏡に映るぼんやりした目を見つめて、しっかりしなさい、と励ました。そして、私のようには復活できなかった自分の鏡像を思い出した。なんとか落ち着きを取り戻して席に戻ったが、目は赤く充血し、マスカラがにじんでいた。でもどうしても反撃せずにいられなかった。「精神医学を攻撃しようとしているわけじゃないんです。何か前向きになれるような話をしてくだされば、いくらでも書きますよ」上座席に立っていたわたしの声は、少々大きすぎた。

彼はわたしを見上げ、あきらめたようにワインを置くと言った。「一〇年待ってくれ」

一〇年なんて待てない。

第27章　木星の月

われわれ医師は、死に嘲笑され、未知に震えあがり、曖昧さに非難されながら、それが何であろうと手持ちの真実らしきものを振りかざして、闇を否定する。四体液説、経絡、錬金術、分子生物学――われわれの科学的信念そのものは、それが巡り巡って一時的にあたえてくれるほんのわずかな安堵感に比べれば、たいして重要ではないのだ」[1]

――リタ・シャロン、ピーター・ワイヤー
（「医学の芸術」『ランセット』誌）

何年も統合失調症と誤診され続け、最後にようやく正しい診断を受けた若い女性――わたしの鏡像――がどうなったのか、わたしは知らない。精神科病院を出たあとの彼女の行方を医師たちは知らず、かつては興味深い症例だったものの、予後が思わしくなかった患者の一人となり、今はカルテに書き込まれた名前にすぎない。わたしがそうだったように、医師にほとんど見放されていたにもかかわらず、奇跡的な回復を見せてみんなを驚かせただろうか？　あるいは、タイミングよく治療ができてさえいれば治ったのに、そうならなかった犠牲者の一人だったのか？

わたしのような奇跡の陰に、わたしの鏡像のような人が一〇〇人はいて、さらに一〇〇〇人は刑務所で衰弱したり、ホームレスになったりし、さらには、しょせん彼らの頭の中の出来事だと考える人が一〇〇万人はいる。まるであなたの頭の中は彼らとは違っているかのように。それなら調べても仕方がないとあきらめる口実にし、脳はまだまだ謎だらけなのだから、そんなふうに謙虚になるしかない、と人はつぶやく。

「正直になるしかないと思うんです。わたしたちの理解はいかに限定的なものか、認めなければならない」[2]オックスフォード大学の精神科医、ベリンダ・レノックスはわたしに言った。「進歩するには、そうするほかない」

レノックス医師が言うように、限界を正直に認めるとは、これまで額面通りに受け入れてきた歴史や「真実」を厳しい目で精査することも含まれる。結果が事実にしては都合がよすぎる、断定的すぎる、決定的すぎるように見えるなら、たいていそうなのだ。微妙な揺れを失ったとき、医学は損なわれる。

そこで登場するのがデヴィッド・ローゼンハンとその論文である。ローゼンハンの論文は、小編だったとはいえ、人間の本能に最悪の形で働きかけた。攻撃にさらされてすっかり萎縮した精神医学界は、確かさなどまったく存在しなかったところに確かさを無理やり求め、何年にもわたって研究や治療を誤った方向に導くことになった。わたしたち一般市民には好感の持てる主張に思えたものの、重度の精神病患者の日常はおぞましいほどの影響を受けた。

ローゼンハンがこういう結果を作り出したわけではないが、彼の論文がそのきっかけとなった。そして今こそ精神医学は、現行の術語体系を、開発されつつある新たな科学技術を、重症者の治療方法を見直すべき時が来たと言える。

精神医学界、そして社会全体として、ようやく術語の再考を始め、それが社会保健政策を変革しつつある。たとえば運動家のD・J・ジャッフィのような人々は、精神疾患という言葉の範疇が広すぎると主張し、ローゼンハンの時代に精神分析医が対応していたような、「不安症の健常者」ではなく、全人口の四パーセントに当たるもっと症状の深刻な患者の治療に予算を集中すべきだとする。

一方、オランダ人精神科医ジム・ファン・オスは、二〇一七年に「統合失調症という概念の緩やかな死と精神病スペクトラムの困難な誕生」という論文を書き[3]、精神疾患を連続体として認識すべきだと考えた。DSMのような巨大で分厚いマニュアルは「診断名をせいぜい一〇種類程度[4]」に凝縮し、精神病症候群、不安症候群のような総称の中に症状のグラデーションを作ればいい、と彼はわたしに言い、それこそが誠意あるアプローチだと主張する。要するに、「しょうがないよ、本当にわからないんだから」と認めるのだ。

研究者コミュニティも同じ十字路にさしかかった[5]。「統合失調症は消滅しつつあるのか?[6]」ある学術誌の記事はそう尋ね、別の記事はこう疑問を投げかけた。「統合失調症という診断分類を捨てるべきか?[7]」

この疑問に答える試みが実際におこなわれている。トーマス・インセル医師は、アメリカ国立精神衛生研究所(NIMH)の所長だったときに[8](研究所で歴代二番目に在任期間が長かった)、DSMの診断基準を使わない新システム「研究領域基準」(RDoC)を導入した。RDoCは、統合失調症のような仰々しい診断分類を、たとえば心神喪失状態、妄想、記憶障害など、その細かい要素に分けるというものだ。統合失調症のような幅広い概念は、研究という場では科学的に無意味だという考えがその背景にある（インセルはその後ＮＩＭＨを離れて、前途洋々たるシリコンヴァレーに移り住み、彼がせっかく立ち上げたＲＤｏＣは今のところ広くは受け入れられていない。ＮＩＭＨが助成する研究の半数は今もＤＳＭの診断に頼っている。[9] ＤＳＭは精神医学界に広く定着しすぎていて、ほかの基準に完全に置き換えるのは今の時点では難しそうだ）。

今、統合失調症を一枚板のような存在と考えると、巨大すぎて研究しづらいことから、ガン研究と同じように、各症例の特殊性を認識してアプローチするという方法が注目されている。いわゆる統合失調症にどれだけバラエティがあるか、統合失調症患者と個人的に会ったことがない人が知ったら驚くだろう。妄想やパラノイアのせいで暴力的な心神喪失状態にある人、幻聴に悩まされる人、強い認知障害があって社会に適合できない人、教授職を続けている人、衛生観念を失っている人、狂信的になる人、記憶の大部分を失っている人、一見何の症状もなく生活しているように見える人、いっさいしゃべらず、緊張性昏迷に陥っている人。薬が効いて充実した生活を送っている人もいる。一〇から三〇パーセントは回復するが、[10] 一生病気と付き合う人もいる。しかし、こうした症状の幅広さについて、一般の人が耳にすることはない。統合失調症の人がわたしの本を読んでどう感じるかと尋ねた、ロンドンで会った精神科医のような人さえいるのだ。さらに、治療を受けずにひどい慢性的な心神喪失状態でホームレスになった人など、とても極端な症例ばかり目についてしまうと、こんな言葉が出回るのだ――一度かかったら、もうおしまいだ。

今やほとんど福音だとすら言えるのは、統合失調症のような診断分類には数多くの原因があり、「統合失調症群」や「精神病スペクトラム障害」のような術語を使うべきだという主張が登場していることだ。つまり、病因についてはほとんどコンセンサスがないということを示している。こういう考えが生まれた一因は、重度の精神疾患に関する遺伝学的研究が、今のところ結論らしい結論を出せていないことだ。各障害に関わる遺伝子が一つ（特定の一遺伝子の突然変異で発症する嚢胞性繊維症はその例）ということはまずなく、普通は数百という単位の遺伝子が影響するため、遺伝学というのは困難を極める学問である。しかし、複数の研究が、とくに双極性障害、統合失調症、重度の抑うつ障害、注意欠陥・多動性障害などの精神病性障害で「遺伝的重複」[12]があることを明らかにしている。「患者を診断するときにその診断名で厳密な線引きをする従来のやり方は、おそらく現実と乖離している。脳の機能障害が起きると症状は重複するからね」[13]マサチューセッツ総合病院の遺伝子分析解析部の准教授、ベン・ニールは言う。これは、古くから精神医学界内外で言われてきたことを科学的に証明する言葉だと言っていい。つまり、わたしたちが使っている診断名を分ける境界線に、科学的有効性はないということだ。

今まで知られていなかったことが注目され始めると、研究者たちのあいだでしだいに興奮が高まっていくものだ。免疫システムと脳のつながり（自己免疫性脳炎がその一つ）の研究から、脳ではなく体そのものがいかに人間の行動に影響をあたえ、がらりと変化させるか追究しようとする人が次々に現れ、免疫抑制剤を重度の精神病患者に使う研究がにわかに活況を呈している。[14]研究によると、統合失調症患者の三分の一にものぼる人が免疫機能障害を持つと試算されているが、[15]病因との因果関係はまだはっきりしない。

腸と脳の関係が注目されたことで、乳酸菌など善玉菌のサプリメント（プロバイオティクス）の研究も盛んになり、躁病や、統合失調症の強い症状に効果が見られた。[16][17]精神保健疫学者たちは、流感やウィルス感染症が増える冬に生まれた人のほうが重度の精神疾患になりやすいことを明らかにした（しかし、より深刻な症状の人は夏生まれの傾向があるので、一概には言えないようだ）。[18][19]グルテン不耐症が原因で起きる精神症状、逆に骨髄移植で治癒した精神症状の例もある。ライム病や全身性エリテマトーデスの患者が重い精神疾患と誤診されるケースもある。体と脳の相互作用について知れば知るほど、今までわからなかったことが明らかになっていく。

一方、最新の科学技術によって、これまで以上に脳を深く調べることができるようになった。「わたしが学生に教えるのは、『ガリレオはどうやってコペルニクスの地動説の正しさを証明したか』ということだ。最大の進歩は、ガラスを研磨してレンズにする技術が発達したことなんだ。あまり派手な出来事ではないが、おかげでガリレオは望遠鏡を作り、木星の月を観察することができた」[20]ブロード研究所のスティーヴン・ハイマン博士はわたしに言った。二〇一六年、統合失調症と補体成分4（C4）と呼ばれるタンパク質の関係について論じた論文を、研究所が『ネイチャー』誌に発表し、[21]高い評価を受けたとき、「舞い上がってしまった」と彼は認めている。C4は、思春期に成熟しようとする脳がみずから精度を高めていくとき、除去したほうがいい不必要なシナプスにマーキングをして、脳の「刈り込み」を助ける役目をする。研究はまだ始まったばかりとはいえ、統合失調症がこの「刈り込みをしすぎる」ことから起きるというモデルを示した。

最新機器が開発されつつあり（なかにはすでに実用化されているものもある）、依然として謎に包まれた脳の働きをいずれ垣間見せてくれるかもしれない。たとえばDrop-Seq[22]を使えば、将来脳内の細胞を一個一個調べられるだろう。光遺伝学は、光を使って生きた動物の脳回路を操作できる。[23] CLARITYは脳の上部構造を溶かし、[24]組織を透明にして、細胞構造を3Dで見られるようにする。3Dテクノロジーを使った新技術[25]（『サイエンス』誌二〇一九年一月号に掲載）と高解像度の映像によって、記録的な速さで各脳細胞を特定できるという。また、アメリカじゅうの研究室で、精神疾患と診断された人の皮膚細胞から幹細胞が作られ、脳がどう機能しているか、あるいは機能していないか、理解を進めようとしている。要するに、「ミニ脳みそ」を作って[26]（今この瞬間に！）、各自の脳に薬がどんな効果をあたえるか、リアルタイムで追うわけだ。

IBMの人口知能「ワトソン」チーム[27]は、「箱に入ったフロイト」を作ろうとしているという。つまりワトソンを精神科医にしたいというのだ。もちろん精神科医のかわりはできないと彼らは言う。そうではなく、コンピューターのアルゴリズムにまかせるところはまかせて、精神科医が患者からじっくり話を聞き、人間同士の交流をする時間をもっと持てるようになる環境作りをするのが目的なのだ。精神科医の中には、かつては患者の自己申告を待つしかなかった大量のデータに簡単にアクセスできるようになる、ウェアラブルデバイスを歓迎する者もいる。「デジタル表現型[28]」は、患者がどれくらい活動したかから、その人が何回冷蔵庫を開けたか、一日に何回S

NSにアクセスしたかまで、あらゆることをグラフ化する。受動的傾聴デバイスは、会話の中身やトーンをモニターできる。ウェアラブル「電気」皮膚センサーは、不安レベルについてバイオフィードバックをしてくれる。薬を飲んでいるかどうか医師に報告する、呑みこむタイプのセンサーもあるし、恐怖症の治療のためにバーチャルリアリティ・プログラムを使う研究もおこなわれている。話を聞いているとわくわくしてくる（そして確かに、ビッグブラザーを思わせる不吉さも感じる）が、診断というものの根本にある「妥当性」の問題はいっこうに解決しない。データだけでは、「もし正気と狂気が存在するなら、違いはどこにあるのか？」という問いの答えはわからない。まあ、多少、解決の役には立つかもしれないが。

この新たな歓迎ムードから、新たな信頼が生まれ始めている。いや、少なくともそう見える（経験上、推測を簡単に断定に変えることには慎重になっている）。精神医学界に長らく消えていたものが舞い戻ってきたことに気づき始めたと、保守派は言う。舞い戻ってきたもの、それは希望だ。精神科を選ぶ医学生が増え、[29] おそらく偶然ではないと思うが、精神科医の平均給与は長年じりじりと上がっていく程度だったのが、二〇一八年、ほかの専門科より高い上昇率を示した。[30] 免疫専門医や脳神経医よりも手取り額が高いのである。「わが社が設立されてから三〇年、精神科医の求人がこれほど多かったことは今までありません」[31] 二〇一八年、医師専門の人材会社がそうコメントした。「精神保健サービスへの需要が一気に上昇しているんです」

同じように希望となるのは、長年の精神医学界と大手製薬会社との蜜月によって生じた不信感が自浄作用によって消え始めたことだ。精神医学界はこの関係を隠すのをやめ、製薬会社もあれほど出資していた精神医学研究から手を引き始めた。治験の結果、多くの新薬がプラシーボとの差を明確にできず、また、大きな利益をあげてきた特許権の期限が次々に切れた（最近になって満了となったものをいくつか挙げると、ジプレキサ、デュロキセチン、プロザックなど）あと、この一〇年で製薬会社からの助成が七〇パーセントも減った。[32] 研究費が減るのは歓迎できないが（新薬開発の資金がなくなるとすれば、歓迎できないどころではない）、中小のニッチな企業がいくつか代役を買って出て、抗精神病薬研究を始めた。たとえば新薬の新たな方向性を探り、遺伝学を治療に取り入れた（ゲノム薬理学と呼ばれる）。「若い世代の研究者が、プロセスを始めながら結論を出さずじまいだった従来の理論の壁をぶち壊してくれるだろう」[33] 二〇一八年、『ブレーン・アンド・ニューロサイエンス・アドバンセス』誌に、いずれもベテラン精神医学研究者であるイヴ・ジョンストン医師とデヴィッド・カニングハム・オーエンズ医師が書いている。言い換えれば、新鮮な目こそが新たな道を切り開く、ということだ。

そして、薬理学の進歩は必ずしも最新のものでなくてもかまわないということがわかった。有望な選択肢の一つは、とうの昔に提示されていたのだ。長年の麻薬戦争の弊害で、規制物質法のスケジュール1に分類された薬物を用いた研究はほとんど不可能だったが、現在精神医学は幻覚剤リバイバルの真っただ中にいる。[34] 臨床医はＬＳＤやシロシビンをうつ病からＰＴＳＤに至るまであらゆる治療に使っている。一九五〇年代にホモセクシャリティや統合失調症の「治療」に使われていた脳刺激療法さえ、[35] 復活しつつある。脳に電極を埋め込んで、特定の部位にピンポイントで電気的刺激を送り込む療法[36]もあれば、頭皮に非侵襲的に電極を取りつける療法もある。こうした療法は、国内有数の病院で、強迫性障害やうつ病、パーキンソン病などの治療法として地歩を固めつつある。一方、麻酔薬ケタミン（一九六二年に開発され、八〇年代から九〇年代のクラブ通いの子どもたちのあいだで「スペシャルK」と呼ばれて乱用された）の類似薬が、[37]治療抵抗性うつ病患者の治療薬として最近アメリカ食品医薬品局（FDA）で承認され、この疾患を持つ患者の二〇パーセント以上に効果が認められるという。ローゼンハンの時代から存在した薬が、[38]朝のニュースショーで、この五〇年間の精神医薬品市場で最大の突破口だとして喧伝されているのを見るのはまさに驚きだ。

さらに、ここしばらくソフトサイエンスとしてかえりみられなくなっていたトークセラピーも、場合によっては抗精神病薬と同じくらい明確に、一部の患者の脳に変化をあたえることが研究で明らかになり、[39]再注目されている。「心理療法は生物学的治療です。脳セラピーなんです」[40]二〇〇〇年に、ノーベル賞を受賞した心理学者で脳神経学者であるエリック・カンデルは言った。「脳に継続的かつ検知可能な変化をもたらします」

「人の視界は、その当時の科学技術に限定されます」[41]『ランセット・サイキアトリー』誌の編集者、ナイル・ボイスは言った。「比較をするとすれば、われわれは今、顕微鏡が発明されたばかりの頃に感染症研究をしているのと同じだと言えるでしょう。新しいことがどんどん明らかになりつつある」カリフォルニア大学サンフランシスコ校の小児精神科医で遺伝学者、マシュー・ステートも同じ比喩を使い、こう付け加えた。「その通りだ、初めての顕微鏡［を手にしているみたいな感じ］。しかも顕微鏡は一つじゃない。今まで持ったこともなかった顕微鏡を三種類も手に入れたようなものだ」[42]

もっと推進していかなければならないことがたくさんある、と言う人もいる。精神医学は一九七三年から本当の意味では進歩していないとわたしに言った、あのトリー医師さえ楽観的だ。「そのうちすべてがひっくり返ることになる」[43]彼は言った。

「本当にそう思いますか？」わたしは尋ねた。

「ああもちろん。記録をつけ続けるといい。三、四〇年後には、今とはまったく違うことを書いているだろう」

＊　＊　＊

それでもわたしたちは、腕組みをしてどっかりと座り込み、時間が問題を解決してくれるのを待っているわけにはいかない。たとえ答えを出すのに必要なヒントがすべて手に入ったとしても、現場では基本的なケアや治療さえ行き渡らないという問題がいまだに残っているのだ。あれやこれやの脳画像化技術が学術界の象牙の塔を堂々と凱旋するあいだ、人々は依然として街角で苦しんでいる。街を歩く人々の陰に身を潜め、あるいは刑務所の中に埋もれ、誰からも無視されて。

こうした悲劇的な状態を見て、臨床精神科医で歴史家でもある、ＵＣＬＡのジョエル・ブラスロフは、こう考えるようになった。「たしかに州立精神病院は患者の密度が高すぎたし、閉鎖施設と見なされてもいたが……少なくとも患者は大切に世話をしてもらっていた。だが今はそれもされていない」[44]

神経学者の故オリヴァー・サックスもこの意見に賛成し、エッセー「失われた精神病院の美徳」にこう書いている。「われわれは精神病院の長所を忘れてしまっている。いや、もはやわれわれにはそれを支えられるような資金はないと思っているのかもしれない。広々とした敷地、一つのコミュニティという感覚、作業したり遊んだりしながら、社会的スキルや職能を少しずつ学んでいく場所。州立精神病院は設備の整った安全地帯だったのだ」[45]

こういう再評価の声を初めて聞いたとき、わたしはネリー・ブライのことを考えた。われわれはすでに試してみたのだ。その結果、はたしてうまくいったと言えるのか？　過去の『蛇の穴』のイメージは医学史のおぞましき一ページであり、二度とあの時代に戻りたいとは思わない。それでも、現状が進歩した結果だともけっして言えない。

二〇一五年、ペンシルヴェニア大学の三人の道徳家、[46]ドミニク・システィ、アンドレア・シーガル、エゼキエル・エマニュエルが、「精神病院を取り戻す」と題した記事を書き、不当に攻撃された。その中で彼らは、過去のよいところを取り入れ、現代医学にふさわしい形に変えるところは変える、新しいメンタルヘルスケアのあり方を説得力のある言葉で論じた。回復するには必要最低限の衣食住はもちろん、ケアも必要だ。正しい医療措置、人と人との付き合い、コミュニティ、そして生きる意味。医療に資金が無制限に流れ込んでくるような完璧な世界が存在すれば、先ほど挙げたようなものすべてを提供できる包括的アプローチが可能だと著者たちは空想する。急性患者にはフルタイムの入院ケアを、慢性患者には長期にわたる入院用のベッドを、回復期の患者には、コミュニティをベースに、家族支援の外来セラピーを用意する。精神科以外の患者の治療と同じような階層的システム（ＩＣＵ、順次段階を下げた入院ユニット、リハビリセンター）である。

ところが、記事が発表されたとき、執筆者たちは激しい批判を浴びた。ドミニク・システィに至っては、フィラデルフィア市コミュニティ健康行動部での契約まで失った。彼の給与予算をカットした人々は、記事について「面汚しだ」[47]と評した。

「議論を突き詰めていくと一つの疑問に集約されます。何をもって精神障害と見なすのか？」[48]ドミニクは言った。「不本意な治療や長期入院との闘いなんです。深く掘り下げていくと、『精神障害』という根本概念について意見が一致していないところに問題があるとわかる。問題はそこなんです」

体vs.心、脳vs.精神、この答えの出ない疑問がわたしたちにつねについてまわってきた。そしてそれはとても重大な、生死を分ける結果につながる。時が経てば、ゴールポストが動いて定義が変わるかもしれないが、結局同じことがくり返されるだろう――ある種の疾患はほかより同情する価値がある。こういう考え方を根本から変えなければならない。

変えると言っても、ただどこかにベッドを増やし、人を漫然と寝かせておけばいいのではなく、個人の生活基盤（過去も現在も）や、病者と健常者という区別を生み出すさまざまな環境について、広く見ていく必要がある。

「脳というのは極端に可塑性が高いんです」[49]スタンレー医学研究所の脳研究所長マリー・ウェブ

スター医師はわたしに言った。「どんな経験をしても、脳になんらかの変化が起きます。だから、精神分析学のせいでひどく時代遅れに聞こえるとは思いますが、妊娠子育てや虐待といったことを幼いうちに経験すると、やはり精神障害が起きるリスクが増すんです」妊娠出産時に起きる問題、都市部での暮らし、子どものときのトラウマ経験、外国への移住、大麻の使用、猫を飼うこと★まで、さまざまな環境要因が重度の精神疾患のリスクを高める。[51]たとえばイギリスでは、カリブ出身の人が統合失調症を起こしやすく、[52]移民経験、社会的疎外、差別といった社会的要因と深く結びついているという。

都市生活は統合失調症の高発症率の要因となっている。[53]なぜか？　はっきりした答えはないが、都市環境には、住民同士の関係がもっと密接な小規模の町や村にある、ある要素が欠けていると多くの研究者が指摘する。コミュニティとその支援体制である。それらは、第一一病棟やハリー・ランドの入院生活で、患者の重要な回復要因となった。

この結論を裏づける研究がある。『アメリカン・ジャーナル・オブ・サイキアトリー』誌に発表された、政府助成による二年間の研究[54]によれば、「初回の発作」（深刻な精神病症状を初めて経験したときのこと）のあとに早めに処置をすると、最もよい結果が得られるという。その処置とは、抗精神病薬の管理投与に加え、家族のサポートやセラピーなど「包括的で多様なアプローチ」[55]を

★統合失調症患者は、人間にも感染する、猫科の動物に多い寄生虫トキソプラズマへの抗体を持っている確率が高いという研究者がいる。[50]研究によると、統合失調症は、猫を飼う習慣のある国で多い傾向がある。

おこなうことである。

研究の結果、聞こえないはずの声が聞こえて苦しんでいる人ができるだけ快適に暮らせるよう訓練する、新たな治療モデルが登場した。声を完全に遮断するのではなく、声と直接対話するのである。[56] エール大学の研究者たちは、霊能者の幻聴体験と統合失調症患者のそれの最大の違いは、霊能者は声をスピリチュアルな体験、あるいは宗教的な体験だと考えている点で、声が聞こえてもあまり気に病まない。[57] 幻聴に対するこの新たなアプローチは、スタンフォード大学の研究者たちにも支持されている。彼らは、統合失調症と診断された米国の患者と途上国の患者を比較研究した。[58] 米国では、患者は自分を精神疾患の生物学的症例と見なし、幻聴に敵意を持っていると話す。声そのものも暴力的で攻撃的、否定的なことを言いがちだった。一方、インドのチェンナイとガーナのアクラの患者は声にもっとポジティブに反応し、長期的には良好な結果が出ている。「こういう文化的判断が疾病の原因なのか？」[59] スタンフォード大学人類学者のタニヤ・マリー・ラーマンは疑問を投げかける。「もちろん違う。ではこの文化的判断によって病気は悪化する？かもしれない」

こういう文化的判断を考慮した、今ポピュラーなセラピーがオープンダイアローグだ。[60] これは、実践者たちが没入型コミュニティ支援システムと呼ぶものを構築して、患者の精神症状体験の内容を掘り起こしながら、徐々に抗精神病薬を減らしていくものだ（おそらくソテリア・ハウスやR・D・レインのキングスレー・ホールでのセラピーとうまく共存できただろう）。誕生したのはフィンランドで、そこからマサチューセッツ州にある、全米ナンバーワンとされる私立精神科病院、マクリーン病院に輸入された。わたしはマクリーン病院版のオープンダイアローグ・セラピーを個人的に見学し[61]、とてもシンプルなことに驚いた。患者を人として扱う、それだけのことなのだ。

この分野のすぐれた専門家はまさにそれを実践する。つまり、人と関わり、客観的な医学的検査では見つけにくい微妙な症状を特定するのだ。それには患者と長時間の面談をし、詳細な病歴を聞き取り、信頼関係を構築する必要がある。すぐれた精神医学にはどんな医学でも必要なこと――人間性、技術、人の話を聞くこと、共感――がさらに必要となり、劣悪な精神医学は恐怖や独断、傲慢さで患者を押さえつける。医学全般、精神医学はとくに、科学であると同時に神秘的でソウルフルなのだ。

プラシーボ効果について耳にしたことがあるだろう[62]。世間の受け止め方は精神医学に劣らないほどひどい。プラシーボという言葉はもともと宗教的な場で使われ、その語源は聖書の詩編にある「プラチェボ・ドミーネ（わたしは神を喜ばせよう（プラシーボ））[63]」だが、一四世紀頃にはあまりよくない意味を持つようになり、葬儀で死者を喜ばせる歌をうたわせるために雇った偽の泣き屋を表した[64]。医学の世界で使われるようになったのはその三世紀後、一七七二年のことで、スコットランドの医師で化学者であるウィリアム・カレンが、ニセ薬と知りながら、「わたしはこれをプラシーボと呼ぶ」と言い、カラシ粉を万能薬として患者にあたえたのが最初だといわれている[65]。第二次世界大戦後、研究者は「本物の」薬の効果を測定する基準とするため、砂糖を錠剤にしたものを使い始めた。一九六〇年代には、ＦＤＡは、あらゆる治験において、プラシーボを使った二重盲検比較試験を至適基準と定めた。[66] ところがしばらくすると、本来薬効がないはずの砂糖の錠剤が、体に測定可能なほどの物理的効果をおよぼすことが明らかになった。ただし、この効果は変則的なものと見なされ、新薬承認の際には一種のノイズとして処理される。今ではプラシーボは、エンドルフィン、ドーパミン、エンドカンナビノイドなど、さまざまな神経伝達物質を分泌させることがわかっている。モルヒネだと思い込んで食塩水をあたえられた体は、鎮痛効果が出る六〜八ミリグラムのモルヒネを実際に摂取したかのように、痛みを感じなくなる。[67] また、本物のレボドパ治療を受けたと信じたパーキンソン病患者は、実際にドーパミンを分泌し、そのおかげで不随意運動が抑制されることさえある。[68]

患者が薬だけでなく、医師のことも信頼しているような、ケアの行き届いた環境では、プラシーボの効果がさらに増す。ハーヴァード大学でプラシーボ研究&治療的遭遇プログラムのリーダーを務めるテッド・カプチュク医師は、医師たちにプラシーボの力をもっとストレートに利用してもらおうと働きかけている。「要するに、ヒーラーにケアをしてもらっていると納得し、そう心から信じることです。それが何より大事なんです」[69] カプチュク医師は言った。「言葉一つひとつ、視線一つひとつ、触れること一つひとつが重要です。もちろん五ミリグラムの有効な薬はとても大切ですが、ヒーラー、医師、看護師、理学療法士の影響を意識できる環境で薬を飲めば、効果がもっと大きくなるんです」

患者と過ごす時間を増やすだけで、よい結果が出る。胃食道逆流症の研究[70]で、医師の診察を四二分間受けた患者のグループは、一八分しか受けなかったグループに比べ、二倍良好な結果が出た。治療における自分の本当の役割を振り返り、医師の中にはプラシーボ効果をブランディングし直す者もいて、「文脈ヒーリング」「期待効果」、あるいは「共感反応」とさえ呼んだ。[71]

これを知ったとき、わたしは主治医のサウヘル・ナジャーを思い出した。ナジャー医師はわたしに最高度かつ最先端の検査をしてくれたわけだが、袋小路に入っていた治療の最大の突破口となったのは、彼がベッドに腰を下ろし、わたしの目をじっと見て、「できることは何でもするつもりだ」と言ってくれたことだった。その瞬間、家族もわたしもナジャー医師を信じた。彼のやさしさと前向きな気持ちに触れ、きっと治してもらえると直感したのだ。

この医学、ヒーラー、診断、治療施設に対する信頼を、ローゼンハンが叩きつぶし、スピッツァーが改善しようとし、DSM-5に関する議論や刑務所システムの恐怖譚がさらにぐらつかせたのだ。精神医学がなくしたもの、そして、生き残るために必要なものは、この信頼だ。

この信じる気持ちこそ、本書の冒頭で、統合失調症を患う息子についてわたしに手紙をくれた父親を奮い立たせたものだった。「統合失調症は一生付き合わなければならない病気ですと言われるたび、わたしは彼らに問い返しました。『では、スザンナ・キャハランは同じ診断をされたのに、なぜ回復できたんですか?』と」彼がのちにくれた電子メールには、そう書かれていた。[72] たとえ息子の病状が悪化しても、いつか変化が訪れると彼は信じ続ける。わたしはそんな彼を称賛せずにいられない。

希望はなくてはならないものだ。ある母親は、統合失調症と診断された息子とともに、精神医療業界をあてどなくさまよった経験について、わたしに話してくれた。一〇代で幻聴が始まったとき、息子は薬の名前がずらりと並ぶリストを渡されただけだった。役に立つどころか害にしかならないように見えた。主流医学は、「統合失調症に治療法はない」と主張するばかりだった。「従来の理論に唯々諾々と従い、息子はもう治らないと受け入れていたら、すべての希望を放棄していたと思います」[73]彼女は語った。逆に彼女は薬以外のあらゆる手を尽くした。大量のビタミンB摂取をはじめとするオーソモレキュラー療法、エネルギー療法や磁気療法、「ジェムストーン帽子」といった体にエネルギーを送り込む方法。母親はシャーマンやホリスティック療法を実践する精神科医と会った。死んだ祖先とチャネリングし、息子に植物のエッセンスを飲ませ、体から銅を除去し、「電磁波汚染（エレクトロスモッグ）」を遮断しようとした。こんなふうに項目を並べていくと、彼女はどうかしてしまっていると考える人もいるだろう。でもわたしはそう思わない。ただ息をしているだけの人生以外の選択肢を探し、息子に少しでも健康的で幸せな暮らしをさせたい一心なのだ。彼女は今も探求を続けている。誰に彼女を非難できるだろう?

わたしはけっして耳をふさがず、誰だって自分のナジャー先生を見つけることができると信じ続ける。彼女のように、精神疾患とともに暮らしている人に大勢出会ったし、病を抱えた愛する者の将来の夢と今の現実のあいだのギャップを埋めようと、かわりに奮闘するたくさんの家族と話をした。

自分が幸運だったということは承知している。わたしの話は、最先端の神経科学と思慮深い医師が最適のタイミングで出会った、またとない例なのだ。山と蓄積されたデータや何年にもわたる細心の研究以上に、わたしたちは物語を信じる。そして信頼こそが、偉大な医学がよって立つ基盤だ。

簡単には手に入らない贅沢だとわかってはいるが、それでも信じたい。ここまでわたしたちが追ってきた目を覆うような前例の数々や、間違った科学や真実を見ようとしない傲慢さが煽った、過去の偽の期待について、いやというほど知っているとはいえ、それでも明るい希望を持ちたい。

画期的だと「証明された」あれやこれやの研究や治療について耳にすると、つい疑いたくなるのは確かだが、「心の問題」に見えたのに治療法が見つかったわたしのようなケースは誰にでも起こりうると固く信じている。講演のために全国を巡った何年ものあいだにこの目で奇跡を見たし、その一方で、医学が救えなかった人たちの胸の痛むような話もたくさん聞いた。

神経科学が次々に生み出すわくわくするような発見を、わたしは信じている。そしていつの日か心の謎は解き明かされると信じている。一見答えが出ないように見えることでも必ず答えは出ると信じている。また、人間の頭では、世界のすべてを解明するのは到底無理だとも信じている。精神医学の傲慢さや限界、失敗を充分意識したうえで、それでも精神医学が、そして医学全般が、いつの日かわたしの信頼に応えてくれると信じている。

信じている、ただひたすらに。

エピローグ

ローゼンハンは書いている。「知る必要があることに比べ、すでに知られていることが少なすぎると、われわれは『知識』を捏造し、実際より理解しているような気になる。われわれは、知らないということを単純に認められないようだ[1]」

わたしはローゼンハンと違って、知識がないときに「知識を捏造」したくはない。正直に言うと、わたしはそんなにたくさんのことを知っているわけではない。デヴィッド・ローゼンハンが話を誇張し、部分的に創作したことは知っているし、その結果は、学術界でも最高峰の論壇の一つで紹介された。そういう欠陥のある論文が、ロバート・スピッツァーと彼が作ったDSMに影響をあたえたことも知っている。論文は大きな影響力を持ち、全国的な精神病院の閉鎖にさえつながったことを知っている。少なくとも一人の偽患者の経験がローゼンハンの論旨を裏づけているが、別の一人の経験は合致しない。ローゼンハンがなぜ本を完成させなかったのか、そしてこのテーマについてはなぜ二度と論文を書かなかったのか、あるいは本書を読んで彼がどう思うか、わたしにはわからない。推測はいくらでもできるが、知ることはできない。

ほかの六人の偽装患者がどうしたのかもわからない。彼らははたして存在したのか？　偽患者が姿を現すありとあらゆる可能性を、今もあれこれ空想する（たとえばある日通りを歩いていると、肩をぽんと叩かれ、驚いて振り返ったらそこにいる、とか)。なぜなら、結局のところ、ローゼンハンは見えないリアルを見えるようにしたと思えるようになったからだ。彼の論文には誇張があり、データの不正さえあるが、真実の周囲を躍りまわるうちに真実に触れた。医学界における精神医学の状況を白日のもとにさらす役割を果たしたのだ。身体医学と比べて正当性が低いと見なされていること。精神病患者は「他者」と認識され、個性を奪われていること。診断に使う術語が限定的なこと。つまりメッセージは有用だったが、残念ながらメッセンジャーのほうに問題があったのだ。

探せるものはすべて探したあと、わたしにローゼンハンのことを教えてくれたスタンフォード大学の心理学者、リー・ロスと、ローゼンハンの秘密をいろいろと耳打ちしてくれたわたしの「垂れ込み屋」、フローレンスと会って、わかったことを報告した。二人はローゼンハンの研究にとくに詳しい人たちの中でもまだ鬼籍に入っていない数少ない情報源で、わたしがこんなにローゼンハンに取り憑かれることになった責任者だとも言える。リーは、ローゼンハンが論文を創作した可能性があるとわたしが伝えると、必死に驚きを隠そうとした。わたしたちは彼の家のリビングで、論点を一つひとつ解きほぐしていった。フローレンスはこんな感想を述べた。「スザンナから伝えられたとき、最初は驚いたけれど、どうしても彼を責める気になれないの。非難すべきだってことはわかっているわ。科学とはそういうものだから。でもデヴィッドには、そういういたずらっ子みたいなところがあったのよ」[2]

フローレンスはわたしと同じくらいローゼンハンのファイルを見ているし、論文のかなりの部分が創作であることは間違いないと感じながらも、彼のそういう奔放さをある程度許そうとしているようだった。場面を盛り上げようとする小説家みたいなものだという。悪党ではなく（彼女はローゼンハンを愛していた）、まんまと世間を出し抜いた悪ガキに近いと考えている。あるいは、彼女の言葉をそのまま引用すれば、ドイツのおとぎ話によく登場するいたずら者、ティル・オイレンシュピーゲルの現代版か。「人々にいたずらを仕掛け、いたるところで人間の強欲さや愚かさ、偽善ぶりといった悪を暴く」[3]者。

「デヴィッドのことやこの出来事について考えるうちに、すべては彼の思いつきだったんじゃないかと思うようになったの」フローレンスは言った。「彼がこんなふうに言う姿が目に浮かぶわ。『もしわたしが本当にこの実験をやり遂げていたとしたら、わたしが書いた通りになっていただろう』」

ローゼンハンの論文は正当なものではなかったかもしれないとフローレンスが認めたことが、リーの心を開かせたようだった。「デヴィッドの仕事と人生を深く探っていくと、影の部分がある」[4]リー・ロスは言った。「どこがと言われても、これと指摘しづらいんだが。合点のいかないことというのはままある。思うに彼は……これ以上はっきりとは言いたくないな。なんというか、あたかも多重生活を送っていたかのようだ。つまり、時と場合によって違う人間になったんじゃないかな」わたしはつい、にやりとせずにいられなかった。それはじつは、ローゼンハンの論文の主張の一つだったからだ。人はつねに同じわけではない。正気をなくした人はつねに常軌を逸しているわけではなく、正気の人もつねに理性的なわけではない。リーは続けた。「少しでも信じていたら、やはり驚くだろう。［彼が嘘をついたと］知って実際驚いたし、とても残念な気持ちだ。デヴィッドは有名になりたくてあがいていたのかもしれない。そう思うようになったよ」

でもわたしは思う。有名になりたくてあがいていたというより、有名になってから、あがいていたのでは？

アイデアマンで、どこか影のある人物だったというローゼンハンは、真実を明らかにしようとした――たとえその真実に問題だらけのフィクションが含まれていたとしても。そして、半世紀近い時間が経過した今になっても、いまだに議論され、さらしものになり、称賛され、調査されるものを生み出したのだ。論文は、人々が真実だと信じていたことを「証明し」、いい意味でも悪い意味でも、すべてを変えることになったと言える。ちょうど、『カッコーの巣の上で』でチーフ・ブロムデンが言った通りだ。「たとえそんなことは起きなかったとしても、それは真実だ」

ローゼンハンの葬儀のとき、敷地の外まで続くような会葬者の列はできなかった。彼の訃報が載った全国紙もなかった。そんなふうに閑散としていたのは、ローゼンハンのまわりの人たちが悲しみに慣れてしまっていたせいもあった。年老いた教授を悲劇が次々に容赦なく襲い、人々は彼を苦難の人生を歩んだヨブになぞらえたものだった。一九九六年に娘のニーナが交通事故で命を落としたことが皮切りだった。続いて妻のモリーが末期の肺ガンと診断され、さらにはローゼンハンの最初の発作が起きた。軽い一過性脳虚血発作で、ローゼンハンがどうしても検査をしたいと言わなかったら見つからなかった可能性が高かった。この最初の発作のあと、友人の様子が微妙に変わったことにフローレンスは気づいた。機転が利く人なのでうまく隠してはいたが、以前と違って、行動が一瞬遅れるようになった。モリーは二〇〇〇年に自宅で息を引き取り、同じ頃ローゼンハンは大きな発作を起こして、二度と回復しなかった。その発作に加えてほかにも病気が見つかって声帯が損傷を受け、よく知られたあのバリトンは鳴りを潜めた。スタンフォード・ディッシュの周囲を毎日何キロも歩いていた男、ちゃんと自分を見てくれている、と学生のやる気を引き出した優秀な教授、親しみやすくあたたかな語りの講演者――そんな彼が自分の殻に閉じこもってしまった。歩行もできなくなり、介護施設に移った。友人で介護人を務めたリンダ・カーツ、息子のジャック、フローレンスら、忠実な支援者たちは頻繁に様子を見に来た。だがほかの人々は彼を忘れた。元友人や同僚に連絡を取ったところ、彼らの多くはローゼンハンの家で開かれていたパーティに長年参加していたというのに、彼は元気かとわたしに尋ねてきた。ローゼンハンが亡くなったことを知らなかったのだ。

　葬儀のとき、ローゼンハンの親友で、タルムードの勉強会で一緒に何時間も研究したという、リー・シュルマンが弔辞を述べた。それがローゼンハンという人を適確にとらえていた。

> デヴィッドの名声はさまざまな業績にもとづいていますが、とくに燦然と輝いているのは、『サイエンス』誌に掲載された論文「狂気の場所で正気でいること」です。冒頭の一文は、ユダヤ教の神学校（イェシーヴァー）の学生らしい声域で詠唱すべきでしょう。なにしろ彼は永

遠にイェシーヴァーの学生だったのですから。「もし……正気と狂気が存在するなら……違いはどこにあるのか？」

この論文を読んだことがないか、あるいはずいぶん前に読んだきりなら、表現の力強さをもうお忘れかもしれません……。それは宣言であり、道徳の叫びであり、世界が証言する痛みと要求の声です。[5]

わたしは、私人としてのあるいは学者としてのデヴィッド・ローゼンハンの過去を何年もかけて調べ、容赦なく暴いてきたが、デボラ・レヴィから初めて彼の論文のことを聞いたその日と比べて、今その人物像がより明確になったとはとても思えない。リー・ロスが言ったように、彼は「時と場合によって違う人間になった」のだ。どんな種類の光を当てるかによって、彼はヒーローにも悪党にも見え、与太者にもいたずらっ子にも見え、ペテン師にも予言者にも見え、無私の指導者にも利己的な日和見主義者にも見える。

しかしある逸話が、研究者として、父親として、人間としての彼を凝縮しているような気がする。

ジャックが一三歳のとき[6]、父が出すはずだった（しかし結局出さなかった）偽患者に関する本の打ち合わせのため、編集者に会いにニューヨークに行く父に同行したことがあった。二人がマンハッタンのダウンタウンの混雑する通りを歩いていると、歩道の鉄格子の一つがはずれているのに気づいた。のぞき込むと、普段は隠れている地下世界がよく見えた。足の下を巨大なダンプカーが走っていくのを目にしたときには、二人とも思わず息を呑んだ。

「おまえは一言も口を利くな。とにかくついてきなさい」ローゼンハンは息子を連れて、地下に続くエレベーターの前に立つヘルメット姿の男に近づいた。

　ローゼンハンは、スタンフォード大学の工学部の教授だと自己紹介した。気づくとローゼンハンとジャックはヘルメットと安全靴を身に着けていた。ブーン！　二人が乗ったエレベーターは地下へ向かい、ニューヨークの地下鉄工事の様子をじかに見学することになった。ガイド役はローゼンハンと彼の立派な肩書にすっかり感心している様子で、端から端まで案内してくれた。偽物だとばれてしまうのではと、ジャックは気が気でなかった。工学にまつわる難しい質問でもされたら、もうおしまいだ。ところがローゼンハンはいつものように冷静で自信にあふれ、まるでそこに住んでいるかのように、頭上をぞろぞろ歩いている連中には見えない地下世界の王様か何かのように振る舞った。ただそれだけで、ジャックの幼い心はすっかり圧倒されてしまった。父はいともたやすく別の誰かになれるんだ。

　彼は「なりすましの達人（グレート・プリテンダー）」だった。

謝辞

五年前にこの本について調査を始めたとき、E・フラー・トリー医師が会ったばかりのわたしに電子メールをくれた。「専門外の人向きのプロジェクトだと思う。自分が何を話しているのかわかっている、でも時としてちっともわかっていない、そういう専門家のありがたい知恵に汚染されていない、新鮮な目で眺めることができる〔人向きの〕」わたしは彼の思いやりが嬉しかったし（デスクに座ると目に入るように、壁にそのメールを貼ってある）、たしかに自分が何を話しているかちっともわかっていない専門家に大勢出会ったが、何を話しているかきちんとわかっている専門家にはそれ以上に大勢出会った。これは、わたしがこの本を書くうえで貴重な時間を割いてくださった寛大な方々のリストである。もちろんリストにはまだまだ名前が追加されるとは思うけれど。

まず誰より、パロアルトの「ウィルキー・ウェイのすてきな女たち」、フローレンス・ケラーとラドリス・コーデルに心からの感謝を。調査と執筆をするあいだずっとわたしの手を握り、わたしを支え、知恵と助言をくれた。わたしの人生は二人のおかげでとても豊かなものになり、デヴィッドがわたしたちを結びつけてくれたことに生涯感謝するだろう。あなたたちがいなかったらこの本は書けなかった。

最初はこういう本になるとは思ってもいなかったのだ。しかし、調査をする過程で、デヴィッド・ローゼンハンの息子ジャックとその妻シェリと長い時間を過ごすことになった。二人とも本当に親切で寛大で、時間を割いてくれたことに感謝している。あなたたちと知り合えてとても楽しかった。

ビルとマリオンのアンダーウッド夫妻と分かち合った時間もすてきで、記憶をたどる旅に心が躍った。そして、偉大なる脚注（グレート・フットノート）、ハリー・ランドの率直さにも感謝したい。不当に扱われたあなたの体験に報いることができたとしたら幸いだ。

わたしのラップトップの中身を本という形にして世に出すに当たり、二人組の出版エージェント、ラリー・ワイズマンとサッシャ・アルパーに感謝したい。二人は率先してこのプロジェクトを導き、完璧な落ち着き場所を見つけてくれた。ミリセント・ベネット、どうもありがとう。優秀なあなたは作家の天国から授かった天恵であり、二人の人生が交わった日のことを大切にしている。休みなくわたしを支え、すばらしいアイデアを提供し、このプロジェクトを絶対的に信じ続けてくれた。いよいよ正念場を迎えたときに道からそれないよう導いてくれたカーメル・シャカ、どうもありがとう。この本の出版を引き受けてくれたグランド・セントラル出版のドリーム・チーム、とくにマイケル・ピーチ、ベン・セヴィア、同社幹部ブライアン・マクレンドン、カレン・コストーニク、ベス・デグスマンに感謝する。マシュー・バラストが率い、カムラン・ネサとジミー・フランコ、ソーシャルメディアの達人アラナ・スペンドリーが実働する強力な広報チームにも感謝を。アリ・カトロン、アリソン・ラザルス、クリス・マーフィー、カレン・トレス、メリッサ・ニコラス、レイチェル・ヘアストンら営業チームは、当初から熱心に動いてくれた（双子が生まれて「母親脳」になったわたしがやけにおしゃべりになったあとでさえ）。どうもありがとう。才能あふれるアート・プロダクションチームにも感謝したい。アルバート・タン、クリステン・レミア、エリン・ケイン、キャロリン・キュレック、ローラ・ジョースタッド、そしてある金曜の夜中に窮地を救ってくれたテレス・ミッチには特別大声でありがとうと叫びたい。

早くに原稿を読んでくれた人たちに感謝する。ドミニク・システィ博士は診断の微妙な違いと精神病院の役割について確認してくれた（そして執筆中、終始支えてくれた）。アンドルー・スカル博士は、医学の歴史にローゼンハンが占める位置とまわりを巻き込むほどの彼の研究に対する熱意について、わたしの理解を深めてくれた。ウィル・カーペンター医師は精神医学の生物学的な面について。レン・グリーン博士は心理学の歴史と実験再現性の危機について。マイケル・ミード医師の広い知識に。クレイグ・ヘイニー博士は刑務所でどんな恐ろしいことが起きているか、わたしの理解を助けてくれた。ベリンダ・レノックス博士は初期の草稿を読み、精神医学界に少々厳しすぎるのではと助言してくれた。一方、優秀なモーリーン・キャラハンは、もう少し厳しくしたほうがいいと背中を押してくれた。大好きな涙もろい女性記者たち（ソブ・シスターズ）、アーダ・カルホーンとカレン・アボットは、わたしがいちばん必要としているときに熱い声援を送ってくれた。スーパーマンと高潔漢を足して二で割ったような人、パニオ・ジャノポウロスは最初の草稿の大混乱を整理する手伝いをしてくれたし、カレン・リナルディはわたしが目標を見失わないように気をつけてくれた。ナイル・ボイス博士はわたしにミクロヒストリアの概念を紹介してくれ、アレン・ゴールドマンは本の最終段階で明確な指示と的確なサポートをあたえてくれた。ハナ・グリーンは複雑な刑事司法制度について彼女なりの見解を提供してくれた。そしてヘザー・クロイ医師が双子のことであれこれ手助けしてくれたおかげで、わたしはこの本を書き終えることができた。調査を手伝ってくれたシャノン・ロングとエメット・バーグにも感謝を。とくにグリン・ピーターソンの鋭い眼力はファクトチェックに役立ち、望外の働きをしてくれた。

デボラ・レヴィ博士とジョセフ・コイル博士に特別な感謝を。二人がわたしをこのミッションに送り出したようなものだ。あの混雑したレストランでの何気ない一言が、わたしがその後の五年間この仕事に没頭するきっかけになるとは、二人とも思いもよらなかっただろう。同じように、ローゼンハンと彼の有名な論文へのわたしの興味をかきたてた、リー・ロス博士にも感謝を。

スタンフォード大学特別コレクションとスワースモア大学のスタッフは、そこにわたしがこもり、調査をするのを許可してくれた。感謝したい。ハヴァフォード州立病院のマーガレット・シャウス研究主任は貴重な一次資料を提供してくれた。それはペンシルヴェニア歴史協会も同じだ。治療の権利養護センター、とくにスタンレー医療研究所の脳バンクを案内してくれたE・フラー・トリーとマリー・ウェブスターに感謝したい。奇妙で楽しい調査旅行を主催した調査センターにも感謝を。書類を探すのを手伝ってくれた『サイエンス』誌のエミリー・デヴィッド、そして、さまざまな事実関係について指導してくれたD・J・ジャッフィに感謝する。

わたしに対応してくれた、以下の病院のスタッフや患者のみなさんに深く感謝する。マクリーン病院（とくにブルース・コーヘン医師、ドスト・オンガー医師、ジョセフ・ストックローサ医師）、サンタクララ・ヴァレー医療センター、ズッカー・ヒルサイド病院と初期治療プログラムのスタッフ、ペンシルヴェニア大学PEACEプログラム（とくにアイリーン・ハーフォード医師）。

じつは精神医学に関するすばらしい歴史博物館が全国に散らばっているのだが、その多くは一般公開されていない。パットン州立病院博物館を案内してくれたソーシャルワーカーで歴史家のアンソニー・オルテガ博士に感謝を。忘れがたいツアーとなった。また、コレクションを見せてくださったベスレム病院とリヴィング研究所にもお礼を申し上げたい。

みなさんに感謝を。とても気持ちのいい対応をしてくれたマイケル・ファースト医師、情熱的な意見を聞かせてくれたナンシー・ホーン博士、ロバート・スピッツァー博士を現在によみがえらせてくれたジャネット・ウィリアムズ博士、家族について根掘り葉掘り尋ねたにもかかわらず、いとわず答えてくれたメアリー・バートレットとクラウディア・ブッシー、DSMに関する意見を聞かせてくれたアレン・フランセス医師、この話を理解する手助けをしてくれたゲイリー・グリーンバーグ博士とイアン・カミンズ博士、わたしにアハ・モーメントを体験させてくれたケン・ガーゲン博士とメアリー・ガーゲン博士夫妻、予想をはるかに超える対応をしてくれたカレン・バーソロミュー博士、四部制で歴史の授業をしてくれたジェフリー・リーバーマン医師、精神医学界の未来について胸の躍る話をしてくれたマシュー・ステート医師とスティーヴン・ハイマン医師、わたしの馬鹿みたいな質問に辛抱強く答えてくれたクリス・フリス博士とトーマス・インセル医師。本社にわたしを招待してくれたIBMのワトソンチーム（とくにギレルモ・セッチ）に感謝を。ロン・パワーズには、すばらしい著書『狂人のことなど誰も気にしない（No One

Cares About Crazy People)』と完璧な署名入りの絵本『おやすみなさいおつきさま』をいただいた。執筆をするのにこの世でこんなにすばらしいところはないと思える場所を提供してくれたジャスティン・アーレンとノエプ・コミュニティに心から感謝したい。

ローゼンハンの人格についてさまざまな視点から意見をくれたみなさんにお礼を申し上げたい。エディス・ゲレス博士、ヘレナ・グルゼゴロフスカ＝クラルコフスカ博士、アビー・クリンスキー、リンダ・カーツ、ミヴ・ロンドン博士、ヴィヴィアン・ロンドン、パメラ・ロード、ハーヴェイ・シプリー・ミラー、ケネス・P・モンテイロ博士、ハンク・オカーマ、リー・シュルマン博士。

心理学者としてのローゼンハンについてさまざまな視点から意見をくれたみなさんに感謝を。ロバート・バーテルズ、ダリル・ベム博士、ゴードン・バウアー博士、ブルーノ・ブライトマイヤー博士、アレン・カルヴィン博士、ジェラルド・デイヴィソン博士、トーマス・エールリッヒ博士、フィービー・エルスワース博士、ラケル・グール博士、ルーベン・グール博士、エレナー・マッコビー博士、デヴィッド・マンテル博士、ビア・パターソン、ヘンリー・O・パターソン博士、ロバート・ローゼンタール博士、ピーター・サロヴェイ博士、バリー・シュワルツ博士、マーティン・セリグマン博士、アーヴィン・シュタウブ博士、フィリップ・ジンバルドー博士。

論文に関する意見をくれたみなさんにも感謝したい。マシュー・ガンビーノ医師、ピーター・グレイ博士、ベンジャミン・ハリス博士、ヴォイス・ヘンドリクス博士、マーク・ケスラー博士、アルマ・メン博士、ジョン・モナハン博士、ジーナ・ペリー博士、クリストファー・スクリブナー博士。

精神医学の過去、現在、未来についての意見をくれたみなさんに感謝する。リチャード・アダムズ、ジャスティン・ベイカー医師、ゲイリー・ベルキン医師、リチャード・ベントール博士、キャロル・バーンスタイン医師、クレア・ビエン、ジョエル・ブラスロー医師、シェリル・コーコラン医師、フィリップ・コーレット博士、アンソニー・デヴィッド博士、リサ・ディクソン医師、マーク・ゲイル、スティーヴン・ハッチ医師、ロバート・ハインセン博士、ジョン・ケーン医師、ケン・ケンドラー医師、リチャード・ラム医師、ロバート・マッカランスミス医師、ケリー・モリソン、サウヘル・ナジャー医師、スティーヴン・オクスレー医師、ロジャー・ピール医師、トーマス・ポラック医師、スティーヴン・シャーフスタイン医師、ケイト・ターミニ博士、ジム・ファン・オス博士、マーク・ヴォネガット医師、ベサニー・ヤイザー。

誰よりスティーヴン・グリワルスキーに感謝を。この四年間は大忙しだった。結婚、ヴードゥーの司祭マリー・ラヴォーとの格闘、腸閉塞、転居。でも、あなたは休みなくわたしを支え、最高の贈り物をくれた。双子のジュヌヴィエーヴとサミュエルだ。あなたがいなかったら、そのすべてがなかった。

訳者あとがき

本書『なりすまし』の原題*The Great Pretender*は、日本語に直訳すれば「とんでもない詐称者」、つまり「何かになりきるのがうまい人」で、古くはアメリカのコーラスグループ、プラターズの曲名（クイーンのフレディ・マーキュリーがのちにカバー）、最近では詐欺師が登場する日本のアニメ作品の題名（『GREAT PRETENDER』）にもなっているポピュラーなフレーズだ。だからもしかすると、題名になんとなく興味を持って、本書を手にしてくださる方もいらっしゃるかもしれない。そして読み進めるうちに、思いがけず人間の暗い深層心理に触れ、背筋が寒くなるにちがいない。著者のスザンナ・キャハランも、この本のために調査を始めたときには「こういう本になるとは思ってもみなかった」と本書の中で述べている。

かつて自己免疫性脳炎という神経疾患を患い、正気と狂気のあいだを行き来するうちに〝精神疾患〟と誤診されそうになった経験を持つ著者は、スタンフォード大学心理学教授リチャード・ローゼンハンが一九七三年に発表した論文「狂気の場所で正気でいること」に興味を持つ。これは、「健常な」人々に患者のふりをさせて精神病院に送り込むという実験を通じ、正気と狂気の境界が、そして精神疾患の診断がいかに曖昧なものかを、科学的データをもとに暴くものだった。ローゼンハンのこの論文がきっかけで、精神医学の正当性に疑問が投げかけられ、たとえば精神医療に関するさまざまな法改正、全国的な精神病院の大量閉鎖、『精神疾患の診断・統計マニュアル（DSM）』の改訂といった、精神医学界の大改革につながったことは事実で、著者はローゼンハンに対する敬意を新たにするのだが、内容を精査し、関係者に取材をするうちに、少しずつ論文にほころびが見え始める。ローゼンハンが偽患者として入院したときのカルテを手に入れ、さらに偽患者だった人物を探し出し、ついに二人特定した（ただし一人は、ローゼンハンの定めたデータ収集方法に従わなかったことを理由に研究対象からはずされた）ところで、かの論文に大きな不正行為があったことが明らかになる。だが、話にはまだ先があったのだ……。

著者が論文の背景を探り、新たな事実が少しずつ白日のもとにさらされていく過程は、まさに謎が謎を呼ぶ、ミステリー小説を読んでいるようなスリルをあたえてくれるが、著者の探究そのものもしだいに熱を帯び、鬼気迫るものになっていく。ローゼンハンを除くと全部で七人いる偽患者を一人ひとり、それこそアメリカじゅうを駆けずり回って追う姿には、長らく『ニューヨーク・ポスト』紙で記者をしていた著者のジャーナリスト魂を見せつけられる。いったいどれだけの人と接触し、どれだけの資料に当たったのか、その徹底ぶりは、原書で五〇ページにもおよぶ詳細な原注からもうかがえる。もちろんこれは、論文の根拠を最後まで隠し、うやむやにした、およそ科学者らしからぬローゼンハンの態度へのアンチテーゼでもあるのだろう。

さて、原題の *The Great Pretender* だが、本書を読むと、この題名にさまざまな意味がこめられているのがわかる。まず一つは、ローゼンハンの実験でなりすましをした「偽患者」である。それにしても、精神病院に被験者を潜り込ませる（しかも自力で退院しなければならない）とは、ずいぶん危険で大胆なことをするものだと思うのだが、本書に登場するさまざまな心理実験（ミルグラムの電気ショック実験、ジンバルドーの監獄実験など）には、成果は称賛されているものの、倫理的に問題があるものが多い。また近年は、同じ実験をくり返したときに同等の結果を再現できないという「再現性の危機」問題もある。いずれにせよ、偽患者が入院した際の生々しい体験談も本書の読みどころの一つだと言えるだろう。

二つ目には、なりすましをする「疾病」。著者が罹患した自己免疫性脳炎はその典型で、いわば免疫機能が自分を標的として攻撃してしまうことで起きる脳炎であり、統合失調症ととてもよく似た症状が現れることから、精神疾患と間違われやすい。著者の場合、精神病棟へ送られようとしていたときに、ある神経内科医の機転によって自己免疫性脳炎だということが判明し、奇跡的に完治した。その経緯を記した前著『脳に棲む魔物』はアメリカでベストセラーとなって、クロエ・グレース・モレッツ主演で映画化（邦題『彼女が目覚めるその日まで』）もされたのである。著者はその後、非常に稀なこの疾患について広く知ってもらおうと精力的に講演を重ねているが、彼女が何より違和感を覚えたのは、いわゆる身体性の疾病と精神性の疾病の治療面の差、社会的な認識の差だったと語っている。二年以上統合失調症と診断され続け、じつは自分と同じ病だったことが最近になって発覚した（治療をするにはおそらくすでに遅すぎた）ある女性は、自分がそうなったかもしれない、鏡に映った自分の鏡像のようなものだと考える著者は、そうして適切な医療に巡り会えなかった大勢の人々のことをつねに考えている。

著者は、論文「狂気の場所で正気でいること」の真実を追究する一方で、狂気とつねに闘ってきた精神医学の歴史と、ローゼンハンの時代に精神医学改革が叫ばれるようになった背景、精神医学の現状についても、並行してひもといている。精神病院が「アサイラム」と呼ばれていた頃の惨状、ケン・キージーの小説『カッコーの巣の上で』で描かれる院内の陰惨たる様子からすれば、精神病院の九割が閉鎖されることになったのは当然と言えば当然だったのかもしれないが、地域福祉にまかされるはずだった退院した患者の多くは結局行き場をなくし、ホームレスや刑務所行きになったことが、現在のアメリカ精神衛生ケアシステムの大きな問題となっている。解決はまだ先かもしれないが、本書の最後でトンネルの先にいくつか希望の光があることが提示されていることに小さく安堵する。

そして最後が、なりすましをする「ローゼンハン」だ。著者は論文について調べるうちに、それを書いたローゼンハンという人自身を覆う謎めいたベールも、一枚一枚剝いでいくことになる。ページが進むにつれて、彼の華々しい印象がどんどん変化し、瓦解していくのが恐ろしいほどで、ある種サイコサスペンスのどんでん返しのようだ。カリスマ性があり、学生たちにも慕われ、講演をすればみんなを魅了し、論文のおかげで一躍、精神医学批判の急先鋒として世に躍り出た人物。ところが、彼を「ほら吹き」と呼び、信用のおけないやつと陰口を言い、悪し様にこき下ろす者さえ現れる。では本物の彼はどれだったのかと言えば、おそらくどれもが彼だったのだろう。一人の人間でも時と場合で見え方が変わる。それは狂気か正気かということでも同じで、まさに論文「狂気の場所で正気でいること」のテーマの一つなのである。純粋に精神医学の現状を世に訴えたかったのか、あるいは功名心だったのか、ローゼンハン亡き今となってはもうわからないが、これほどの成功を収めるとは自分でも思わなかったのかもしれないし、著者キャハランが言うように、有名になってからのほうが苦労したのではないか。とにかく、手段が間違っていたとはいえ、彼が真実の一端を暴いたことは事実だ。そして、さながらカメレオンのように「なりすまし上手」だったことも。本書の最後に引かれた、ローゼンハンと息子ジャックとの逸話が、たしかに彼の本質を突いているような気がして、心に残る。

著者スザンナ・キャハランについて簡単に紹介しておこう。幼い頃から書くことが好きで、高校時代には学生新聞の記者をしていたというキャハランは、ワシントン大学セントルイス校で学び、その後『ニューヨーク・ポスト』紙で記者を務める。二〇〇九年、二四歳のとき、統合失調症に似た精神症状で入院したが、世界で二一七番目の「抗NDMA受容体脳炎」患者であることが判明し、奇跡的に治癒。この経験を記した著書『脳に棲む魔物』が一〇〇万部を超えるベストセラーとなり、映画化もされた。現在はジャーナリストとして『ニューヨーク・タイムズ』紙、『ニューヨーク・ポスト』紙、『ニュー・サイエンティスト』誌などに寄稿するほか、自己免疫性脳炎について知ってもらうために精力的に講演をおこなっている。夫、二人の双子とともに、ブルックリンで暮らす。

本書『なりすまし』は『タイム』誌の二〇一九年必読書に、『ガーディアン』紙、『テレグラフ』紙の二〇二〇年ベストブックに選ばれたほか、二〇二〇年イギリス王立学会サイエンスブック賞の最終候補にも残った。

著者の執念の結晶とも言える本書を、迷宮に分け入るかのような眩暈さえ感じる展開を、楽しんでいただければと思う。

最後になりましたが、きめ細やかな編集作業をし、さまざまな指摘をしてくださった、亜紀書房編集部の小原央明さんに感謝いたします。

二〇二一年二月

宮﨑真紀

4　リー・ロス、対面でのインタビュー、2017年2月18日。
5　リー・シュルマンの弔辞の原稿は、2013年12月2日、本人から電子メールで送っていただいた。
6　ジャックが父親のニューヨーク出張に同行したときの話は、電話および対面でのインタビューで何度も話題になった。

★　すべてのウェブサイトのURLは原書刊行当時(2019年)のものです。

schizophreniabulletin/article/43/1/84/2511864.
58 Tanya Marie Luhrmann et al., "Culture and Hallucinations: Overview and Future Directions," *Schizophrenia Bulletin* 40, no. 4 (2014): 213–20.
59 Joseph Frankel, "Psychics Who Hear Voices Could Be onto Something," *The Atlantic*, June 27, 2017, https://www.theatlantic.com/health/archive/2017/06/psychics-hearing-voices/531582.
60 オープンダイアローグ・セラピーについては以下を参照のこと。Tom Stockmann, "Open Dialogue: A New Approach to Mental Healthcare," *Psychology Today*, July 12, 2015, https://www.psychologytoday.com/us/blog/hide-and-seek/201507/open-dialogue-new- approach-mental-healthcare.
61 2017年8月にマクリーン病院を訪問した。わたしを受け入れ、時間を取って治療技術を見せてくださったドスト・オンガー医師とジョセフ・ストックローサ医師に感謝する。
62 プラシーボ効果とその歴史を論じたすぐれた文献として、以下を挙げる。Jo Marchant, *Cure: A Journey into the Science of Mind Over Body* (New York: Crown, 2016).（邦訳『「病は気から」を科学する』ジョー・マーチャント、服部由美訳、講談社、2016年）; Melanie Warner, *The Magic Feather Effect: The Science of Alternative Medicine and the Surprising Power of Belief* (New York: Scribner, 2019), and Gary Greenberg, "What if the Placebo Effect Isn't a Trick?" *New York Times*, November 7, 2018, https://www.nytimes.com/2018/11/07/magazine/placebo-effect-medicine.html.
63 Daniel McQueen, Sarah Cohen, Paul St. John-Smith, and Hagen Rampes, "Rethinking Placebo in Psychiatry: The Range of Placebo Effects," *Advances in Psychiatric Treatment* 19, no. 3(2013): 171–80.
64 C. E. Kerr, I Milne, and T. J, Kaptchuk, "William Cullen and a Missing Mind-Body Link in the Early History of Placebos," *Journal of the Royal Society of Medicine*, 101, no. 2 (2008), 89-99, https://www.ncbi.nlm.nih.gov/pmc/articles/PMC2254457/.
65 Kerr, Milne, and Kaptchuk, "William Cullen and a Missing Mind-Body Link."
66 Suzanne White, "FDA and Clinical Trials: A Short History," U.S. Food & Drug Administration, https://www.fda.gov/media/110437/download.
67 J. D. Levine, N. C. Gordon, R. Smith, and H. L. Fields, "Analgesic Responses to Morphine and Placebo in Individuals with Postoperative Pain," *Pain* 10, no. 3 (1981): 379–89.
68 Sarah C. Lidstone, Michael Schulzer, and Katherine Dinelle, "Effects of Expectation on Placebo-Induced Dopamine Release in Parkinson Disease," *Archives of General Psychiatry* 67, no. 8 (2010), https://jamanetwork.com/journals/jamapsychiatry/fullarticle/210854.
69 テッド・カプチュク医師、電話インタビュー、2016年1月18日。
70 Michelle Dossett, Lin Mu, Iris R. Bell, Anthony J. Lembo, Ted J. Kaptchuk, Gloria Y. Yeh, "Patient Provider Interactions Affect Symptoms in Gastroesophageal Reflux Disease: A Pilot Randomized, Double-Blind, Placebo-Controlled Trial," *PLoS One* 10, no.9 (2015), https://www.ncbi.nlm.nih.gov/pmc/articles/PMC4589338/.
71 Warner, *The Magic Feather Effect*, 70.
72 スザンナ・キャハランへの電子メール、2019年3月23日。
73 Rossa Forbes, *The Scenic Route: A Way Through Madness* (Rolla, MO: Inspired Creations, 2018), 71. 電話でも息子さんの話を聞かせてくださったロッサ・フォーブスに感謝したい。

エピローグ

1 Rosenhan, "On Being Sane in Insane Places," 397.
2 フローレンス・ケラー、対面でのインタビュー、2017年2月18日。
3 Julia Suits, *The Extraordinary Catalog of Peculiar Inventions: The Curious World of the DeMoulin Brothers and Their Fraternal Lodge Prank Machines—from Human Centipedes to Revolving Goats to Electric Carpets and Smoking Camels* (New York: Penguin, 2011).

March 9, 2015, https://www.nytimes.com/2019/03/05/health/depression-treatment-ketamine-fda.html.

38 "What to Know About Ketamine-Based Drug for Depression and More," *Today*, March 6, 2019, https://www.today.com/video/what-to-know-about-ketamine-based-drug-for- depression-and-more-1452994627709.

39 Eric Kandel, "A New Intellectual Framework for Psychiatry," *American Journal of Psychiatry*, 155, no. 4 (1998): 457–69, https://www.ncbi.nlm.nih.gov/pubmed/9545989 and Louis Cozolino, *The Neuroscience of Psychotherapy: Healing the Social Brain*, 2nd ed. (New York: W.W. Norton, 2010).

40 Eric R. Kandel, "The New Science of the Mind," *New York Times*, September 6, 2013, https://www.nytimes.com/2013/09/08/opinion/sunday/the-new-science-of-mind.html.

41 ナイル・ボイス、電話インタビュー、2016年4月19日。

42 マシュー・ステート、電話インタビュー、2017年3月13日。

43 E・フラー・トリー、電話インタビュー、2016年1月14日。

44 ジョエル・ブラスロー、電話インタビュー、2015年3月10日。

45 Oliver Sacks, "The Lost Virtues of the Asylum," *New York Review of Books*, September 24, 2009, retrieved from https://www.nybooks.com/articles/2009/09/24/the-lost-virtues-of-the-asylum.

46 Dominic Sisti, Andrea G. Segal, and Ezekiel J. Emanuel, "Improving Long-Term Psychiatric Care: Bring Back the Asylum," *JAMA* 313, no. 3 (2015): 243–44.

47 2019年4月29日にドミニク・システィからもらった電子メールで確認。

48 ドミニク・システィ、電話インタビュー、2017年7月6日。

49 マリー・ウェブスター、スタンレー医学研究所脳研究室にてインタビュー、2016年1月14日。

50 E. Fuller Torrey and Robert H. Yolken, "Toxoplasma Gondii and Schizophrenia," *Emerging Infectious Diseases* 9, no.11(2003): 1375-80, https://wwwnc.cdc.gov/eid/article/9/11/03-0143_article.

51 深刻な精神疾患を引き起こす環境要因についてすばらしい分析がおこなわれている文献として、以下を挙げる。Joel Gold and Ian Gold, *Suspicious Minds*.

52 Rebecca Pinto and Roger Jones, "Schizophrenia in Black Caribbeans Living in the UK: An Exploration of Underlying Causes of the High Incidence Rate," *British Journal of General Practice* 58, no. 551 (2008): 429–34, https://bjgp.org/content/58/551/429.

53 都市生活と統合失調症の相互関係を示した研究は数多いが、その一例を以下に挙げる。James Kirkbride, Paul Fearon, Craig Morgan, Paola Dazzan, Kevin Morgan, Robin M. Murray, and Peter B. Jones, "Neighborhood Variation in the Incidence of Psychotic Disorders in Southeast London," *Social Psychiatry and Psychiatric Epidemiology* 42, no. 6 (2007): 438-45, https://link.springer.com/article/10.1007%Fs00127-007-0193-0.

54 John M. Kane et al., "Comprehensive Versus Usual Community Care for First-Episode Psychosis: 2-Year Outcomes from the NIMH RAISE Early Treatment Program," *American Journal of Psychiatry* 173, no. 4 (2016): 362–72, https://www.ncbi.nlm.nih.gov/pubmed/26481174.

55 ＲＡＩＳＥおよび早期の介入に関する見解を提供してくださったロバート・ハインセン医師、リサ・ディクソン医師、ジョン・ケーン医師に感謝する。さらに詳しい内容については以下を参照のこと。Robert K. Heinssen, Amy B. Goldstein, and Susan T. Azrin, "Evidence-Based Treatment for First Episode Psychosis: Components of Coordinated Specialty Care," National Institute of Mental Health, April 14, 2014, https://www.nimh.nih.gov/health/topics/schizophrenia/raise/evidence-based-treatments- for-first-episode-psychosis-components-of-coordinated-specialty-care.shtml.

56 頭の中で人の声が聞こえる現象の研究については以下が詳しい。Charles Fernyhough, *The Voices Within: The History and Science of How We Talk to Ourselves* (New York: Basic Books, 2016), 4.

57 Albert R. Powers, Megan S. Kelley, and Philip R. Corlett, "Varieties of Voice-Hearing: Psychics and the Psychosis Continuum," *Schizophrenia Bulletin* 43, no. 1 (2017): 84–98, https://academic.oup.com/

17 Emily G. Severance et al., "Probiotic Normalization of *Candida albicans* in Schizophrenia: A Randomized, Placebo-Controlled Longitudinal Pilot Study," *Brain Behavior and Immunity* 62 (2017): 41–45.

18 Erick Messias, Chuan-Yu Chen, and William W. Eaton, "Epidemiology of Schizophrenia: Review of Findings and Myths," *Psychiatric Clinics of North America*, 8, no. 9 (2011): 14-19, https://www.ncbi.nlm.nih.gov/pmc/articles/PMC3196325/.

19 この点に注意喚起してくださったウィリアム・カーペンター医師に感謝する。Erick Messias, Brian Kirkpatrick, Evelyn Bromet, "Summer Birth and Deficit Schizophrenia: A Pooled Analysis from Six Countries," *JAMA Psychiatry*, 61, no. 10 (2004): 985-99, https://jamanetwork.com/journals/jamapsychiatry/fullarticle/482066.

20 スティーヴン・ハイマン、電話インタビュー、2017年2月10日。

21 Aswin Ekar et al., "Schizophrenia Risk from Complex Variation of Complement Component 4," *Nature* 530 (2016): 177–83, https://www.nature.com/articles/nature16549.

22 Lisa Girard, "Single-Cell Analysis Hits Its Stride: Advances in Technology and Computational Analysis Enable Scale and Affordability, Paving the Way for Translational Studies," Broad Institute, May 21, 2015, https://www.broadinstitute.org/news/single-cell-analysis-hits-its-stride.

23 Stephen S. Hall, "Neuroscience's New Toolbox," *MIT Technology Review*, June 17, 2014, https://www.technologyreview.com/s/528226/neurosciences-new-toolbox.

24 Mo Costandi, "CLARITY Gives a Clear View of the Brain," *The Guardian*, April 10, 2013, https://www.theguardian.com/science/neurophilosophy/2013/apr/10/clarity-gives-a-clear-view-of-the-brain.

25 Ruixan Gao et al., "Cortical Column and Whole-Brain Imaging with Molecular Contrast and Nanoscale Resolution," *Science* 363, no. 6424 (2019), https://science.sciencemag.org/content/363/6424/eaau8302.

26 Dina Fine Maron, "Getting to the Root of the Problem: Stem Cells Are Revealing New Secrets About Mental Illness," *Scientific American*, February 27, 2018, https://www.scientificamerican.com/article/getting-to-the-root-of-the-problem-stem- cells-are-revealing-new-secrets-about-mental-illness.

27 2016年11月16日、当該施設を訪問し、ギレルモ・チェッキに中を案内していただいた。

28 Thomas R. Insel, "Digital Phenotyping: A Global Tool for Psychiatry," *World Psychiatry* 17, no. 3 (2018): 276-78, https://www.ncbi.nlm.nih.gov/pmc/articles/PMC6127813/.

29 Mark Moran, "U.S. Seniors Matching to Psychiatry Increases for Sixth Straight Year," *Psychiatric News*, American Psychiatric Association, March 29, 2018, https://doi.org/10.1176/appi.pn.2018.4a.

30 Carol Peckham, "Medscape Psychiatrist Compensation Report 2018," *Medscape*, April 18, 2018, https://www.medscape.com/slideshow/2018-compensation-psychiatrist-6009671#8.

31 Peckham, "Medscape Psychiatrist Compensation Report 2018."

32 Mary O'Hara and Pamela Duncan, "Why 'Big Pharma' Stopped Searching for the Next Prozac," *The Guardian*, January 27, 2016, https://www.theguardian.com/society/2016/jan/27/prozac- next-psychiatric-wonder-drug-research-medicine-mental-illness.

33 David Cunningham Owens and Eve C. Johnstone, "The Development of Antipsychotic Drugs," *Brain and Neuroscience Advances*, December 5, 2018, https://journals.sagepub.com/doi/full/10.1177/2398212818817498#articleCitationDownloadContainer.

34 Matt Schiavenz, "Seeing Opportunity in Psychedelic Drugs," *The Atlantic*, March 8, 2015, https://www.theatlantic.com/health/archive/2015/03/a-psychedelic-revival/387193.

35 現在および過去の脳深部刺激療法について詳しく知りたい方は以下を参照のこと。 Frank, *The Pleasure Shock*.

36 コロンビア大学の精神科医シェリル・コーコランに感謝する。2017年4月11日、電話インタビューにて、脳深部刺激療法における彼女の業績について説明していただいた。

37 Benedict Carey, "Fast-Acting Depression Drug, Newly Approved, Could Help Millions," *New York Times*,

67 アレン・フランセス、電話インタビュー、2016年1月4日。

第27章　木星の月

1 Rita Charon and Peter Wyer, "The Art of Medicine," *Lancet* 371 (2008): 296–97, https://www.thelancet.com/pdfs/journals/lancet/PIIS0140-6736(08)60156-7.pdf.

2 ベリンダ・レノックス、電話インタビュー、2016年12月29日。

3 S. Guloksuz and J. van Os, "The Slow Death of the Concept of Schizophrenia and the Painful Birth of the Psychosis Spectrum," *Psychology Medicine* 48, no. 2 (2018): 229–44, https://www.ncbi.nlm.nih.gov/pubmed/28689498.

4 ジム・ファン・オス、電話インタビュー、2017年8月3日。

5 日本では2002年に、精神分裂病という病名を統合失調症に変更した。これによって医師と患者のコミュニケーションが良好になり、それはデータでも明らかにされた。変更前は、患者に必ず診断を知らせる医師はわずか7パーセントだったが、変更後7か月もすると、それが78パーセントに上昇した。

6 Per Bergsholm, "Is Schizophrenia Disappearing?" *BMC Psychiatry* 16 (2016), https://bmcpsychiatry.biomedcentral.com/articles/10.1186/s12888-016-1101-5.

7 A. Lasalvia, E. Penta, N. Sartorius, and S. Henderson, "Should the Label Schizophrenia Be Abandoned?" *Schizophrenia Research* 162, nos. 1–3(2015): 276–84, https://www.ncbi.nlm.nih.gov/pubmed/25649288.

8 RDoCについてはさまざまな情報源を元に理解を深めたが、おもに2015年6月15日の対面でのインタビューと、以下の文献が役立った。"*Research Domain Criteria* (RDoC), " National Institute of Mental Health, https://www.nimh.nih.gov/research/research- funded-by-nimh/rdoc/index.shtml.

9 Sarah Deweerdt, "US Institute Maintains Support for Diagnoses Based on Biology," *Spectrum*, May 9, 2018. RDoCの診断基準については以下を参照のこと。https://www.psychiatrictimes.com/nimh-research-domain-criteria-rdoc-new-concepts-mental-disorders.

10 Frederick J. Frese, Edward L. Knight, and Elyn Saks, "Recovery from Schizophrenia: With Views of Psychiatrists, Psychologists, and Others Diagnosed With This Disorder," *Schizophrenia Bulletin*, 35, no. 2 (2009): 370-380, https://www.ncbi.nlm.nih.gov/pmc/articles/PMC2659312/.

11 Linda Geddes, "Huge Brain Study Uncovers 'Buried'Genetic Networks Linked to Mental Illness," *Nature News*, December 13,2018, https://www.nature.com/articles/d41586-018-07750-x.

12 The Brainstorm Consortium, "Analysis of Shared Heritability in Common Disorders of the Brain," *Science*, 360, no. 6395 (2018), https://www.ncbi.nlm.nih.gov/pmc/articles/PMC6097237/ and Alastair G. Cardno and Michael J. Owen, "Genetic Relationship Between Schizophrenia, Bipolar Disorder, and Schizoaffective Disorder," *Schizophrenia Bulletin* 40, no. 3 (2014): 504-15, https://www.ncbi.nlm.nih.gov/pmc/articles/PMC3984527/."

13 Karen Zusi, "Psychiatric Disorders Share an Underlying Genetic Basis," *Science Daily*, June 21, 2018, https://www.sciencedaily.com/releases/2018/06/180621141059.htm.

14 そういう例の一つとして以下がある。Oxford University: Belinda R. Lennox, Emma C. Palmer-Cooper, Thomas Pollack, Jane Hainsworth, Jacqui Marks, Leslie Jacobson, "Prevalence and Clinical Characteristics of Serum Neuronal Cell Surface Antibodies in First-Episode Psychosis: A Case-Control Study," *Lancet Psychiatry* 4, no. 1 (2017): 42-48, https://www.thelancet.com/journals/lanpsy/article/PIIS2215-0366%2816%2930375-3/fulltext

15 Moises Velasquez-Manoff,"He Got Schizophrenia. He Got Cancer. And Then He Got Cured," *New York Times*, September 29, 2018, https://www.nytimes.com/2018/09/29/opinion/sunday/schizophrenia-psychiatric-disorders-immune-system.html.

16 F. Dickerson et al., "Adjunctive Probiotic Microorganism to Prevent Rehospitalization in Patients with Acute Mania: A Randomized Control Trial," *Bipolar Disorders* 20, no. 7 (2018): 614–21.

decision/2011-ioannidis.pdf.

51 Ben Goldacre, “Studies of Studies Show That We Get Things Wrong,” *The Guardian*, July 15, 2011, https://www.theguardian.com/commentisfree/2011/jul/15/bad-science-studies-show-we-get-things- wrong.

52 Goldacre, “Studies of Studies.”

53 Eli Rosenberg and Herman Wong, “This Ivy League Food Scientist Was a Media Darling. He Just Submitted His Resignation, School Says,” *Washington Post*, September 20, 2018, https://www.washingtonpost.com/health/2018/09/20/this-ivy-league-food- scientist-was-media-darling-now-his-studies-are-being-retracted/?utm_term=.4457b7c5cb0b.

54 Michael I. Kotlikoff, “Statement of Cornell University Provost Michael I. Kotlikoff,” Cornell University, September 20, 2018, https://statements.cornell.edu/2018/20180920-statement- provost-michael-kotlikoff.cfm.

55 Gina Kolata, “Harvard Calls for Retraction of Dozens of Studies by Noted Cardiac Researcher,” *New York Times*, October 15, 2018, https://www.nytimes.com/2018/10/15/health/piero-anversa-fraud-retractions.html.

56 現在は撤回されているが、発表された当時の元の論文は以下。A. J. Wakefield, S.H. Murch, A. Anthony, J. Linnell, D.M. Casson, M. Malik, et al, “Ileal Lymphoid Nodular Hyperplasia, Non-specific Colitis, and Pervasive Developmental Disorder in Children,” *Lancet*, 351 (1998): 637–41. この研究の不正を明らかにした決定的な論文は以下。Editors, “Wakefield’s Article Linking MMR Vaccine and Autism Was Fraudulent,” *BMJ* (2011), https://www.bmj.com/content/342/bmj.c7452.full.print#ref-2.

57 T. R. Insel and E. M. Scolnick, “Cure Therapeutics and Strategic Prevention: Raising the Bar for Mental Health Research,” *Molecular Psychiatry* 11 (2006): 13.

58 アメリカ国立精神衛生研究所（NIMH）による、臨床的抗精神病薬の介入有効性試験（CATIE）という研究は、従来型と非定型の抗精神病薬を比較し、クロザピンを除けば、「新規薬は従来型の薬と効果の点でも耐性の点でも大差がなく、とくにすぐれているとは言えない」と結論した。“Questions and Answers About the NIMH Clinical Antipsychotic Trials of Intervention Effectiveness Study (CATIE) — Hase 2 Results,” National Institute of Mental Health, https://www.nimh.nih.gov/funding/clinical-research/practical/catie/phase2results.shtml.

59 Duff Wilson, “Side Effects May Include Lawsuits,” *New York Times*, October 2, 2010, https://www.nytimes.com/2010/10/03/business/03psych.html.

60 Katie Thomas, “J&J to Pay $2.2 Billion in Risperdal Settlement,” *New York Times*, November 4, 2013, https://www.nytimes.com/2013/11/05/business/johnson-johnson-to-settle- risperdal-improper-marketing-case.html.

61 Robert Whitaker, *Anatomy of an Epidemic: Magic Bullets, Psychiatric Drugs, and the Astonishing Rise of Mental Illness in America* (New York: Crown, 2010), 358.

62 精神科医、対面でのインタビュー。

63 この人物は匿名を希望している。

64 抗精神病薬の適切な投与（この場合はクロザピン）がおこなわれれば、生活が180度好転することを示した驚くべき例については、以下を参照のこと。Bethany Yeiser’s *Mind Estranged: My Journey from Schizophrenia and Homelessness to Recovery* (2014).

65 Kitty Farooq et al., “Why Medical Students Choose Psychiatry — A 20 Country Cross-Sectional Survey,” *BMC Medical Education* 14, no. 12 (2014), https://bmcmededuc.biomedcentral.com/articles/10.1186/1472-6920-14-12.

66 M. M. Weissman, H. Verdeli, S. E. Bledsoe, K. Betts, H. Fitterling, and P. Wickramaratne, “National Survey of Psychotherapy Training in Psychiatry, Psychology, and Social Work,” *Archives of General Psychiatry*, 63, no. 8 (2006): 925–34 , https://www.ncbi.nlm.nih.gov/pubmed/16894069.

https://www.theatlantic.com/science/archive/2018/11/psychologys-replication- crisis-real/576223/.

30 Susan Dominus, "When the Revolution Came for Amy Cuddy," *New York Times*, October 18, 2017, https://www.nytimes.com/2017/10/18/magazine/when-the-revolution-came-for-amy-cuddy.html.

31 Stephanie Pappas, "Turns Out, Faking a Smile Might Not Make You Happier After All," *LiveScience*, November 3, 2016, https://www.livescience.com/56740-facial-feedback-hypothesis- fails-in-replication-attempt.html.

32 Daniel Engber, "Everything Is Crumbling," *Slate*, March 6, 2016, http://www.slate.com/articles/health_and_science/cover_story/2016/03/ego_depletion_an_influential_theory_in_psychology_may_have_just_been_debunked.html.

33 "Estimating the Reproducibility of Psychological Science," *Science* 349, no. 6251 (August 28, 2015): 943–53, http://science.sciencemag.org/content/349/6251/aac4716/tab-pdf.

34 Tyler W. Watts, Greg J. Duncan, and Haonan Quan, "Revisiting the Marshmallow Test: A Conceptual Replication Investigating Links Between Early Delay of Gratification and Later Outcomes," *Psychological Science* 29, no. 7 (2018), https://doi.org/10.1177/0956797618761661.

35 Brian Resnick, "The 'Marshmallow Test' Said Patience Was a Key to Success. A New Replication Tell Us S'More," *Vox*, June 8, 2018, https://www.vox.com/science-and- health/2018/6/6/17413000/marshmallow-test-replication-mischel- psychology.

36 Perry, *Behind the Shock Machine*.

37 Dariusz Dolinski, Tomasz Grzyb, Michal Folwarczny, "Would You Deliver an Electric Shock in 2015? Obedience in Experimental Paradigm Developed by Stanley Milgram in the Fifty Years Following the Original Study," *Social Psychological and Personality Science*, 8, no. 8 (2017): 927–33, https://journals.sagepub.com/doi/10.1177/1948550617693060.

38 2015年10月2日、スカイプでのインタビューに応じてくださったフィリップ・ジンバルドーに感謝する。

39 Haney, Banks, and Zimbardo, "Interpersonal Dynamics in a Simulated Prison."

40 Claudia Dreifus, "Finding Hope in Knowing the Universal Capacity for Evil," *New York Times*, April 3, 2007, https://www.nytimes.com/2007/04/03/science/03conv.html.

41 Ben Blum, "The Lifespan of a Lie," *Medium*, June 7, 2018, https://medium.com/s/trustissues/the lifespan-of-a-lie-d869212b1f62.

42 Blum, "The Lifespan of a Lie."

43 Brian Resnick, "The Stanford Prison Study Was Massively Influential. We Just Found Out It Was a Fraud," *Vox*, June 13, 2018, https://www.vox.com/2018/6/13/17449118/stanford-prison-experiment-fraud-psychology-replication.

44 ピーター・グレイ、電話インタビュー、2016年12月28日。

45 "Ex-UQ Academic Found Guilty of Fraud," 9News.com, October 24, 2016, https://www.9news.com.au/national/2016/10/24/17/05/ex-uq-academic-found-guilty-of-fraud.

46 Choe Sang-Hun,"Disgraced Cloning Expert Convicted in South Korea," *New York Times*, October 26, 2009, https://www.nytimes.com/2009/10/27/world/asia/27clone.html.

47 セラノス・スキャンダルのジェットコースター級の顛末については、以下を参照のこと。John Carreyrou, *Bad Blood: Secrets and Lies in a Silicon Valley Startup* (New York: Knopf, 2018).

48 Richard Horton, "Offline: What Is Medicine's 5 Sigma?" *Lancet* 385 (2015), https://www.thelancet.com/journals/lancet/article/PIIS0140-6736(15)60696-1/fulltext.

49 John P. A. Ioannidis, "Why Most Published Research Findings Are False," *PLOS Medicine* 2, no. 8 (2005), https://journals.plos.org/plosmedicine/article?id=10.1371/journal.pmed.0020124.

50 John P. A. Ioannidis, Robert Tarone, and Joseph K. McLaughlin, "The False-Positive to False-Negative Epidemiological Studies," *Epidemiology*, 22, no.4 (2011): 450-456, https://www.gwern.net/docs/statistics/

2 キャロル・ウェストモアランド、電話インタビュー、2016年12月5日。

3 Sarah Griffiths, "The Language of Lying," *Daily Mail*, November 5, 2014, http://www.dailymail.co.uk/sciencetech/article-2821767/The-language-LYING-Expert- reveals-tiny-clues-way-people-talk-reveal-withholding-truth.html.

4 ジェームズ・ペネベーカー、電話インタビュー、2017年5月。

5 フローレンス・ケラー、スザンナ・キャハランへの電子メール、2017年2月15日。

6 *Doubleday & Company, Inc. v. David L. Rosenhan*.

7 Isen, Horn, and Rosenhan, "Effects of Success and Failure on Children's Generosity."

8 Underwood, Moore, and Rosenhan, "Affect and Self-Gratification."

9 David L. Rosenhan, Peter Salovey, and Kenneth Hargis, "The Joys of Helping: Focus Attention Mediates the Impact of Positive Affect on Altruism," *Journal of Personality and Social Psychology*, 40, no. 5 (1981): 899–905.

10 David L. Rosenhan, "Moral Character," *Stanford Law Review*, 27, no. 3 (1975): 925–35.

11 David L. Rosenhan, "Pseudoempiricism: Who Owns the Right to Scientific Reality?" *Psychological Inquiry*, 2, no. 4 (1991): 361–63.

12 James M. Wood, Richard R. Bootzin, David Rosenhan, Susan Nolen-Hoeksema, and Forest Jourden, "Effects of 1989 San Francisco Earthquake on Frequency and Content of Nightmares," *Journal of Abnormal Psychology*, 101, no. 2 (1992): 219–24.

13 マイケル・ウォルド、電話インタビュー、2016年2月16日。

14 David L. Rosenhan, Sara L. Eisner, and Robert J. Robinson, "Notetaking Aids Juror Recall," *Law and Human Behavior*, 18, no. 1 (1994): 53–61.

15 William C. Thomson, Geoffrey T. Fong, and David L. Rosenhan, "Inadmissible Evidence and Jury Verdicts," *Journal of Personality and Social Psychology*, 40, no. 3(1981): 453–63.

16 David Rosenhan, "Intense Religiosity," Comment Draft, unpublished, accessed from private files.

17 元大学院生は匿名を希望している。

18 エレノア・マコビー、対面でのインタビュー、2017年2月22日。

19 ウォルター・ミシェルからリー・ロスへの電子メール、スザンナ・キャハランへ転送。2017年2月15日。

20 この人物は匿名を希望している。

21 ナンシー・ホーン、電話インタビュー、2019年5月13日。

22 ジャック・ローゼンハン、対面でのインタビュー、2017年2月20日。

23 ビル・アンダーウッド、マリオン・アンダーウッド、電話インタビュー、2016年7月8日。

24 ハリー・ランド、対面でのインタビュー、2016年11月19日。

25 スターペルの捏造事件をまとめたすぐれた記事として、以下がある。Yudhijit Bhattacharjee, "The Mind of a Con Man," *New York Times*, April 26, 2013, https://www.nytimes.com/2013/04/28/magazine/diederik-stapels-audacious-academic-fraud.html; and Martin Enserink, "Dutch University Sacks Social Psychologist over Faked Data," *Science News*, September 7, 2011, https://www.sciencemag.org/news/2011/09/dutch-university-sacks-social-psychologist- over-faked-data.

26 D. A. Stapel and S. Lindenberg, "Coping with Chaos: How Disordered Contexts Promote Stereotyping and Discrimination," *Science* 332 (2011): 251–53.

27 Bhattacharjee, "The Mind of a Con Man."

28 学術界でこのような不正がどれだけ起きているか、的確にまとめた文献として以下がある。Richard Harris, *Rigor Mortis: How Sloppy Science Creates Worthless Cures, Crushes Hope, and Wastes Billions* (New York: Basic Books, 2017).（邦訳『生命科学クライシス――新薬開発の危ない現場』リチャード・ハリス、寺町朋子訳、白揚社、2019年）

29 Ed Yong, "Psychology's Replication Crisis is Running Out of Excuses," *The Atlantic*, November 19, 2018,

10 Rosenhan, *Odyssey into Lunacy*, chapter 6, 13.

11 ジュディス・ゴッドウィン、スザンナ・キャハランへの電子メール、2016年2月9日。

12 グレース・ハリントンの話はさまざまな情報源の内容から構成されている。以下に例を挙げる。Cathy Curtis, *Restless Ambition* (Oxford: Oxford University Press, 2015); William Grimes,"Grace Hartigan, 86, Abstract Painter, Dies," *New York Times*, November 18, 2008, https://www.nytimes.com/2008/11/18/arts/design/18hartigan.html; and Michael McNay, "Grace Hartigan," *The Guardian*, November 23, 2008, https://www.theguardian.com/artanddesign/2008/nov/24/1. また、以下の電話インタビューもとても役立った。キャシー・カーティス(2016年2月8日)、ダニエル・ベラスコ(2015年2月11日)、ハート・ペリー(2016年2月12日)。

13 レックス・スティーヴンス、電話インタビュー、2016年2月14日。

14 デヴィッド・ローゼンハンの個人ファイルにあった、未刊の著書の概要より。

15 メアリー・ピーターソンとデヴィッド・ローゼンハンの交換書簡。David L. Rosenhan Papers.

16 Mary Pledge Peterson, *Life Is So Daily in Cincinnati* (Cincinnati: Cincinnati Book Publishers, 2012).

17 Phil Nuxhall, "An Angel on Wheels," *Positive 365*, 2012, http://www.positive365.com/Positive-Magazine/Positive-2012/An-Angel-on-Wheels.

18 Rosenhan, *Odyssey into Lunacy*, chapter 3, 16.

19 ベティ・プレッジ・マクシー、電話インタビュー、2016年1月13日。コニー・セルヴェイ、電話インタビュー、2016年1月26日。

20 フローレンス・ケラー、電話インタビュー、2016年3月26日。

21 "The 5 Founding Fathers of Positive Psychology," Positive Psychology Program, February 8, 2019, https://positivepsychologyprogram.com/founding-fathers.

22 セリグマンについては彼の自伝を参照のこと。*The Hope Circuit: A Psychologist's Journey from Helplessness to Optimism* (New York: Public Affairs, 2018).

23 ローゼンハンとセリグマンのノリスタウン州立病院への入院については、カルテや手紙に記録されている。David L. Rosenhan Papers.

24 ローゼンハンの記録では、たとえば未発刊の著書や偽患者リストなど、場所によってカールの年齢が異なっている。

25 Bruce Lambert, "Perry London, 61, Psychologist; Noted for His Studies of Altruism," *New York Times*, June 22, 1992, https://www.nytimes.com/1992/06/22/nyregion/perry-london-61-psychologist-noted-for-his-studies-of-altruism.html.

26 ミヴ・ロンドン、電話インタビュー、2016年2月8日。

27 ヴィヴィアン・ロンドン、スカイプ・インタビュー、2016年2月8日および2016年3月3日。

28 ヴィヴィアン・ロンドン、スザンナ・キャハランへの電子メール、2016年2月8日。

29 デヴィッド・ローゼンハン、デヴィッド・ハプグッドへの手紙、1970年11月4日、David L. Rosenhan Papers.

30 "Dr. Maury Leibovitz, Art Dealer and Clinical Psychologist, 75," *New York Times*, June 5, 1992, https://www.nytimes.com/1992/06/05/arts/dr-maury-leibovitz-art-dealer-and-a-clinical-psychologist-75.html.

31 ジョッシュ・レイボヴィッツ、電話インタビュー、2016年2月10日。

32 スザンナ・キャハランへのテキストメッセージ、2016年2月13日。

33 ジョッシュ・レイボヴィッツ、スザンナ・キャハランへの電子メール、2016年3月2日。

34 Rosenhan, *Odyssey into Lunacy*, chapter6, 16–17.

35 Rosenhan, *Odyssey into Lunacy*, chapter 6, 18–19.

第26章　疫病

1 Susannah Cahalan, "In Search of Insane Places"(correspondence), *Lancet Psychiatry* 4, 5 (2017), http://dx.doi.org/10.1016/S2215-0366(17)30138-4.

the 'New Asylums': A Beds Capacity Model to Reduce Mental Illness Behind Bars," *Treatment Advocacy Center*, January 2017, https://www.treatmentadvocacycenter.org/storage/documents/emptying-new-asylums.pdf.

50 DJ Jaffe, "Insane Consequences: How the Mental Health Industry Fails the Mentally Ill," TEDx at the National Council of Behavioral Health, April 25, 2018, https://mentalillnesspolicy.org/tedtalk-and-op-eds/.

51 Jaffe, *Insane Consequences*, 233–34.

52 Jaffe, *Insane Consequences*, 232–33.

53 Jaffe, *Insane Consequences*, 234–35.

54 "Improving Civil Commitment Laws and Standards," Treatment Advocacy Center, https://www.treatmentadvocacycenter.org/fixing-the-system/improving-laws-and-standards.

55 E. Fuller Torrey, "Stigma and Violence: Isn't It Time to Connect the Dots?" *Schizophrenia Bulletin*, 37, no. 5 (2011): 892–96, https://www.ncbi.nlm.nih.gov/pmc/articles/PMC3160234/.

56 D・J・ジャッフィは以下で言及されている。Carrie Arnold, "How Do You Treat Someone Who Doesn't Accept They're Ill," BBC, August 7, 2018, http://www.bbc.com/future/story/20180806-how-do-you-treat-someone-who-doesnt-accept-theyre-ill.

57 Lesley Stahl, "Half of the Inmates Shouldn't Be Here, Says Cook County Sheriff," *60 Minutes*, May 21, 2017, https://www.cbsnews.com/news/cook-county-jail-sheriff-tom- dart-on-60-minutes/.

58 トーマス・インセル、対面でのインタビュー、2015年4月1日。

第25章　決定打

1 Girishwar Misra and Anand Prakash, "Kenneth J. Gergen and Social Constructionism," *Psychological Studies*, 57, no. 2 (2012): 121–25, https://link.springer.com/article/10.1007/s12646- 012-0151-0.

2 ケネス・ガーゲン、電話インタビュー、2016年1月17日。

3 ナンシー・ホーン、電話インタビュー、2015年11月3日、2015年2月25日、2015年3月13日、および対面でのインタビュー、2015年4月14日。

4 "Institutional Review Boards Frequently Asked Questions," U.S. Food & Drug Administration (1998), https://www.fda.gov/regulatory-information/search-fda-guidance-documents/institutional-review-boards-frequently-asked-questions.

5 チェスナット・ロッジの歴史は、さまざまな情報源の内容をかいつまんだものだが、ここにいくつか紹介する。Ann-Louise S. Silver, "Chestnut Lodge, Then and Now," *Contemporary Psychoanalysis* 33, no. 2 (1997): 227–49; Neal Fitzsimmons, "Woodlawn Hotel—Chestnut Lodge Sanitarium, The Bullard Dynasty," *Montgomery County Historical Society* 17, no. 4 (1974): 2–11. また、元職員の方々からも話を聞いた。シンディ・サージェント、2015年10月6日に電話インタビュー。パメラ・シェル、2015年6月15日に対面でインタビュー。

6 レイ・オシャロフ医師の話は以下を参考にした。Mark Moran, "Recalling Chestnut Lodge: Seeking the Human Behind the Psychosis," *Psychiatric News*, April 25, 2014, https://psychnews.psychiatryonline.org/doi/10.1176/appi.pn.2014.5a17; Sandra G. Boodman, " 'A Horrible Place, A Wonderful Place,' " *Washington Post*, October 8, 1989, https://www.washingtonpost.com; and Sharon Packer, "A Belated Obituary: Raphael J. Osheroff, MD," *Psychiatric Times*, June 28, 2013, http://www.psychiatrictimes.com/blog/belated-obituary-raphael-j-osheroff-md.

7 Packer, "A Belated Obituary."

8 Asha Beh, "Historic Rockville Asylum Destroyed in Two-Alarm Fire, " NBC Washington, July 13, 2009, https://www.nbcwashington.com/news/local/Historic-Rockville-Asylum-Destroyed-in-Two- Alarm-Fire.html.

9 インタビューの相手は匿名を希望している。

32 E. T. Torrey, M. T. Zdanowicz, A. D. Kennard, "The Treatment of Persons with Mental Illness in Prisons and Jails: A State Survey," *Treatment Advocacy Center*, April 8, 2014, https://www.treatmentadvocacycenter.org/storage/documents/backgrounders/how%20many%20individuals%20with%20serious%20mental%20illness%20are%20in%20jails%20and%20prisons%20final.pdf.

33 *J.H. v. Miller*.

34 "Lawsuit Alleges Many Defendants with Mental Illness Jailed for Well Over a Year Awaiting Mental Health Treatment," *ACLU Pennsylvania*, October 22, 2015, https://www.aclupa.org/news/2015/10/22/lawsuit-alleges-many-defendants-mental-illness-jailed- well-o.

35 "J.H. v. Miller (Formerly J.H. v. Dallas)," *ACLU Pennsylvania*, October 22, 2015, https://www.aclupa.org/our-work/legal/legaldocket/jh-v-dallas.

36 "ACLU-PA Goes Back to Court on Behalf of People Who Are Too Ill to Stand Trial," *ACLU Pennsylvania*, March 19, 2019, https://www.aclupa.org/news/2019/03/19/aclu-pa-goes- back-court-behalf-people-who-are-too-ill-stand.

37 Eric Balaban, "Time Has Come to Save Mentally Ill Inmates from Solitary Confinement" (editorial), *Arizona Capital Times*, February 27, 2018, https://azcapitoltimes.com/news/2018/02/27/time-has-come-to-save-mentally-ill-inmates-from-solitary-confinement.

38 Hannah Fry, "Inmate Rips Out Her Own Eye and Eats It: Report Slams Mental Healthcare in California Prisons," *Los Angeles Times*, November 5, 2018, https://www.latimes.com/local/lanow/la-me-ln-prison-report-20181105-story.html.

39 Roth, *Insane*, 135.

40 Craig Haney, "Madness and Penal Confinement: Observations on Mental Illness and Prison Pain," クレイグ・ヘイニーからわたしに渡された草稿。

41 Tracey Kaplan, "Guards Trial: Fellow Inmate Testifies Michael Tyree Was 'Screaming for His Life,' " *Mercury News*, March 23, 2017, https://www.mercurynews.com/2017/03/23/jail-trial-testimony-over-inmate-death-probes-delay- summoning-help-for-michael-tyree.

42 J. E. D. Esquirol, "Des établissemens des aliénés en France, et des moyens d'améliorer le sort de ces infortunés : Mémoire présenté à Son Excellence le ministre de l'intérieur, en septembre 1818," reprinted in Mark S. Micale and Roy Porter (eds.), *Discovering the History of Psychiatry* (Oxford: Oxford University Press, 1994), 235.

43 Roth, *Insane*, 2.

44 クレイグ・ヘイニー、対面でのインタビュー、2017年2月17日。

45 Jimmy Jenkins, "Whistleblower: Patients with Mental Illness Suffering in Arizona" (radio program), KJZZ, June 1, 2018, https://kjzz.org/content/644690/whistleblower-patients-mental- illness-suffering-arizona-prisons.

46 デヴィッド・ファティ、電話インタビュー、2015年4月7日。

47 クレイグ・ヘイニー、対面でのインタビュー、2017年2月17日。

48 精神科の病床数問題に関して、いろいろとご教示くださったトリー医師とD・J・ジャッフィに感謝する。トリー医師の見解について詳しく知りたい方は、ここに紹介した*American Psychosis, Surviving Schizophrenia, The Insanity Offense,* and *Out of the Shadows*などの著書を含む、彼のさまざまな業績を確認してほしい。D・J・ジャッフィについてはhttps://mentalillnesspolicy.org/ や彼の著書*Insane Consequences*を参照のこと。ニューヨーク市におけるこうした数々の問題をD・J・ジャッフィがいかに解決したか、みごとにまとめた記事は以下。DJ Jaffe and Stephen Eide, "How to Fix New York's Mental Health Crisis Without Spending More Money," *New York Post*, May 11, 2019, https://nypost.com/2019/05/11/how-to-fix-new-yorks-mental-health- crisis-without-spending-more-money/.

49 Doris A. Fuller, Elizabeth Sinclair, H. Richard Lamb, Judge James D. Cayce, and John Snook, "Emptying

11 C. Holly A. Andrilla, Davis G. Patterson, Lisa A. Garberson, Cynthia Coulthard, and Eric H. Larson, "Geographic Variation in the Supply of Selected Behavioral Health Providers," *American Journal of Preventive Medicine*, 54, no. 6 (2018): 199-207, https://www.ajpmonline.org/article/S0749-3797(18)30005-9/fulltext

12 Stacy Weiner, "Addressing the Escalating Psychiatrist Shortage," *AAMC News* (Association of American Medical Colleges), February 13, 2018, https://news.aamc.org/patient-care/article/addressing-escalating-psychiatrist-shortage.

13 Nathaniel Morris, "This Secret Experiment Tricked Psychiatrists into Diagnosing People as Having Schizophrenia," *Washington Post*, January 1, 2018.

14 このセラピストは匿名を希望している。

15 この看護師は匿名を希望している。

16 ジョエル・ブラスロー、電話インタビュー、2015年3月11日。

17 トーマス・インセル、対面でのインタビュー、2015年4月1日。

18 Monica Malowney, Sarah Keltz, Daniel Fischer, and Wesley Boyd, "Availability of Outpatient Care from Psychiatrists... A Simulated-Patient Study in Three Cities," *Psychiatric Services* 66, no. 1 (January 2015).

19 E. Fuller Torrey, "Second Chance Lecture" at the Schizophrenia International Research Society Conference, April 1, 2016.

20 Torrey, *American Psychosis*, 98.

21 "Indicators of Mental Health Problems Reported by Prisoners and Jail Inmates, 2011-2012," *Bureau of Justice Statistics* (2017), https://www.bjs.gov/content/pub/pdf/imhprpji1112_sum.pdf.

22 "Indicators of Mental Health Problems," Bureau of Justice.

23 Lorna Collier, "Incarceration Nation," *American Psychological Association*, 45, no. 9 (2014): 56, https://www.apa.org/monitor/2014/10/incarceration.

24 "Serious Mental Illness (SMI) Prevalence in Jails and Prisons," Treatment Advocacy Center Office of Research and Public Affairs, September 2016, https://www.treatmentadvocacycenter.org/storage/documents/backgrounders/smi-in-jails-and-prisons.pdf.

25 "Serious Mental Illness," Treatment Advocacy Center , and Gale Holland, "L.A. County Agrees to New Policies to End the Jail-to-Skid Row Cycle for Mentally Ill People," *LA Times*, December 7, 2018, https://www.latimes.com/local/lanow/la-me-ln-skid-row-jail-20181207-story.html.

26 リチャード・ラム、対面でのインタビュー、2015年10月29日。

27 脱施設化と再施設化は直結しているとするのは単純化しすぎだという意見もある。さまざまな観点から収監の歴史を論じたものとしては、以下を参照のこと。Michelle Alexander, *The New Jim Crow: Mass Incarceration in the Age of Colorblindness* (New York: New Press, 2012), Bryan Stevenson, *Just Mercy: A Story of Justice and Redemption* (New York: Spiegel & Grau, 2014).（邦訳『黒い司法――黒人死刑大国アメリカの冤罪と闘う』ブライアン・スティーヴンソン、宮﨑真紀訳、亜紀書房、2016年）and John Pfaff, *Locked In: The True Causes of Mass Incarceration—And How to Achieve Real Reform* (New York: Basic Books, 2017).

28 Powers, *No One Cares About Crazy People*, 203.

29 Shorter, *A History of Psychiatry*, 277.

30 "Denying the Mentally Ill" (editorial), *New York Times*, June 5, 1981, https://www.nytimes.com/1981/06/05/opinion/denying-the-mentally-ill.html.

31 Dominic Sisti, "Psychiatric Institutions Are a Necessity," *New York Times*, May 9, 2016, https://www.nytimes.com/roomfordebate/2016/05/09/getting-the-mentally-ill- out-of-jail-and-off-the-streets/psychiatric-institutions-are-a-necessity.

7 Walter Freeman and James W. Watts, *Psychosurgery: Intelligence, Emotion and Social Behavior Following Prefrontal Lobotomy for Mental Disorders* (Springfield, IL: Charles C.Thomas, 1942).

8 Albert Bandura, Dorothea Ross, and Sheila A. Ross,"Transmission of Aggression Through Imitation of Aggressive Models," *Journal of Abnormal and Social Psychology* 63 (1961): 575–82, https://psychclassics.yorku.ca/Bandura/bobo.htm#f2.

9 David Rosenhan, "My Basic Assumptions: Notes upon Notes," David Rosenhan personal files.

10 Rosenhan, "My Basic Assumptions."

11 いくつか例を挙げる。"Novato Man Held After Jump Threat," *Daily Independent Journal*, November 2, 1964, 8; "Daly City Wife Plucked from Golden Gate Span," *San Mateo Times*, March 14, 1963, 24; "Model Foils S.F. Suicide," *San Mateo Times*, June 25, 1962, 9; and "Man Bound, Dynamite at His Throat" *Los Angeles Times*, June 5, 1970, 146.

12 Robert Whitaker, *Mad in America*, 213.

13 Rosenhan, "My Basic Assumptions."

14 Rosenhan, "My Basic Assumptions."

15 Rosenhan, "My Basic Assumptions."

第23章　「すべては君の頭の中に」

1 本章は、2016年11月のハリー・ランドへの対面でのインタビューにもとづいている。

2 Lando, "On Being Sane in Insane Places," 47.

3 ローゼンハン、"Pseudopatient Description,"タイプライターによるメモ。private files.

4 デヴィッド・ローゼンハン、ウォルター・ミシェルへの手紙、1971年11月、"On Being Sane in Insane Places," Second Draft, David Rosenhan private files.

5 Rosenhan, "On Being Sane in Insane Places," 396.

6 Rosenhan, "On Being Sane in Insane Places," 396.

7 George Bower, *It's All in Your Mind*, WGUC-FM, December 14, 1972, NPR, Special Collections, and university archives at the University of Maryland.

第24章　影の精神衛生ケアシステム

1 エリザベス・ランド・キング、電話インタビュー、2017年1月19日。

2 ザッカーバーグ・サンフランシスコ総合病院での入院生活についてヒントをくれたニュースサイト『サンフランシスコ・ゲート』に感謝する。とくに以下の記事が役に立った。 Mike Weiss, "Life and Death at San Francisco's Hospital of Last Resort," *San Francisco Gate*, December 11, 2006, https://www.sfgate.com/health/article/GENERAL-LIFE-AND-DEATH-AT-SAN- FRANCISCO-S-2483930.php#photo-2639598.

3 Weiss, "Life and Death at San Francisco's Hospital of Last Resort."

4 Weiss, "Life and Death at San Francisco's Hospital of Last Resort."

5 "SF General Hospital Nurses Claim Psychiatric Unit State of Emergency," KTVU, April 28, 2016, http://www.ktvu.com/news/sf-general-hospital-nurses-claim-psychiatric-unit-state-of-emergency.

6 Heather Knight, "Ex-ER Psychiatrist: More Inpatient Treatment Needed in SF," *San Francisco Chronicle*, October 9, 2018, https://www.sfchronicle.com/bayarea/heatherknight/article/Ex-ER-psychiatrist-More-inpatient-treatment-13291361.php.

7 マーク・ゲイル、スザンナ・キャハランへの電子メール、2019年5月27日。

8 マーク・ゲイル、電話インタビュー、2017年8月5日。

9 DJ Jaffe, *Insane Consequences: How the Mental Health Industry Fails the Mentally Ill* (Amherst, NY: Prometheus Books, 2017), 78.

10 Jaffe, *Insane Consequences*, 22.

20 この数値は、Thomas F. Boat and Joel T Wu, eds., *Mental Disorders and Disabilities Among Low-Income Children* (Washington, DC: National Academies Press, 2015), https://www.ncbi.nlm.nih.gov/books/NBK332896/にある1960年代および1970年代の数値と、"Data & Statistics on Autism Spectrum Disorder," Centers for Disease Control and Prevention, https://www.cdc.gov/ncbddd/autism/data.htmlにある2018年の数値を比較したもの。

21 Melissa L. Danielson et al., "Prevalence of Parent-Reported ADHD Diagnosis and Treatment Among U.S. Children and Adolescents, 2016," *Journal of Clinical Child & Adolescent Psychology* 47, no. 2 (2018), https://www.tandfonline.com/doi/full/10.1080/15374416.2017.1417860.

22 Frances, *Saving Normal*, xviii.

23 Frances, *Saving Normal*, xiv.

24 Thomas J. Moore and Donald R. Mattison, "Adult Utilization of Psychiatric Drugs and Differences by Sex, Age, and Race," *JAMA Internal Medicine* 177, no. 2 (2017), https://jamanetwork.com/journals/jamainternalmedicine/fullarticle/2592697.

25 Scull, *Madness in Civilization*, 408.

26 Thomas Insel, "Post by Former NIMH Director Thomas Insel: Transforming Diagnosis," National Institute of Mental Health, April 29, 2013, https://www.nimh.nih.gov/about/directors/thomas- insel/blog/2013/transforming-diagnosis.shtml.

27 本章のSCID面接のパートは、2016年4月20日にマイケル・ファーストのオフィスでわたしが彼にインタビューしたときにおこなったもの。

28 James McKinley Jr., "Patz Trial Jury, In Blow to Defense, Is Told Suspect was a Longtime Cocaine Addict," *New York Times*, March 10, 2015, https://www.nytimes.com/2015/03/11/nyregion/patz-trial-jury-in-blow-to-defense-is-told-suspect-was-a-longtime-cocaine- addict.html.

29 "How Mad Are You? Episodes 1 and 2," Horizon, BBC, November 29, 2008, https://www.bbc.co.uk/programmes/b00fm5ql.

第5部

* 引用(しばしばスティーヴン・ホーキングの言葉だと誤解されている)は、作家ダニエル・ブーアスティンへのこのインタビューが元になっている。Carol Krucoff, "The 6 O'clock Scholar," *Washington Post*, January 29, 1984, https://www.washingtonpost.com/archive/lifestyle/1984/01/29/the-6-oclock- scholar/eed58de4-2dcb-47d2-8947-b0817a18d8fe/?utm_term=.a9cc826ca6cd. 正しい引用元を提供してくれたQuote Investigator (https://quoteinvestigator.com/2016/07/20/knowledge/) に感謝する。

第22章　脚注

1 この章の大部分は、2016年から2019年までに何度かおこなわれたハリー・ランドへのインタビューが元になっている。ほかに、デヴィッド・ローゼンハンの個人ファイルにあった、「基本仮説:記録に関するメモ(My Basic Assumptions: Notes upon Notes)」という雑記帳と偽患者リストの草稿も一部含まれている。

2 以下からの抜粋。Harry Lando, "On Being Sane in Insane Places: A Supplemental Report," *Professional Psychology*, February 1976: 47–52.

3 Lando, "On Being Sane in Insane Places," 47.

4 Rosenhan, "On Being Sane in Insane Places," 258.

5 テルマ・ハント博士については以下を参照のこと。Nicole Brigandi, "Thelma Hunt (1903–1992)," *Feminist Psychologist* 32,no. 3 (2005), https://www.apadivisions.org/division-35/about/heritage/thelma-hunt-biography.aspx.

6 Valenstein, *Great and Desperate Cures*, 165.

Journal of the History of the Behavioral Sciences 41, no. 3 (2005): 25.
15 American Psychiatric Association, *Diagnostic and Statistical Manual of Mental Disorders*, 3rd ed. (Washington, DC: American Psychiatric Association, 1980).
16 Kutchins and Kirk, *Making Us Crazy*, 176.
17 Gary Greenberg, "Inside the Battle to Define Mental Illness," *Wired*, December 27, 2010, https://www.wired.com/2010/12/ff_dsmv.
18 Healy, *The Antidepressant Era*, 213.
19 American Psychiatric Association, *Diagnostic and Statistical Manual of Mental Disorders*, 3rd ed., 6.
20 American Psychiatric Association, *Diagnostic and Statistical Manual of Mental Disorders*, 3rd ed., 8.
21 American Psychiatric Association, *Diagnostic and Statistical Manual of Mental Disorders*, 3rd ed., 8.
22 Wilson, "DSM-III and the Transformation of American Psychiatry," 399.
23 Shorter, *A History of Psychiatry*, 302.
24 Andreasen, *The Broken Brain*, 249.
25 ジャネット・ウィリアムズ、電話インタビュー、2017年5月27日。
26 Luhrmann, *Of Two Minds*, 231.
27 アレン・フランセス、電話インタビュー、2016年1月4日。

第21章　SCID

1 ロバート・スピッツァー記念講演会は、2016年10月26日、コロンビア大学のハーバート・パーデス・ビルディングでおこなわれた。
2 Rosenhan, "On Being Sane in Insane Places," 255.
3 マイケル・ファースト、スピッツァー記念講演会、2016年10月26日。
4 ケン・ケンドラー、スピッツァー記念講演会、2016年10月26日。
5 Shorter, *A History of Psychiatry*, 302.
6 Decker, *The Making of the DSM-III*,109.
7 ジャネット・ウィリアムズ、電話インタビュー、2017年5月27日。
8 Spiegel, "The Dictionary of Disorder." https://www.newyorker.com/magazine/2005/01/03/the-dictionary-of-disorder.
9 Spiegel, "The Dictionary of Disorder."
10 M. Loring and B. Powell, "Gender, Race, and DSM-III: A Study of the Objectivity of Psychiatric Diagnostic Behavior," *Journal of Health and Social Behavior* 29, no. 1 (1988): 1–22, http://dx.doi.org/10.2307/2137177.
11 Robert C. Schwartz and David M. Blankenship, "Racial Disparities in Psychotic Disorder Diagnosis: A Review of the Literature," *World Journal of Psychiatry*, 4, no. 4 (2014):133–40, https://www.ncbi.nlm.nih.gov/pmc/articles/PMC4274585/.
12 Taylor, *Hippocrates Cried*, 171.
13 Scull, *Psychiatry and Its Discontents*, 284.
14 Benedict Carey, "Keith Conners, Psychologist Who Set Standard for Diagnosing A.D.H.D, Dies at 84," *New York Times*, July 13, 2017, https://nyti.ms/2viAJFe.
15 Carey, "Keith Conners."
16 Frances, *Saving Normal*, xviii.
17 Frances, *Saving Normal*, xviii.
18 Frances, *Saving Normal*, 75.
19 C. Moreno et al., "National Trends in the Outpatient Diagnosis and Treatment of Bipolar Disorder in Youth," *Archives of General Psychiatry* 64 (2007): 1032–39.

9　ミード、キャハランへの電子メール。

10　フローレンス・ケラー、スザンナ・キャハランへの電子メール、2017年11月9日。

11　ハヴァフォード州立病院カルテ。

12　"Services Pending for Psychiatrist F. Lewis Bartlett," TulsaWorld.com, May 26, 1989, https://www.tulsaworld.com/archives/services-pending-for-psychiatrist-f-lewis-bartlett/article_01472847- cb55-5e2e-b8b2-9daaf6c4f704.html.

13　バートレット医師の履歴については、メアリー・バートレット、クラウディア・ブッシー、キャロル・エイドリアン・マーフィーへのインタビューより。

14　F. Lewis Bartlett, "Institutional Peonage: Our Exploitation of Mental Patients," *Atlantic Monthly*, July 1964: 116–18.

15　F・ルイス・バートレット、ケン・キージーへの手紙、1962年3月16日、Mary Bartlett personal files.

16　メアリー・バートレット、電話インタビュー、2017年1月30日。

17　アーヴィン・シュタウブ、電話インタビュー、2017年8月25日。

18　デヴィッドの診療記録写真。デヴィッド・ルーリーのハヴァフォード州立病院カルテより。

19　Rosenhan, "On Being Sane in Insane Places," 387.

20　デヴィッド・ルーリーのハヴァフォード州立病院カルテより。

21　Rosenhan, "On Being Sane in Insane Places," 387.

第20章　標準化

1　情報満載で読み応えのある著書*The Making of the DSM-III*をはじめとする、ハンナ・デッカーのさまざまな著作が、本章を執筆するうえでとても役立った。感謝する。また、DSM‐Ⅲ作成過程について当事者としてさまざまな示唆をあたえてくださった、ジャネット・ウィリアムズ、マイケル・ファースト、アレン・フランセス、ケン・ケンドラーにも感謝する。

2　「デヴィッド・ルーリーの」カルテをどうやってスピッツァーが入手したかについては、ローゼンハンとスピッツァーが交わした往復書簡から情報を得た。

3　Robert Spitzer (guest), "Spitzer's Apology Changes 'Ex-Gay' Debate," *Talk of the Nation*, National Public Radio, May21, 2012, https://www.npr.org/2012/05/21/153213796/spitzers-apology- changes-ex-gay-debate.

4　Benedict Carey, "Robert Spitzer, 83, Dies; Psychiatrist Set Rigorous Standards for Diagnosis," *New York Times*, December 26, 2015, https://www.nytimes.com/2015/12/27/us/robert-spitzer-psychiatrist-who-set-rigorous-standards-for-diagnosis- dies-at-83.html.

5　Decker, *The Making of the DSM-III*, 103.

6　Robert Spitzer, "More on Pseudoscience in Science and the Case for Psychiatric Diagnosis," *Archives of General Psychiatry* 33, no. 4 (1976): 466, https://jamanetwork.com/journals/jamapsychiatry/article-abstract/491528?resultClick=1.

7　Scull, *Psychiatry and Its Discontents*, 282.

8　Gerald L. Klerman, "The Advantages of *DSM-III*," *The American Journal of Psychiatry*, 141, no. 4 (1984), 539.

9　Luhrmann, *Of Two Minds*, 225.

10　Decker, *The Making of the DSM-III*,115.

11　Decker, *The Making of the DSM-III*,225.

12　Decker, *The Making of the DSM-III*,71.

13　John P. Feighner, Eli Robins, Samuel B. Guze, Robert A. Woodruff, George Winokur, and Rodrigo Munoz, "Diagnostic Criteria for Use in Psychiatric Research," *Archives of General Psychiatry* 26 (January 1972): 57–63.

14　Rick Mayes and Allan V. Horwitz, "DSM-III and the Revolution in the Classification of Mental Illness,"

9 J・ヴァンス・イスラエル、編集者への手紙、*Science*, April 27, 1973: 358.

10 ミーガン・フェラン、スザンナ・キャハランへの電子メール、2016年3月14日。メッセージの内容は以下。「お問い合わせいただきありがとうございます。残念ながら、下記に言及いただいたような研究論文の査読プロセスにつきましては部外秘となっております。そのため、申し訳ありませんが、ご質問にはお答えしかねます」

11 デヴィッド・ローゼンハン、ヘンリー・O・パターソンへの手紙、1975年7月31日、David L. Rosenhan Papers.

12 ベン・ハリス、電話インタビュー、2016年12月19日。

13 Robert Spitzer, "On Pseudoscience in Science, Logic in Remission, and Psychiatric Diagnosis: A Critique of Rosenhan's 'On Being Sane in Insane Places,' " *Journal of Abnormal Psychology* 84, no.5 (1975): 442–52.

14 デヴィッド・ローゼンハン、アレクサンダー・ニーズへの手紙、1973年7月10日、David L. Rosenhan Papers.

15 Spitzer, "On Pseudoscience in Science," 447.

16 ロバート・スピッツァー、デヴィッド・ローゼンハンへの手紙、1974年12月5日、David L. Rosenhan Papers.

17 デヴィッド・ローゼンハン、ロバート・スピッツァーへの手紙、1975年1月15日、David L. Rosenhan Papers.

18 Alix Spiegel, "The Dictionary of Disorder," *New Yorker,* January 3, 2005, https://www.newyorker.com/magazine/2005/01/03/the-dictionary-of-disorder.

19 Tim Murphy, " 'You Might Very Well Be the Cause of Cancer': Read Bernie Sanders' 1970s-Era Essays," *Mother Jones*, July 6, 2015, https://www.motherjones.com/politics/2015/07/bernie-sanders-vermont-freeman-sexual-freedom-fluoride.

20 Decker, *The Making of the DSM-III*, 89.

21 ジャネット・ウィリアムズ、電話インタビュー、2017年5月27日；彼の2人の子、ローラ・スピッツァーとダニエル・スピッツァーに電子メールで確認済み。

22 ジャネット・ウィリアムズ、電話インタビュー、2016年3月16日。

23 ジャネット・ウィリアムズ、電話インタビュー、2016年3月16日。

24 ジャネット・ウィリアムズ、電話インタビュー、2017年4月27日。

25 ローゼンハン、スピッツァーへの手紙、1975年1月15日。

26 デヴィッド・ローゼンハン、編集者への手紙、*Science*, April 27, 1973, 369.

27 スピッツァー、ローゼンハンへの手紙、1975年3月5日。

28 ローゼンハン、スピッツァーへの手紙、1975年1月15日。

29 Rosenhan, "On Being Sane in Insane Places," 385.

第19章 「ほかの疑問はすべてここから生まれる」

1 Rosenhan, "On Being Sane in Insane Places," 383.

2 ハヴァフォード州立病院のカルテより。

3 "Schizophrenia: Symptoms and Causes," Mayo Clinic, https://www.mayoclinic.org/diseases- conditions/schizophrenia/symptoms-causes/syc-20354443.

4 Theodore A. Stern, *Massachusetts General Hospital Handbook of General Hospital Psychiatry* (Philadelphia: Saunders, 2010), 531.

5 Clara Kean, "Battling with the Life Instinct: The Paradox of the Self and Suicidal Behavior in Psychosis," *Schizophrenia Bulletin* 37, no. 1 (2011): 4–7, https://academic.oup.com/schizophreniabulletin/article/37/1/4/1932702; and Clara Kean, "Silencing the Self: Schizophrenia as Self-Disturbance," *Schizophrenia Bulletin*, 35, no. 6 (2009):1034-1036, https://www.ncbi.nlm.nih.gov/pmc/articles/PMC2762621/.

6 ハヴァフォード州立病院カルテ。

7 マイケル・ミード医師、スザンナ・キャハランへの電子メール、2019年3月17日。

8 デヴィッド・ルーリーのハヴァフォード州立病院カルテより。

28 Torrey, *American Psychosis*, 76.

29 Richard G. Frank, "The Creation of Medicare and Medicaid: The Emergence of Insurance and Markets for Mental Health Services," *Psychiatric Services* 51, no. 4 (2000): 467.

30 "The Medicaid IMD Exclusion: An Overview and Opportunities for Reform," Legal Action Center, https://lac.org/wp-content/uploads/2014/07/IMD_exclusion_fact_sheet.pdf.

31 Torrey, *American Psychosis*, 164.

32 Alisa Roth, *Insane: America's Criminal Treatment of Mental Illness* (New York: Basic Books, 2018), 91.

33 Frank, "The Creation of Medicare and Medicaid," 467.

34 精神衛生と依存症公平法（ＭＨＰＡＥＡ）については以下を参照のこと。 https://www.cms.gov/cciio/programs-and-initiatives/other-insurance-protections/mhpaea_factsheet.html.

35 Lizzie O'Leary and Peter Balonon-Rosen,"When It Comes to Insurance Money, Mental Health Is Not Treated Equal," *Marketplace*, January 5, 2018, https://www.marketplace.org/2018/01/05/health-care/doctors-get-more-insurance-money- psychiatrists-when-treating-mental-health.

36 Tara F. Bishop, Matthew J. Press, Salomeh Keyhani, and Harold Alan Pincus, "Acceptance of Insurance by Psychiatrists and the Implications for Access to Mental Health Care," *JAMA Psychiatry* 71, no. 2 (2014): 176–81, https://www.ncbi.nlm.nih.gov/pmc/articles/PMC3967759.

37 精神衛生政策に変革をもたらした画期的な法律の制定については以下を参照のこと。Appelbaum, *Almost a Revolution*.

38 Torrey, *American Psychosis*, 89.

39 Scull, *Decarceration*, 68.

40 David Mechanic, *Inescapable Decisions: The Imperative of Health Reform* (Piscataway, NJ: Transaction Publishers, 1994): 172.

41 このパーセンテージの変化は、ケネディ時代の病床数（504,600床）と2004年の病床数（52,539床）を比較したもの。数値は以下を参考にした。E. Fuller Torrey et al., "The Shortage of Public Hospital Beds for Mentally Ill Persons: A Report of the Treatment Advocacy Center," Treatment Advocacy Center, Arlington, VA, https://www.treatmentadvocacycenter.org/storage/documents/the_shortage_of_publichospital_beds.pdf.

42 H. Richard Lamb and Victor Goertzel, "Discharged Mental Patients—Are They Really in the Community?" *Archives of General Psychiatry* 24, no. 1 (1971): 29–34.

43 ドミニク・キニー、対面でのインタビュー、2016年10月29日。

第4部

* Hunter S. Thompson, "Fear and Loathing at the Super Bowl," *Rolling Stone*, February 28, 1974, https://www.rollingstone. com/culture/culture-sports/fear-and-loathing-at-the-super-bowl-37345/.

第18章　真実の追求者

1 デヴィッド・ローゼンハン、ジェームズ・フロイドへの手紙、1973年1月24日, David L. Rosenhan Papers.

2 ローゼンハン、偽患者リスト。

3 Rosenhan, "On Being Sane in Insane Places," 252.

4 Rosenhan, "On Being Sane in Insane Places," Early Undated Draft, private files.

5 ビル・アンダーウッド、スザンナ・キャハランへの電子メール、2017年3月26日。

6 フライシュマン、編集者への手紙、356.

7 セイラー、編集者への手紙、358.

8 Seymour S. Kety, "From Rationalization to Reason," *American Journal of Psychiatry* 131 (1974): 959.

Health Movement (Syracuse: Syracuse University Press, 1970).

5 George S. Stevenson, "Needed: A Plan for the Mentally Ill," *New York Times*, July 27, 1947.

6 Isaac and Armat, *Madness in the Streets*, 69.

7 Torrey, *American Psychosis*.

8 "Inventory of the Department of Mental Hygiene-Modesto State Hospital Records," *Online Archive of California*, https://oac.cdlib.org/findaid/ark:/13030/tf267n98b9/?query=Modesto.

9 "Inventory of the Department of Mental Hygiene-Dewitt State Hospital Records," *Online Archive of California*, https://oac.cdlib.org/findaid/ark:/13030/tf396n990k/?query=Dewitt+state+hospital.

10 "Inventory of the Department of Mental Hygiene-Mendocino State Hospital Records," *Online Archive of California*, https://oac.cdlib.org/findaid/ark:/13030/tf2c6001q2/.

11 "Agnews Developmental Center,"*State of California Department of Developmental Services*, https://www.dds.ca.gov/Agnews/.

12 E. Fuller Torrey, *Out of the Shadows: Confronting America's Mental Illness Crisis* (New York: Wiley, 1996), 143.

13 ローズマリーの話は最近出版された2冊の伝記にもとづいている。Kate Clifford Larson, *Rosemary: The Hidden Kennedy Daughter* (New York: Houghton Mifflin Harcourt, 2015); and Elizabeth Koehler-Pentacoff, *Missing Kennedy: Rosemary Kennedy and the Secret Bonds of Four Women* (Baltimore: Bancroft Press, 2015).

14 Larson, *Rosemary*, 45.

15 アントニオ・エガス・モニスとウォルター・フリーマンについて詳しく知りたい方は、以下を参照のこと。Jack El-Hai, *The Lobotomist: A Maverick Medical Genius and His Tragic Quest to Rid the World of Mental Illness* (Hoboken, NJ: Wiley, 2005).（邦訳『ロボトミスト―― 3400回ロボトミー手術を行った医師の栄光と失墜』ジャック・エル＝ハイ、岩坂彰訳、ランダムハウス講談社、2009年）

16 ウォルター・フリーマンの遺産に関するショッキングだが必読の記事として、以下を挙げる。Michael M. Phillips, "The Lobotomy Files: One Doctor's Legacy," *Wall Street Journal*, December 13, 2013, http://projects.wsj.com/lobotomyfiles/?ch=two.

17 Jack El-Hai, "Race and Gender in the Selection of Patients for Lobotomy," *Wonders & Marvels*, http://www.wondersandmarvels.com/2016/12/race-gender-selection- patients-lobotomy.html.

18 Louis-Marie Terrier, Marc Leveque, and Aymeric Amelot, "Most Lobotomies Were Done on Women"(letter to the editor), *Nature* 548 (2017): 523.

19 Lyz Lenz, "The Secret Lobotomy of Rosemary Kennedy," *Marie Claire*, March 31, 2017, https://www.marieclaire.com/celebrity/a26261/secret-lobotomy-rosemary-kennedy.

20 Dittrich, *Patient H.M.*, 75–77, and Larson, *Rosemary*, 168–70.

21 Laurence Leamer, *The Kennedy Women: The Saga of an American Family* (New York: Random House, 1995), 338.（邦訳『ケネディ家の女たち』ローレンス・リーマー、延原泰子訳、早川書房、1996年）

22 Larson, *Rosemary*, 175.

23 "Rosemary Kennedy, Senator's Sister, 86, Dies," *New York Times*, January 8, 2005, https://www.nytimes.com/2005/01/08/obituaries/rosemary-kennedy-senators-sister-86-dies.html.

24 Larson, *Rosemary*, 180.

25 John F. Kennedy, "Remarks Upon Signing a Bill for the Construction of Mental Retardation Facilities and Community Mental Health Centers, 31 October 1963," John F. Kennedy Presidential Library and Museum archives, https://www.jfklibrary.org/asset-viewer/archives/JFKWHA/1963/JFKWHA-161-007/JFKWHA-161-007.

26 Appelbaum, *Almost a Revolution*, 8.

27 Appelbaum, *Almost a Revolution*, 8.

第16章　氷の上の魂

1 本章もまた、アンダーウッド夫妻との度重なる対面あるいは電話でのインタビューにもとづいている。

2 イジー・テールスニックとジョー・ガンポンへの対面でのインタビュー、2015年10月22日。

3 Valenstein, *Great and Desperate Cures*, 51.

4 アグニューズ歴史墓地博物館での「ジム」と名乗る技師へのインタビュー、2015年10月21日。 http://santaclaraca.gov/Home/Components/ServiceDirectory/ServiceDirectory/1316/2674.

5 パットン病院博物館でのアンソニー・オルテガへのインタビュー、2016年10月26日。 http://www.dsh.ca.gov/Patton/Museum.aspx.

6 *The Snake Pit* (film), directed by Anatole Litvak, Twentieth Century-Fox Film Corporation, 1948.（邦題『蛇の穴』アナトール・リトヴァク監督）

7 Valenstein, *Great and Desperate Cures*, 53.

8 Kesey, *One Flew Over the Cuckoo's Nest*, 62.

9 S. G. Korenstein and R. K. Schneider, "Clinical Features of Treatment-Resistant Depression," *Journal of Clinical Psychiatry* 62, no. 16 (2001): 18–25.

10 Charles Kellner, "ECT Today: The Good It Can Do," *Psychiatric Times*, September 15, 2010, http://www.psychiatrictimes.com/electroconvulsive-therapy/ect-today-good-it-can-do.

11 Scott O. Lilienfeld, "The Truth About Shock Therapy," *Scientific American*, May 1, 2014, https://www.scientificamerican.com/article/the-truth-about-shock-therapy.

12 Hilary J. Bernstein et al., "Patient Attitudes About ECT After Treatment," *Psychiatric Annals* 28 (1998): 524–27, https://www.healio.com/psychiatry/journals/psycann/1998-9-28-9/%7B189440aa-c05e-4cbb-ae9b-992c9ec85dba%7D/patient-attitudes- about-ect-after-treatment. ちょっと面白いＥＣＴ賛成論については以下を参照のこと。Carrie Fisher, *Shockaholic* (New York: Simon & Shuster, 2011).

13 "Resolution Against Electroshock: A Crime Against Humanity," ECT.org, http://www.ect.org/resources/resolution.html.

14 Brady G. Case, David N. Bertolio, Eugene M. Laska, Lawrence H. Price, Carole E. Siegel, Mark Olfson, and Steven C. Marcus, "Declining Use of Electroconvulsive Therapy in US General Hospitals," *Biological Psychiatry*, 73, no. 2 (2013): 119–26.

15 Garry Walter and Andrew McDonald,"About to Have ECT? Fine, But Don't Watch It in the Movies," *Psychiatric Times*, June 1, 2004, https://www.psychiatrictimes.com/antisocial- personality-disorder/about-have-ect-fine-dont-watch-it-movies-sorry- portrayal-ect-film/page/0/1.

16 この情報を見つけ出してくれたビル・アンダーウッドとフローレンス・ケラーに格別の感謝を。

17 Scull, *Decarceration*, 147.

18 Scull, *Decarceration*, 147.

19 Linda Goldston, "After More than 120 Years, Agnews Is Closing This Week," *Mercury News*, March 24, 2009, https://www.mercurynews.com/2009/03/24/after-more-than-120-years- agnews-is-closing-this-week.

第17章　ローズマリー・ケネディ

1 本章を執筆する際、E・フラー・トリーの著書 *American Psychosis: How the Federal Government Destroyed the Mental Illness Treatment System* (Oxford: Oxford University Press, 2013) に助けられた部分が非常に大きい。また、トリーとおこなった対面および電話インタビューもとても役に立った。

2 Rael Jean Isaac and Virginia Armat, *Madness in the Streets: How Psychiatry and the Law Abandoned the Mentally Ill* (Arlington, VA: Treatment Advocacy Center, 1990), 56.

3 Scull, *Decarceration*, 73.

4 Thomas Szasz, *The Manufacture of Madness: A Comparative Study of the Inquisition and the Mental*

madness-on-a-ledge-14-floors-above-the-street-vol-11-no-18.

18 The Gestalt Legacy Project, *The Life and Practice of Richard Price*, 77.

19 Hudson, "Dick Price: An Interview."

20 キングスレー・ホールについてもっと知りたい方は以下のドキュメンタリー映画を参照のこと。*Asylum*, directed by Peter Robinson, 1972. 映画を撮影したカメラマンの一人、リチャード・アダムズに感謝を。貴重な情報のほか、作品の未編集版を提供してくれた。

21 Kripal, *Esalen*, 169.

22 アルマ・メン、対面でのインタビュー、2015年10月23日。

23 Joel Paris, Fall of an Icon: *Psychoanalysis and Academic Psychiatry* (Toronto, University of Toronto Press, 2005), 30.

24 United Press International, "79-Year-Old Former Doctor Loses License to Practice," *Logansport Pharos-Tribune*, April 8, 1983, 3.

25 The Gestalt Legacy Project, *The Life and Practice of Richard Price*, 76.

26 第11病棟の描写はさまざまな情報元にもとづいている。以下に例を挙げる。アルマ・メン（2015年10月23日）とヴォイス・ヘンドリックス（2016年12月8日）のインタビュー。第11病棟に関する学術論文;Maurice Rappaport et al., "Are There Schizophrenics for Whom Drugs May Be Unnecessary or Contraindicated?" *International Pharmapsychiatry* 13 (1978): 100–11; and secondary sources like Michael Cornwall, "The Esalen Connection: Fifty Years of Re-Visioning Madness and Trying to Transform the World," *Mad in America* (blog), December 12, 2013, https://www.madinamerica.com/2013/12/esalen-connection- fifty-years-re-visioning-madness-trying-transform-world.

27 アルマ・メン、対面でのインタビュー、2015年10月23日。

28 Rappaport, "Are There Schizophrenics."

29 Michael Cornwall, "Remembering a Medication-Free Madness Sanctuary," *Mad in America* (blog), February 3,2012, https://www.madinamerica.com/2012/02/remembering-a-medication- free-madness-sanctuary.

30 John R. Bola and Loren Mosher, "Treatment of Acute Psychosis Without Neuroleptics: Two-Year Outcomes from Soteria Project," *Journal of Nervous Disease* 191, no. 4 (2003), 219–29.

31 John Reed and Richard Bentall, eds., *Models of Madness: Psychological, Social, and Biological Approaches to Schizophrenia* (London: Routledge, 2004): 358.

32 Reed and Bentall, *Models of Madness*, 358.

33 B・ムーニー、電話インタビュー、2017年1月18日。

34 クラブハウス・モデルについては以下を参照のこと。Colleen McKay, Katie L. Nugent, Matthew Johnsen, William W. Easton, and Charles W. Lidz, "A Systemic Review of Evidence for the Clubhouse Model of Psychosocial Rehabilitation," *Administration and Policy in Mental Health and Mental Health Services*, 45, no. 1 (2018): 28–47, https://www.ncbi.nlm.nih.gov/pubmed/27580614.

35 魅力的な町であり、その歴史がさらに魅力的なヘールについては以下を参照のこと。 Angus Chen, "For Centuries, A Small Town Has Embraced Strangers with Mental Illness," *NPR*, July 1, 2016, https://www.npr.org/sections/health-shots/2016/07/01/484083305/for- centuries-a-small-town-has-embraced-strangers-with-mental-illness.

36 Elena Portacolone, Steven P. Segal, Roberto Mezzina, and Nancy Scheper-Hughes,"A Tale of Two Cities: The Exploration of the Trieste Public Psychiatry Model in San Francisco," *Culture Medicine and Psychiatry*, 39, no. 4 (2015). この驚くべき町について教えてくれたケリー・モリソンにも感謝を。

37 The Gestalt Legacy Project, *The Life and Practice of Richard Price*, 83.

15 クレイグ・ヘイニー、対面でのインタビュー、2017年2月17日。

16 Rosenhan, *Odyssey into Lunacy*, chapter 3, 38.

17 Marc F. Abramson, "The Criminalization of Mentally Disordered Behavior: Possible Side-Effect of a New Mental Health Law," *Hospital & Community Psychiatry* 23, no. 4 (1972): 101–05.

18 アグニューズ州立病院の歴史についてはさまざまな資料を参考にしたが、それには2015年10月21日にキャスリーン・リーにアグニューズ博物館を個人的に案内してもらったことも含まれる。サンタクララ大学資料室もとても役に立った。"Agnews State Hospital," Silicon Valley History online, Santa Clara University Library Digital Collections, http://content.scu.edu/cdm/landingpage/collection/svhocdm.

19 イジー・テールスニック、対面でのインタビュー、2015年10月22日。

20 ビル・アンダーウッドとフローレンス・ケラーの協力を得て追跡をした結果、わたしはこれをアグニューズ州立病院のビル・アンダーウッドのカルテで発見した。

21 ロバート・バーテルズ、電話インタビュー、2015年1月15日。

第15章　第一一病棟

1 アルマ・メン、対面でのインタビュー、2015年10月23日。I病棟と言及されているケースも見たことがある。

2 Jane Howard, "Inhibitions Thrown to the Gentle Winds: A New Movement to Unlock the Potential of What People Could Be—But Aren't," *Life*, July 12, 1968: 48–65.

3 Art Harris, "Esalen: From '60s Outpost to the Me Generation," *Washington Post*, September 24, 1978, https://www.washingtonpost.com/archive/opinions/1978/09/24/esalen-from-60s-outpost-to-the-me-generation/f1db58bb-e77f-4bdf-9457-e07e6b4cc800/?utm_term=.a8248c047098.

4 Walter Truett Anderson, *The Upstart Spring: Esalen and the American Awakening* (Boston: Addison-Wesley,1983), 239.（邦訳『エスリンとアメリカの覚醒——人間の可能性への挑戦』ウォルター・トルーエット・アンダーソン、伊藤博訳、誠信書房、1998年）

5 ディック・プライスの過去の話についてはさまざまな資料を元にしているが、たとえば次のようなものがある。Jeffrey J. Kripal, *Esalen: America and the Religion of No Religion* (Chicago: University of Chicago Press, 2007); Wade Hudson, "Dick Price: An Interview," Esalen.org, 1985, https://www.esalen.org/page/dick-price-interview; and Anderson, *The Upstart Spring*.

6 Anderson, *The Upstart Spring*, 38.

7 Anderson, *The Upstart Spring*, 39.

8 リヴィング研究所の描写は、その敷地内にある博物館をツアーガイドに案内してもらって得た知見にもとづいている。ほかに以下も参考にした。Luke Dittrich, *Patient H.M.: A Story of Memory, Madness, and Family Secrets* (New York: Random House, 2016), 60.

9 Barry Werth, "Father's Helper," *New Yorker*, June 9, 2003, https://www.newyorker.com/magazine/2003/06/09/fathers-helper.

10 Werth,"Father's Helper."

11 The Gestalt Legacy Project, *The Life and Practice of Richard Price: A Gestalt Biography* (Morrisville, NC: Lulu Press, 2017), 39.

12 Kripal, *Esalen*, 80.

13 The Gestalt Legacy Project, *The Life and Practice of Richard Price*, 40.

14 インスリンショック療法については以下を参照した。 "A Brilliant Madness," *American Experience*, PBS, directed by Mark Samels, WGBH Educational Foundation, 2002.

15 The Gestalt Legacy Project, *The Life and Practice of Richard Price*, 4.

16 The Gestalt Legacy Project, *The Life and Practice of Richard Price*, 40.

17 Kent Demaret, "Gene Tierney Began Her Trip Back from Madness on a Ledge 14 Floors Above the Street," *People*, May, 7, 1979, https://people.com/archive/gene-tierney-began-her-trip-back-from-

2 ルーサー•ニコルズ、デヴィッド•ローゼンハンへの書簡、1974年9月17日、David Rosenhan private files.

3 デヴィッドの手書きメモ:Odyssey into Lunacyに関するメモ。David Rosenhan private files.

4 卒業アルバムからの抜粋:スタンフォード大学、*Stanford Quad, 1973*. Print, Stanford University Archives.

5 Bill Underwood, Bert S. Moore, and D. L. Rosenhan, "Affect and Self-Gratification," *Developmental Psychology* 8, no. 2 (1973): 209–14; and D. L. Rosenhan, Bill Underwood, and Bert Moore, "Affect Moderates Self-Gratification and Altruism," *Journal of Personality and Social Psychology*, 30, no. 4 (1974): 546–52.

6 バート•ムーア、"Re: Request for help with contact information,"スザンナ•キャハランへの電子メール、2015年1月15日。

7 David Rosenhan, *Odyssey into Lunacy*, chapter 3, 38.

8 ビル•アンダーウッド、"Re: Request for Interview,"スザンナ•キャハランへの電子メール、2015年1月31日。

第14章　クレイジーエイト

1 本章の大部分は、4年間のあいだにビル•アンダーウッドとマリオン•アンダーウッドにおこなった複数回のインタビューが情報源だが、とくに2015年2月9日にテキサスの自宅を訪問したときの内容が重要な要素を占めている。

2 チャールズ•ホイットマンについて詳しく知りたい方には、パワフルなドキュメンタリー映画『Tower』を推薦する。*Tower*, directed by Keith Maitland, Go-Valley Productions, 2016.(邦題『テキサスタワー』キース•メイトランド監督)

3 Lauren Silverman, "Gun Violence and Mental Health Laws, 50 Years After Texas Tower Sniper," *Morning Edition*, National Public Radio, July 29, 2016, https://www.npr.org/sections/health-shots/2016/07/29/487767127/gun-violence-and-mental- health-laws-50-years-after-texas-tower-sniper.

4 David Eagleman, "The Brain on Trial," *The Atlantic*, July–August 2011, https://www.theatlantic.com/magazine/archive/2011/07/the-brain-on-trial/308520.

5 神経画像化技術の歴史についてご教示くださったウィリアム•カーペンター医師に感謝する。

6 N. C. Andreasen, S. A. Olsen, J. W. Dennert, and M.R. Smith, "Ventricular Englargment in Schizophrenia: Relationship to Positive and Negative Symptoms," *American Journal of Psychiatry* 139, no.3 (1982): 297–302.

7 Martha E. Shenton, Chandlee C. Dickey, Melissa Frumin, and Robert W. McCarley, "A Review of MRI Findings in Schizophrenia," *Schizophrenia Research*, 49, no. 1–2 (2001): 1–52. 走査技術の進歩と依然残る限界について話してくださった、ウィリアム•カーペンター医師に感謝する。

8 Robin Murray, "Mistakes I Have Made in My Research Career," *Schizophrenia Bulletin* 43, no. 1 (2017): 253–56, https://academic.oup.com/schizophreniabulletin/article/43/2/253/2730504.

9 Nancy Andreasen, *The Broken Brain: The Biological Revolution in Psychiatry* (New York: Harper & Row, 1984), 53.(邦訳『故障した脳——脳から心の病をみる』ナンシー・C・アンドリアセン、安西信雄、福田正人、斎藤治、岡崎祐士訳、紀伊國屋書店、1986年)

10 マリー•ウェブスターに感謝を。2016年1月14日、脳研究の複雑な問題の数々について説明し、彼女が運営している、まさに驚異としか言いようのない脳バンクを案内してくださった。

11 R. Tandon, M. S. Keshavan, and H. A. Nasrallah, "Schizophrenia, Just the Facts: What We Know in 2008. Part 1: Overview," *Schizophrenia Research* 100 (2008): 4, 11.

12 Janine Zacharia, "The Bing 'Marshmallow Studies': 50 Years of Continuing Research," Distinguished Lecture Series, Stanford, https://bingschool.stanford.edu/news/bing-marshmallow-studies-50-years-continuing-research.

13 W. Mischel et al., "Delay of Gratification in Children," Science 24, no. 4 (1989): 933–38.

14 ロビン•ハリガン、電話インタビュー、2016年11月2日。

19 ダリル・ベム、電話インタビュー、2016年4月13日。

20 Bingham, *Witness to the Revolution*, 180.

21 Edmund Bergler, *Homosexuality: Disease or Way of Life?* (New York: Hill & Wang, 1956): 28–29.

22 *Before Stonewall* (documentary), directed by Greta Schiller and Robert Rosenberg, First Run Features, 1985.（邦題『ビフォー・ストーンウォール』グレタ・シラー、ロバート・ローゼンバーグ監督）

23 "The Times They Are A-Changing," *The Sixties*, CNN.

24 ロバート・ガルブレイス・ヒースについて、詳細は以下を参照のこと。Lone Frank, *The Pleasure Shock: The Rise of Deep Brain Stimulation and Its Forgotten Inventor* (New York: Dutton, 2018).

25 Cathy Gere, *Pain, Pleasure, and the Greater Good: From the Panopticon to the Skinner's Box and Beyond* (Chicago: University of Chicago Press, 2017), 193.

26 Gere, *Pain, Pleasure, and the Greater Good*, 196–97.

27 Stuart Auerbach, "Gays and Dolls Battle the Shrinkers," *Washington Post*, May 15, 1970: 1.

28 Ira Glass, "Episode 204: 81 Words," *This American Life*, National Public Radio, January 18, 2002, https://www.thisamericanlife.org/204/81-words.

29 "About this Document: Speech of 'Dr. Henry Anonymous' at the American Psychiatric Association 125th Annual Meeting, May 2, 1972," *Historical Society of Pennsylvania Digital Histories Project* (website), http://digitalhistory.hsp.org/pafrm/doc/speech-dr-henry-anonymous-john-fryer-american-psychiatric-association- 125th-annual-meeting.

30 この点について、わたしはジョン・フライヤーの書類とデヴィッド・ローゼンハンの個人記録の両方で確認した。

31 「ドクター・匿名」ことジョン・フライヤーを描写するうえで、以下の文献を参考にした。Glass, "Episode 204: 81 Words"; John Fryer Papers at the Historical Society of Pennsylvania; and Dudley Clendinen, "John Fryer, 65, Psychiatrist Who Said He Was Gay in 1972, Dies," *New York Times*, March 5, 2003, http://www.nytimes.com/2003/03/05/obituaries/05FRYE.html.

32 John Fryer, "Speech for the American Psychiatric Association 125th Annual Meeting," undated, John Fryer Papers, Collection 3465, 1950–2000, Historical Society of Pennsylvania (Philadelphia).

33 Dudley Clendinen, "Dr. John Fryer, 65, Psychiatrist Who Said in 1972 He was Gay," *New York Times*, March 5, 2003, https://www.nytimes.com/2003/03/05/us/dr-john-fryer-65-psychiatrist-who-said-in-1972-he-was-gay.html.

34 Decker, *The Making of the DSM-III*, 312.

35 "Summary Report of the Special Policy Meeting of the Board of Trustees, Atlanta, Georgia. February 1–3, 1973," *American Journal of Psychiatry* 130, no. 6 (1973): 732.

36 Jack Drescher, "An Interview with Robert L. Spitzer," in Jack Drescher and Joseph P. Merlino (eds.), *American Psychiatry and Homosexuality: An Oral History* (London: Routledge,2007), 101.

37 Kutchins and Kirk, *Making Us Crazy*, 69.

38 Drescher, "Out of DSM," 571.

39 ゲイ人権運動と精神疾患との関係について詳しく知りたい方は以下を参照のこと。Eric Marcus, *Making Gay History: The Half-Century Fight for Lesbian and Gay Equal Rights* (New York: Harper Perennial, 2002).

40 Vern L. Bullough, *Before Stonewall: Activists for Gay and Lesbian Rights in Historical Context* (London: Routledge, 2002), 249.

41 Marcie Kaplan, "A Woman's View of the DSM-III," *American Psychologist* (July 1983): 791.

第13章　W・アンダーウッド

1 *Doubleday & Company, Inc. v. David L. Rosenhan.*

25 Rosenhan, *Odyssey into Lunacy*, chapter 3, 36.
26 Rosenhan, *Odyssey into Lunacy*, chapter 3, 24.
27 カール・ウェント（「カール・ウォルド」「ポール」「マーク・シュルツ」の名で言及されているところもある）の入院については*Odyssey into Lunacy*の3、5、6、7、8章のさまざまなバージョンの中で論じられている。入院期間や入院時の院内の様子については、ローゼンハンの名前を伏せた偽患者リストや、個人ファイルの中にあった「院内描写」と題された書類でも触れられている。
28 Rosenhan, *Odyssey into Lunacy*, chapter 3, 29–30.
29 Rosenhan, *Odyssey into Lunacy*, chapter 5, 8.
30 Rosenhan, *Odyssey into Lunacy*, chapter 7, 47.
31 Rosenhan, *Odyssey into Lunacy*, chapter 3, 32.
32 質問項目はデヴィッド・ローゼンハンの個人ファイルから。
33 David Rosenhan, "On Being Sane in Insane Places," 386.
34 Sandra Blakeslee, "8 Feign Insanity in Test and Are Termed Insane," *New York Times*, January 21, 1973, http://nyti.ms/1XVaRs9.

第12章　……結局、人が正気かどうかわかるのは正気でない人だけだ

1 デヴィッド・ローゼンハン、フィル・アベルソンへの書簡、1972年8月14日。private files. フィル・アベルソンの科学界（と『サイエンス』誌）での業績について詳しく知りたい方は、以下を参照のこと。Jeremy Pearce, "Phil Abelson, Chronicler of Scientific Advances, 91," *New York Times*, August 8, 2004, https://www.nytimes.com/2004/08/08/us/philip-abelson-chronicler-of-scientific- advances-91.html.
2 デヴィッド・ローゼンハンへの書簡。Correspondences Prior to 1974, Box 8, David L. Rosenhan Papers.
3 カール・L・ハーブ、デヴィッド・ローゼンハンへの書簡、1973年10月16日。 Correspondences Prior to 1974, Box 8, David L. Rosenhan Papers.
4 デヴィッド・ローゼンハンへの書簡。Correspondences　Prior to 1974, Box 3, David L. Rosenhan Papers.
5 デヴィッド・ローゼンハン、書簡。Correspondences Prior to 1974, Box 3, David L. Rosenhan Papers.
6 デヴィッド・ローゼンハン、ポーリーン・ロードへの書簡、1973年12月21日。David L. Rosenhan Papers.
7 George Alexander, "Eight Feign Insanity, Report on 12 Hospitals," *Los Angeles Times*, January 18, 1973: 1.
8 Sandra Vkajeskee, "Can Doctors Distinguish the San from the Insane?" *Independent Record*, January 28, 1973: 30.
9 Lee Hickling, " 'Mania,"Schizo' Labels Cause Wrangle," *Burlington Free Press*, November 7, 1975: 11.
10 Sandra Blakeslee, "...And Only the Insane Knew Who Was Sane," *Palm Beach Post*, February 1, 1973: 17.
11 *Doubleday & Company, Inc. v. David L. Rosenhan*, 5048/80, Supreme Court of the State of New York, County of New York, March 12, 1980.
12 Bruce J. Ennis and Thomas R. Litwick, "Psychiatry and the Presumption of Expertise: Flipping Coins in the Courtroom," *California Law Review* 62, no. 3 (1974).
13 Paul S. Appelbaum, *Almost a Revolution: Mental Health Law and the Limits of Change* (Oxford: Oxford University Press, 1994).
14 ジェフリー・リーバーマン、電話インタビュー、2016年2月25日。
15 Robert Whitaker, *Mad in America: Bad Science, Bad Medicine, and the Enduring Mistreatment of the Mentally Ill* (New York: Basic Books, 2002), 170.
16 アレン・フランセス、電話インタビュー、2016年1月4日。
17 Michael E. Staub, *Madness is Civilization: When the Diagnosis Was Social, 1948–1980*(Chicago: University of Chicago Press, 2011), 178.
18 Jack Drescher, "Out of DSM: Depathologizing Homosexuality," *Behavioral Science* 5 (2015): 565–75.

第3部

* Susanna Kaysen, *Girl, Interrupted* (New York: Vintage Books, 1993): 5.（邦訳『思春期病棟の少女たち』スザンナ・ケイセン、吉田利子訳、草思社文庫、2012年／本書では『遮られた少女時代』と訳した）

第11章　潜入する

1 偽患者の話については、デヴィッドの未刊の書籍 *Odyssey into Lunacy* や個人ファイルにあったさまざまな断片的なメモ、やはり個人ファイルにあった「偽患者」と題されたスプレッドシートを元に構成した。

2 Rosenhan, *Odyssey into Lunacy*, chapter 3, 15.

3 小児発達研究協会（SRCD）でのローゼンハンの講演の日付とテーマは、彼の未刊の著書には明確には記されていなかった。追跡できたのは、SRCDの運営部長アン・パーデューが1969年のイベントプログラムを1部、見つけてくださったおかげである。

4 Rosenhan, *Odyssey into Lunacy*, chapter 3, 15.

5 Rosenhan, *Odyssey into Lunacy*, chapter 3, 16.

6 Rosenhan, *Odyssey into Lunacy*, chapter 3, 16.

7 Rosenhan, *Odyssey into Lunacy*, chapter 3, 17.

8 ビーズリー夫妻とマーサ・コーツの入院については *Odyssey into Lunacy* の3、5、7章のさまざまなバージョンの中で論じられている。入院期間や入院時の院内の様子については、ローゼンハンの名前を伏せた偽患者リストや、個人ファイルの中にあった「院内描写」と題された書類でも触れられている。

9 Rosenhan, *Odyssey into Lunacy*, chapter 7, 31.

10 Rosenhan, *Odyssey into Lunacy*, chapter 7, 41.

11 Rosenhan, *Odyssey into Lunacy*, chapter 7, 43.

12 Rosenhan, *Odyssey into Lunacy*, chapter 3, 22.

13 Rosenhan, *Odyssey into Lunacy*, chapter 3, 20.

14 マーティン夫妻の入院については *Odyssey into Lunacy* の3、5、6、7章のさまざまなバージョンの中で論じられている。入院期間や入院時の院内の様子については、ローゼンハンの名前を伏せた偽患者リストや、個人ファイルの中にあった「院内描写」と題された書類でも触れられている。

15 ローゼンハン、「院内描写」、private files.

16 Laeticia Eid, Katrina Heim, Sarah Doucette, Shannon McCloskey, Anne Duffy, and Paul Grof, "Bipolar Disorder and Socioeconomic Status: What is the Nature of this Relationship?," *International Journal of Bipolar Disorder* 1, no. 9 (2013): 9, https://www.ncbi.nlm.nih.gov/pmc/articles/PMC4230315/.

17 Rosenhan, *Odyssey into Lunacy*, chapter 7, 37.

18 Rosenhan, *Odyssey into Lunacy*, chapter 7, 39.

19 デヴィッド・ローゼンハン、ローン・M・ケンデルへの書簡、1970年11月5日。Correspondences Prior to 1974, Box 2, David L. Rosenhan Papers.

20 ジョージ・W・ゴーサルズ、デヴィッド・ローゼンハンへの書簡、1971年6月2日。Correspondences Prior to 1974, Box 2, David L. Rosenhan Papers.

21 デヴィッド・ローゼンハン、シェル・フェルドマンへの書簡、1970年7月28日。Correspondences Prior to 1974, Box 2, David L. Rosenhan Papers.

22 デヴィッド・ローゼンハン、スーザン・サンタマリアへの書簡、1970年7月30日。Correspondences Prior to 1974, Box 2, David L. Rosenhan Papers.

23 David Mikkelson, "Mark Twain on Coldest Winter," Snopes.com, https://www.snopes.com/fact-check/and-never- the-twain-shall-tweet.

24 ダリル・ベム、電話インタビュー、2016年4月13日。

Disorders, 2nd ed., (Washington, DC: American Psychiatric Association,1968), 34–35.
23 ローゼンハン、日記「4pm」、1969年2月7日。
24 ローゼンハン、日記、日付なし。
25 Rosenhan, "On Being Sane in Insane Places," 254.
26 Rosenhan, *Odyssey into Lunacy*, chapter 7, 3.
27 *New York Times*, January 31, 1969, https://timesmachine.nytimes.com/timesmachine/1969/01/31/issue.html.
28 ローゼンハン、日記、1969年2月7日。
29 ボブ・ハリスとのやり取りは以下から。Rosenhan, *Odyssey into Lunacy*, chapter 7, 12–16.
30 ローゼンハン、日記、1969年2月8日。
31 天候については以下を参照した。https://www.wunderground.com/history/weekly/KPHL/date/1969-2-9?req_city=&req_state=&req_statename=&reqdb.zip=&reqdb.magic=&reqdb.wmo=.
32 ローゼンハン、日記、1969年2月9日。
33 Rosenhan, *Odyssey into Lunacy*, chapter 7, 27.
34 ローゼンハン、日記、日付なし。
35 ローゼンハン、日記、日付なし。
36 ローゼンハン、日記、日付なし。
37 ローゼンハン、日記、日付なし。
38 ローゼンハン、日記、日付なし。
39 ローゼンハン、日記、1969年2月9日。
40 ローゼンハン、日記、1969年2月9日。
41 Rosenhan, *Odyssey into Lunacy* ,chapter 7, 17.
42 Rosenhan, *Odyssey into Lunacy*, chapter7, 18.
43 ローゼンハン、日記、1969年2月9日。
44 ローゼンハン、日記、1969年2月10日。
45 ローゼンハン、日記、1969年2月10日。
46 ローゼンハン、日記、1969年2月10日。
47 ローゼンハン、日記、日付なし。
48 Rosenhan, *Odyssey into Lunacy*, chapter 7, 3–4.
49 Zal, *Dancing with Medusa*, 50.
50 ローゼンハン、日記、1969年2月12日。
51 ローゼンハン、日記、1969年2月12日。
52 ローゼンハン、日記、日付なし。
53 ローゼンハン、日記、1969年2月12日。
54 ローゼンハン、日記、1969年2月14日。
55 マイロン・カプランのメモはデヴィッド・ルーリーのハヴァフォード州立病院カルテにあったもの。
56 Wulf Rossler, "The Stigma of Mental Disorders, "*EMBO Reports* 17, no. 9 (2016), https://www.ncbi.nlm.nih.gov/pmc/articles/PMC5007563.
57 Rosenhan, "On Being Sane in Insane Places," 253.
58 Ken Rudin, "The Eagleton Fiasco of 1972, "NPR, March 7, 2007, https://www.npr.org/templates/story/story.php?storyId=7755888.
59 ビー・パターソン、電話インタビュー、2016年2月3日。

第9章　入院許可

1　本章はハヴァフォード州立病院に入院したデヴィッド・ローゼンハンのカルテ、彼の未刊の著書、バートレット医師の娘メアリー（2017年1月30日）と元助手のキャロル・エイドリアン・マーフィー（2017年3月13日）へのインタビューを元に構成されている。

2　メアリー・バートレット、電話インタビュー、2017年1月30日。

3　David Rosenhan, *Odyssey into Lunacy*, chapter3, 4–11.

4　F・ルイス・バートレット、ハヴァフォード州立病院カルテ。

5　F・ルイス・バートレット、ハヴァフォード州立病院カルテ。

6　ハヴァフォード州立病院カルテからの抜粋。

7　Rosenhan, *Odyssey into Lunacy*, chapter 3. を脚色。

8　デヴィッド・ローゼンハン、「Odyssey into Lunacy ――陰の人々に関するメモ」手書き、日付なし。 private files.

9　Rosenhan, *Odyssey into Lunacy*, chapter 3, 13.

10　Rosenhan, *Odyssey into Lunacy*, chapter 3, 13.

11　Rosenhan, *Odyssey into Lunacy*, chapter 3, 13.

第10章　マッドハウスで過ごした九日間

1　デヴィッドの9日間の入院については、彼の未刊の著書、入院時に彼がつけていた日記、カルテ、その他当時のさまざまなメモや記録から再現を試みた。当時の病院の状況や描写については、H・マイケル・ザル *Dancing with Medusa* も参考にした。直接の引用はすべてデヴィッドの手稿から引いた。

2　看護師の記録はすべてハヴァフォード州立病院のカルテからの引用。

3　Rosenhan, *Odyssey into Lunacy*, chapter 3, 14.

4　Zal, *Dancing with Medusa*, 44.

5　手書きの日記のメモ、日付なし。Rosenhan private files.

6　Zal, *Dancing with Medusa*, 45.

7　Rosenhan, *Odyssey into Lunacy*, chapter 7, 3.

8　Rosenhan, *Odyssey into Lunacy*, chapter 7, 6.

9　ローゼンハン、手書きの日記。1969年2月8日。private files.

10　ローゼンハン、手書きの日記。1969年2月7日。

11　Rosenhan, *Odyssey into Lunacy*, chapter 7, 7.

12　Rosenhan, *Odyssey into Lunacy*, chapter 7, 9.

13　Rosenhan, *Odyssey into Lunacy*, chapter 9, 10.

14　ローゼンハン、日記。1969年2月。

15　ローゼンハン、日記。1969年2月9日。

16　ローゼンハン、日記。「距離を保つ」、日付なし。

17　ローゼンハン、日記。「距離を保つ」、日付なし。

18　ロバート・ブラウニング、ハヴァフォード州立病院カルテ。

19　Solomon Asch,"Forming Impressions of Personality," *Journal of Abnormal and Social Psychology* 41, no. 3 (1946): 258–90.

20　E. J. Langer and R. P. Abelson, "A Patient by Another Name: Clinical Group Difference in Labeling Bias," *Journal of Consulting and Clinical Psychology* 42 (1974): 4–9.

21　Michel Foucault, *The Birth of the Clinic: An Archaeology of Medical Perception* (New York: Pantheon, 1973).（邦訳『臨床医学の誕生』ミシェル・フーコー、神谷美恵子訳、みすず書房、1969年）

22　American Psychiatric Association, "Glossary of Terms," *Diagnostic and Statistical Manual of Mental*

6 ハヴァフォード州立病院、カルテ、1969年2月5日、David Rosenhan private papers.
7 Rosenhan, *Odyssey into Lunacy*, chapter 3, 5a.
8 Wallace Turner, "Sanity Inquiry Slated in Setback for Defense at Trial for Mutiny," *New York Times*, February 6, 1969: https://timesmachine.nytimes.com/timesmachine/1969/02/06/88983251.html?pageNumber=16.
9 ジャック・ローゼンハン、対面でのインタビュー、2015年10月21日。
10 ジャック・ローゼンハン、対面でのインタビュー、2015年10月21日。
11 ジャック・ローゼンハン、対面でのインタビュー、2015年10月21日。
12 ジャック・ローゼンハン、対面でのインタビュー、2015年10月21日。
13 ジャック・ローゼンハン、対面でのインタビュー、2017年2月20日。
14 Rosenhan, *Odyssey into Lunacy*, chapter 3, 2.
15 Rosenhan, *Odyssey into Lunacy*, chapter 3, 2.
16 ハヴァフォード州立病院の描写は以下を参考にして構成した。H. Michael Zal, *Dancing with Medusa: A Life in Psychiatry: A Memoir* (Bloomington, IN: Author House, 2010); and "Governor Hails New Hospital," *Delaware County Daily Times*, September 13, 1962: 1.
17 Zal, *Dancing with Medusa*, 12.
18 Mack Reed, " 'Queen Ship' of Hospitals Foundering," *Philadelphia Inquirer*, October 1, 1987, http://articles.philly.com/1987-10-01/news/26217259.
19 Reed, " 'Queen Ship' of Hospitals Foundering."
20 以下の資料から、ハンフリー・オズモンド（ここではスペースの関係であまり書けなかったが、実際にはもっと魅力的な人物）について情報やヒントを得た。R. Sommer, "In Memoriam: Humphry Osmond," *Journal of Environmental Psychology* 24 (2004):257–58;Erika Dyck, *Psychedelic Psychiatry* (Baltimore: Johns Hopkins University Press, 2008); Tom Shroder, *Acid Test* (New York: Blue Rider,2014); Jay Stevens, *Storming Heaven: LSD and the American Dream* (New York: Atlantic Monthly Press, 1987); Janice Hopkins Tanne, "Humphry Osmond," *British Medical Journal* 328, no. 7441 (March 2004): 713; and Michael Pollan, *How to Change Your Mind: What the New Science of Psychedelics Teaches Us About Consciousness, Dying, Addiction, Depression, and Transcendence* (New York: Penguin Press, 2018).（邦訳『幻覚剤は役に立つのか』マイケル・ポーラン、宮﨑真紀訳、亜紀書房、2020年）.
21 Sommer, "In Memoriam," 257.
22 Sidney Katz, "Osmond's New Deal for the Insane," *Maclean's*, August 31, 1957, http://archive.macleans.ca/article/1957/8/31/dr-osmonds-new-deal-for-the-insane.
23 Humphry Osmond, "Function as the Basis of Psychiatric Ward Design," *Mental Hospitals*, April 1957, https://ps.psychiatryonline.org/doi/10.1176/ps.8.4.23.
24 Humphry Osmond, "On Being Mad," *Saskatchewan Psychiatric Services Journal* 1, no. 1 (1952), http://www.psychedelic-library.org/ON%20BEING%20MAD.pdf.
25 Osmond, "Function as the Basis of Psychiatric Ward Design."
26 P. G. Stafford and B. H. Golightly, *LSD: The Problem-Solving Psychedelic* (New York: Award Books, 1967), https://www.scribd.com/doc/12692270/LSD-The-Problem-Solving-Psychedelic.
27 Stafford and Golightly, *LSD*, 208.
28 Zal, *Dancing with Medusa*, 29.
29 Rosenhan, *Odyssey into Lunacy*, chapter 3, 3.
30 Rosenhan, *Odyssey into Lunacy*, chapter 3, 3.
31 ハヴァフォード州立病院、カルテ。
32 Rosenhan, *Odyssey into Lunacy*, chapter 3, 3.

University Press, 2013), 19.

26 Healy, *The Antidepressant Era*, 162.

27 Kesey, *One Flew Over the Cuckoo's Nest*, 262.

28 ハーヴェイ・シプリー・ミラー、電話インタビュー、2016年1月26日。

29 Rosenhan, *Odyssey into Lunacy*, 手書きメモ。private files.

30 William Caudill, Frederick C. Redlich, Helen R. Gilmore, and Eugene B. Brody, "Social Structure and Interaction Processes on a Psychiatric Ward," *American Journal of Orthopsychiatry* 22, no. 2 (1952): 314–34, https://onlinelibrary.wiley.com/doi/pdf/10.1111/j.1939-0025.1952.tb01959.x.

31 Martin Bulmer, "Are Pseudo-Patient Studies Justified?" *Journal of Medical Ethics* 8 (1982): 68.

32 Rosenhan, *Odyssey into Lunacy*, chapter 2, 16.

33 Joseph Shapiro, "WWII Pacifists Exposed Mental Ward Horrors," *NPR*, December 30, 2009, https://www.npr.org/templates/story/story.php?storyId=122017757.

34 Albert Maisel, "Bedlam 1946, "*Life*, May 6, 1946, 102–18.

35 Harold Orlansky, "An American Death Camp," *Politics* (1948): 162–68, http://www.unz.com/print/Politics-1948q2-00162.

36 *Titicut Follies*, directed by Frederick Wiseman, American Direct Cinema, 1967.（邦題『チチカット・フォーリーズ』フレデリック・ワイズマン監督、アメリカン・ダイレクト・シネマ）

37 Erving Goffman, *Asylums* (New York: Doubleday, 1961).（邦訳『アサイラム――施設被収容者の日常世界』アーヴィング・ゴッフマン、石黒毅訳、誠信書房、1984年）

38 Russell Barton, *Institutional Neurosis* (Ann Arbor: University of Michigan Press, 1959).（邦訳『施設神経症』ラッセル・バートン、正田亘監訳、晃洋書房、1985年）

39 この3つの表現は、前学期に異常心理学に関する別のゼミに参加した、スワースモア大学の学生ハンク・オカーマから提供されたノートにあった。原典は以下。J. D. Holzberg, "The Practice and Problems of Clinical Psychology in a State Psychiatric Hospital," *Journal of Consulting Psychology*, 16, no. 2 (1952).

40 T. R. Sarbin, "On the Futility of the Proposition that Some People be Labeled 'Mentally Ill,' " *Journal of Consulting Psychology*, 31, no. 5 (1967): 447–53.

41 Alfred H. Stanton and Morris S. Schwartz, *The Mental Hospital: A Study of Institutional Participation in Psychiatric Illness and Treatment* (New York: Basic Books, 1954). ちなみに、モリス・シュワルツはMitch Albom's *Tuesday's with Morrie: An Old Man, A Young Man, and Life's Greatest Lesson* (New York: Doubleday, 1997).（邦訳『モリー先生との火曜日』ミッチ・アルボム、別宮貞徳訳、NHK出版、2004年）の主人公としてよく知られている。

42 David Rosenhan, *Odyssey into Lunacy*, chapter 1, 5.

43 David Rosenhan, "Brief Description," private files.

44 Alessandra Stanley, "Poet Told All; Therapist Provides the Record," *New York Times*, July 15, 1991, https://www.nytimes.com/1991/07/15/books/poet-told-all-therapist-provides- the-record.html.

45 Rosenhan, *Odyssey into Lunacy*, 手書きメモ, private files.

第8章「わたしなら、正体を隠しとおせるかもしれない」

1 本章はデヴィッドの未刊の著書、彼の日記、当時やり取りされた手紙を元に構成されている。

2 ジャック・ローゼンハン、対面でのインタビュー、2015年10月21日。

3 Rosenhan, *Odyssey into Lunacy*, chapter 3, 1.

4 ローゼンハン夫妻が付き合いはじめてから結婚するまでの過程については、ジャック・ローゼンハンへのインタビューを重ね、またモリーの旧友アビー・カーリンスキーからも話を聞いて（2014年1月14日）、明らかにしていった。

5 デヴィッド・ローゼンハン、モリーへの手紙、日付なし。

swarthmorephoenix.com/2007/03/06/ask-the-gazette-where-does- the-kremlin-on-the-crum-come-from/.

第7章 「ゆっくり進め、場合によっては足踏みのままでもいい」

1 本章は、ローゼンハンの未刊の著書の原稿と、ジャック・ローゼンハン、フローレンス・ケラー、元学生たちへのインタビューの内容から構成されている。

2 ジャック・ローゼンハン、対面によるインタビュー、2015年10月21日。

3 Edith Sheppard and David Rosenhan, "Thematic Analysis of Dreams," *Perceptual and Motor Skills* 21 (1965): 375–84.

4 David Rosenhan, "On the Social Psychology of Hypnosis Research, "in Jesse E. Gordon (ed.), *Handbook of Clinical and Experimental Hypnosis* (New York: MacMillan, 1967), 481–510.

5 David Rosenhan, "Determinants of Altruism: Observations for a Theory of Altruistic Development,"1969年9月、アメリカ心理学会の年次大会で発表された論文。https://files.eric.ed.gov/fulltext/ED035035.pdf.

6 David Rosenhan, "Obedience and Rebellion: Observations on the Milgram Three Party Paradigm," Draft, November 27, 1968, David L. Rosenhan Papers.

7 ミルグラム（とその後出てきた彼の実験に対する疑問）については以下を参照のこと。Gina Perry, *Behind the Shock Machine: The Untold Story of the Notorious Milgram Psychology Experiments* (New York: New Press, 2013).

8 デヴィッド・ローゼンハン、スタンレー・ミルグラムへの書簡、1963年7月9日。 Milgram Papers, Series III, Box 55, Folder 12.

9 ローゼンハンは子どもの利他行動に関する論文を数多く書いている。以下に例を挙げる。David Rosenhan and Glenn M. White, "Observation and Rehearsal as Determinants of Prosocial Behavior," *Journal of Personality and Social Psychology* 5, no. 4 (1967): 424–31; David Rosenhan, "The Kindnesses of Children," *Young Children* 25, no. 1 (October 1969):30–44; and David Rosenhan, "Double Alternation in Children's Binary Choice," *Psychonomic Science* 4 (1966): 431–32.

10 ローゼンハンの研究室の描写は以下が元になっている。彼の未刊の著書の原稿、研究室のために購入されたあらゆる器材の記録、彼の研究助手ビー・パターソンとナンシー・ホーンへのインタビュー、彼の学術論文。

11 Rosenhan and White, "Observation and Rehearsal as Determinants of Prosocial Behavior."

12 Alice M. Isen, Nancy Horn, and D. L. Rosenhan, "Effects of Success and Failure on Childhood Generosity," *Journal of Personality and Social Psychology* 27, no. 2 (1973): 239–47.

13 デヴィッド・ローゼンハン、1972年9月12日、David L. Rosenhan Papers.

14 ポーリーン・ロード、デヴィッド・ローゼンハンへの書簡、1973年4月5日。David L. Rosenhan Papers.

15 デヴィッド・ローゼンハン、異常心理学講座授業（カセットテープ）、スタンフォード大学（日付なし）。

16 David Rosenhan, *Odyssey into Lunacy*, chapter 1, 2.

17 イェシーヴァー大学とマイノリティグループの授業については、ローゼンハンの未刊の著書より。

18 クレメンスに関するこれをはじめとする描写は、2017年4月12日の彼の息子とクレメンス夫人との対面のインタビューにもとづいている。

19 Susan Q. Stranahan,"Ex-Haverford Nurse Sues to Regain Job," *Philadelphia Inquirer*, December 30, 1972.

20 *Commonwealth of Pennsylvania ex rel. Linda Rafferty et al. v. Philadelphia Psychiatric Center et al.*, 356 F. Supp. 500, United States District Court, March 27, 1973.

21 Shorter, *A History of Psychiatry*, 246.

22 David Healy, *Pharmageddon* (Berkeley: University of California Press, 2012), 88.（邦訳『ファルマゲドン――背信の医薬』デーヴィッド・ヒーリー、田島治監訳、中里京子訳、みすず書房、2015年）

23 Susan Sheehan, *Is There No Place on Earth for Me?* (New York: Houghton Mifflin Harcourt, 1982), 10.

24 Scull, *Decarceration*, 80.

25 Michael Alan Taylor, *Hippocrates Cried: The Decline of American Psychiatry* (Oxford: Oxford

flew-over-the-cuckoos-nest-at-50.

13 Jon Swaine, “How ‘One Flew Over the Cuckoo’s Nest’ Changed Psychiatry,” *The Telegraph*, February 1, 2011, https://www.telegraph.co.uk/news/worldnews/northamerica/usa/8296954/How- One-Flew-Over-the-Cuckoos-Nest-changed-psychiatry.html.

14 Kesey, *One Flew Over the Cuckoo’s Nest*, 13.（邦訳『カッコーの巣の上で』ケン・キージー、岩元巌訳、白水社、2014年）

15 Kesey, *One Flew Over the Cuckoo’s Nest*, 58.

16 Kesey, *One Flew Over the Cuckoo’s Nest*, 265.

17 ソ連時代の精神医学界の虐待については、以下を参照のこと。Richard Bentall, *Madness Explained: Psychosis and Human Nature* (New York: Penguin Books, 2004); and Robert van Voren, “Political Abuse of Psychiatry—An Historical Overview,” *Schizophrenia Bulletin* 36,no. 1 (January 2010): 33–35, https://doi.org/10.1093/schbul/sbp119.

18 ピョートル・グリゴレンコの話をわたしが最初に知ったのはデヴィッド・ローゼンハン自身の原稿だった。David Rosenhan,“Psychology, Abnormality and Law,” Master Lecture in Psychology and Law, presented at the Meetings of American Psychological Association, Washington, DC, August 1982 (found in David Rosenhan’s personal files). グリゴレンコについて詳しく知りたい方は、以下を参照のこと。W. Reich, “The Case of General Grigorenko: A Psychiatric Reexamination of a Soviet Dissident,” *Psychiatry* 43, no. 4 (1980): 303–23; and James Barron, “Petro Grigorenko Dies in Exile in US,” *New York Times*, February 23, 1987, https://www.nytimes.com/1987/02/23/obituaries/petro-grigorenko-dies-in-exile-in-us.html.

19 “Pyotr G. Grigorenko, Exiled Soviet General, Dies in N.Y.” *Los Angeles Times*, February 25, 1987, https://www.latimes.com/archives/la-xpm-1987-02-25-mn-5733-story.html.

20 “1,189 Psychiatrists Say Goldwater Is Psychologically Unfit to Be President!,”、1964年Fact誌の見出しに登場。

21 American Psychiatric Association, “APA Calls for End to ‘Armchair’ Psychiatry,’ ” Psychiatry.org, January 9, 2018, https://www.psychiatry.org/newsroom/news-releases/apa-calls-for-end-to-armchair-psychiatry.

22 R・D・レインについてよく理解するには本人の著作を読む必要があるが、彼の息子による伝記も強くお勧めする。Adrian Laing, *R. D. Laing: A Life* (New York: Pantheon Books, 1997).

23 R. D. Laing, *The Politics of Experience* (New York: Random House, 1967), 107.（邦訳『経験の政治学』R・D・レイン、笠原嘉、塚本嘉壽訳、みすず書房、2003年）

24 Laing, *The Politics of Experience*, 133.

25 Erica Jong, *Fear of Flying* (New York: Penguin Books, 1973), 82.（邦訳『飛ぶのが怖い』エリカ・ジョング、柳瀬尚紀訳、河出文庫、2005年）

26 Thomas Szasz, preface to *The Myth of Mental Illness* (1961; 2nd reissue, Harper Perennial, 2003).

27 Thomas Szasz, *The Second Sin* (Garden City, NY: Anchor Press, 1973), 101.

28 Thomas Szasz, *Cruel Compassion: Psychiatric Control of Society’s Unwanted* (New York: Wiley, 1994), 142.

29 内容は学生新聞『フェニックス』の記事をつなぎ合わせたもの。具体的には以下の記事。Russ Benghiat, Doug Blair, and Bob Goodman, “Crisis of ’69: Semester of Misunderstanding and Frustration,” *Swarthmore College Phoenix*, January 29, 1969: 4–6. もっと最近の研究については以下を参照のこと。Elizabeth Weber, “The Crisis of 1969,” *Swarthmore College Phoenix*, March 7, 1996, http://www.sccs.swarthmore.edu/users/98/elizw/Swat.history/69.crisis.html; and Kirkpatrick, *1969*, 10–11.

30 わたしはこれをスワースモア大学心理学教授バリー・シュワルツにインタビューしたときに聞いたが、さまざまな記事でもくり返し言及されている。しかし、最近発行されたスワースモア大学学生新聞の記事では、このフレーズを発明したのがスピロ・アグニューだというのは疑わしいと述べられている。Miles Skorpen, “Where Does the ‘Kremlen on the Crum’ Come From?” *The Phoenix*, March 6, 2007, https://

* *The Odd Couple*, directed by Gene Sacks, Paramount Pictures, 1968.（邦題『おかしな二人』ジーン・サックス監督、パラマウント映画、1968年）

第6章　デヴィッドの本質

1 ローゼンハンとフローレンス・ケラーの交流の歴史については、楽しいインタビューを何度も重ねるうちにいろいろと知るようになったが、ここに書かれている会合がおこなわれたのは2014年6月14日の週である。

2 David Gunter, "Study of Mental Institutions Began as a Dare," *Philadelphia Daily News,* January 19, 1973.

3 1960年代末のスワースモア大学の様子は、さまざまな資料を元に構成したものだ。中でもローゼンハンの未刊の著書*Odyssey into Lunacy*に拠るところが大きい。また、わたし自身スワースモア大学を訪れ、資料を閲覧させてもらった。そこにはデヴィッドの採用に関する書類や、その後スタンフォードに移ったときの資料もあった。それに加え、1969年と1970年の「ハルシオン」卒業アルバムや学生新聞『フェニックス』が、当時の華やかな状況を伝えてくれた。また、ほかの二次文献にも当たり、アメリカ史におけるこの時代について、さらに幅広い見識も得た。Clara Bingham, *Witness to the Revolution: Radicals, Resisters, Vets, Hippies, and the Year America Lost Its Mind and Found Its Soul* (New York: Random House, 2017); *The Sixties* (mini-series), produced by Tom Hanks and Playtone, CNN, 2014; Rob Kirkpatrick, *1969: The Year Everything Changed* (New York: Skyhorse Publishing, 2011); Andreas Hillen, *1973 Nervous Breakdown: Watergate, Warhol, and the Birth of Post-Sixties America* (New York: Bloomsbury, 2006); Brendan Koerner, *The Skies Belong to Us: Love and Terror in the Golden Age of Hijacking* (New York: Crown, 2013).（邦訳『ハイジャック犯は空の彼方に何を夢見たのか』ブレンダン・I・コーナー、高月園子訳、亜紀書房、2015年）, Todd Gitlin, *The Sixties: Years of Hope, Days of Rage* (New York: Bantam, 1988).（邦訳『60年代アメリカ――希望と怒りの日々』トッド・ギトリン、疋田三良、向井俊二訳、彩流社、1993年）, and Jules Witcover, *The Year the Dream Died: Revisiting* 1968 in America (New York: Grand Central, 1997).

4 Kirkpatrick, *1969*, 14.

5 ニクソンの就任式について詳しく知りたい方は、以下を参照のこと。"1968," *The Sixties*, CNN.

6 1968年には戦死者は16,889人近くにのぼった。"Vietnam War U.S. Military Fatal Casualty Statistics: Electronic Records Report," National Archives, https://www.archives.gov/research/military/vietnam-war/casualty-statistics#date.

7 Mark Vonnegut, *The Eden Express: A Memoir of Insanity* (New York: Seven Stories Press, 2002, Revised).（邦訳『エデン特急――ヒッピーと狂気の記録』マーク・ヴォネガット、衣更着信、笠原嘉訳、みすず書房、1979年）

8 ゲシュタルト療法に関するいくつかの文献によれば、「狂おう、そうすれば覚醒する」（あるいはそのバリエーション）がフリッツ・パールズの決まり文句だったらしい。

9 Bingham, *Witness to the Revolution*, xxviii.

10 Joan Didion, *The White Album* (New York: Farrar Straus and Giroux, 2009 edition), 121.（邦訳『60年代の過ぎた朝――アメリカ・コラムニスト全集　ジョーン・ディディオン集』ジョーン・ディディオン、越智道雄訳、東京書籍、1996年）

11 Bingham, *Witness to the Revolution*, 432.

12 ケン・キージーと『カッコーの巣の上で』について手早く概要を知りたければ、以下が役立つ。Robert Faggen, introduction to *One Flew Over the Cuckoo's Nest*, 4th ed. (New York: Penguin Books, 2002), ix–xxv ; James Wolcott, "Still *Cuckoo* After All These Years," *Vanity Fair*, November 18, 2011, http://www.vanityfair.com/news/2011/12/wolcott-201112; Nathaniel Rich, "Ken Kesey's Wars: 'One Flew Over the Cuckoo's Nest' at 50," *Daily Beast*, July 26, 2012, https://www.thedailybeast.com/ken-keseys-wars-one-

23 John Power, "Find Pseudo-Patient at State Hospital," *Jacksonville Daily Journal*, May 9, 1973.

24 Messrs. Vernon Long, John Wherry, and Walter Champion, Navy Board of Investigation, Cong. 1–50 (1973) (testimony of David Rosenhan, PhD), David L. Rosenhan Papers (SC1116), Department of Special Collections and University Archives, Stanford University Libraries, Stanford, California.

25 Bruce J. Ennis and Thomas R. Litwack, "Psychiatry and the Presumption of Expertise: Flipping Coins in the Courtroom," *California Law Review* 62, no. 693 (1973).

26 Rosenhan, "On Being Sane in Insane Places," 254.

27 Rosenhan, "On Being Sane in Insane Places," 256.

28 Rosenhan, "On Being Sane in Insane Places," 257.

第5章　謎が謎に包まれている謎の男

1 本章の内容の大部分は、2015年11月3日にわたしがリー・ロス教授をスタンフォード大学のオフィスに訪ねておこなった、対面でのインタビューが元になっている。

2 デヴィッド・ローゼンハンからクルト・アンストライヒャー医師への手紙、1973年3月15日。

3 ポール・R・フライシュマンから『サイエンス』誌編集者への書簡。*Science*, April 27, 1973: 356, http://science.sciencemag.org/content/180/4084/356.

4 オットー・F・セイラーから『サイエンス』誌編集者への書簡。*Science*, April 27, 1973: 358.

5 Lauren Slater, "On Being Sane in Insane Places," *Opening Skinner's Box: Great Psychological Experiments of the Twentieth Century* (New York: W. W. Norton, 2004).

6 Claudia Hammond, "The Pseudo-Patient Study," *Mind Changers*, BBC Radio 4, July 2009, https://www.bbc.co.uk/programmes/b00lny48.

7 リー・ロスの心理学における業績について詳しく知りたい方は、彼の独創的な著作を参照してほしい（最近マルコム・グラッドウェルの序文を加えたものが再版された）。 Lee Ross and Richard Nisbett, *The Person and the Situation: Perspectives of Social Psychology* (New York: McGraw-Hill, 1991).

8 左利きの割合は約12パーセントである一方、調査によれば、一般人の幻聴の平均罹患率は13.2パーセントである。Louis C. Johns, Kristiina Kompus, Melissa Connell, et al, "Auditory Verbal Hallucinations in Persons Without a Need for Care," *Schizophrenia Bulletin*, 40, no. 4 (2014): 255–64, https://academic.oup.com/schizophreniabulletin/article/40/Suppl_4/S255/1873600.

9 Joe Pierre, "Is It Normal to 'Hear Voices'?" *Psychology Today*, August 31, 2015, https://www.psychologytoday.com/us/blog/psych-unseen/201508/is-it-normal-hear-voices.

10 Craig Haney, Curtis Banks, and Philip Zimbardo, "Interpersonal Dynamics in a Simulated Prison," *International Journal of Criminology and Penology* 1 (1973): 69–97, http://pdf.prisonexp.org/ijcp1973.pdf.

11 Robert Spitzer, "On Pseudoscience in Science, Logic in Remission, and Psychiatric Diagnosis: A Critique of Rosenhan's 'On Being Sane in Insane Places,' " Journal of Abnormal Psychology 84, no. 5 (1975): 442–52.

12 Bernard Weiner, " 'On Being Sane in Insane Places': A Process (Attributional) Analysis and Critique," *Journal of Abnormal Psychology* 84, no. 5 (1975): 433–41.

13 George Weideman, "Psychiatric Disease: Fiction or Reality?" *Bulletin of the Menninger Clinic* 37, no. 5 (1973): 519–22.

14 第1章の抜粋は、デヴィッド・ローゼンハンの個人ファイルにあった彼の未刊の著書*Odyssey into Lunacy*の原稿より。

15 偽患者のリストは、デヴィッド・ローゼンハンの個人ファイルにあった、偽患者のメモ、および彼の未刊の著書に準じている。

www.chicagotribune.com/news/ct-xpm-1997-04-03-9704030057-story.html.

53 Bruno Bettelheim, *The Empty Fortress : Infantile Autism and the Birth of the Self* (New York: Free Press, 1972).（邦訳『自閉症　うつろな砦』全2巻、ブルーノ・ベッテルハイム、黒丸正四郎訳、みすず書房、1973–75年）

54 David Healy, *The Antidepressant Era* (Cambridge, MA : Harvard University Press, 2014), 41.（邦訳『抗うつ薬の時代——うつ病治療薬の光と影』デーヴィッド・ヒーリー、林建郎、田島治訳、星和書店、2004年）

55 Luhrmann, *Of Two Minds*, 218.

56 Leo Srole, Thomas S. Langner, Stanley T. Michael, et al., *Mental Health in the Metropolis: The Midtown Manhattan Study* (New York: McGraw-Hill),1962.

第4章　狂気の場所で正気でいること

1 Nellie Bly, "Among the Mad," *Godey's Lady's Book*, January 1889, https://www.accessible-archives.com/2014/05/nellie-bly-among-the-mad.

2 デボラ・レヴィ博士とジョセフ・コイル博士と会ったのは2013年3月20日である。わたしをボストンに招き、この会合のお膳立てをしてくださったブルックライン・ブックスミス書店に感謝する。

3 David Rosenhan, "On Being Sane in Insane Places," *Science* 179, no. 4070 (January 19, 1973): 257.

4 Robert Spitzer, "Rosenhan Revisited: The Scientific Credibility of Lauren Slater's Pseudopatient Diagnosis Study," *Journal of Nervous and Mental Disease* 193, no. 11 (November 2005).

5 Rosenhan, "On Being Sane in Insane Places," 250.

6 ジェフリー・リーバーマン、電話インタビュー、2016年2月25日。

7 Frances, *Saving Normal*, 62.

8 Jared M. Bartels and Daniel Peters, "Coverage of Rosenhan's 'On Being Sane in Insane Places' in Abnormal Psychology Textbooks," *Society for the Teaching of Psychology* 44, no. 2 (2017): 169–73.

9 Tom Burns, *Psychiatry: A Very Short Introduction* (Oxford: Oxford University Press, 2006), 114.

10 Ed Minter, "Still Inexact Science, "*Albuquerque Journal*, January 29, 1973.

11 ここに記した実験の詳細はすべて以下による。Rosenhan, "On Being Sane in Insane Places."

12 Rosenhan, "On Being Sane in Insane Places," 252.

13 具体的に言うと、全118人の患者のうち35人が偽患者に対して疑いを口にした。Rosenhan, "On Being Sane in Insane Places."

14 Rosenhan, "On Being Sane in Insane Places." 252.

15 Rosenhan, "On Being Sane in Insane Places," 253.

16 Rosenhan, "On Being Sane in Insane Places," 253.

17 Rosenhan, "On Being Sane in Insane Places," 257.

18 『サイエンス』誌の略歴については以下を参照のこと。"About Science & AAAS," https://www.sciencemag.org/about/about-science- aaas?r3f_986=https://www.google.com.

19 Robert E. Kendell, John E. Cooper, Barry J. Copeland, et al., "Diagnostic Criteria of American and British Psychiatrists," *Archives of General Psychiatry* 25, no. 2 (August 1971): 123–30.

20 Aaron T. Beck, "Reliability of Psychiatric Diagnoses: A Critique of Systematic Studies," *American Journal of Psychiatry* 119 (1962): 210–16.

21 E. Fuller Torrey, "Ronald Reagan's Shameful Legacy: Violence, the Homeless, Mental Illness," *Salon*, September 29, 2013, https://www.salon.com/2013/09/29/ronald_reagans_shameful_legacy_violence_the_homeless_mental_illness/.

22 たとえばあるページには、2019年4月1日時点で、4,300件のコメントがついていた。 https://www.reddit.com/r/todayilearned/comments/6qzaz1/til_about_the_rosenhan_experiment_in_which_a.

Politi, "Paul Eugen Bleuler and the Birth of Schizophrenia (1908)," *American Journal of Psychiatry*, published online November 1, 2008, https://ajp.psychiatryonline.org/doi/10.1176/appi.ajp.2008.08050714.

35 シュナイダー1級症状については以下を参照のこと。J. Cutting, "First Rank Symptoms of Schizophrenia: Their Nature and Origin," *History of Psychiatry* 26, no. 2 (2015): 131–46, https://doi.org/10.1177/0957154X14554369.

36 アメリカ人精神科医ヘンリー・コットンについて詳しく知りたい方は以下を参照のこと。Scull, *Madhouse*.

37 優生学運動、精神疾患、断種の関連性については以下を参照のこと。Adam Cohen, *Imbeciles: The Supreme Court, American Eugenics, and the Sterilization of Carrie Buck* (New York : Penguin, 2017).

38 Lisa Ko, "Unwanted Sterilization and the Eugenics Movement in the United States," *Independent Lens*, January 26, 2016, http://www.pbs.org/independentlens/blog/unwanted-sterilization-and-eugenics-programs-in-the-united-states/.

39 E. Fuller Torrey and Robert H. Yolken, "Psychiatric Genocide: Nazi Attempts to Eradicate Schizophrenia, "*Schizophrenia Bulletin* 36, no. 1 (January 2010): 26–32, https://www.ncbi.nlm.nih.gov/pmc/articles/PMC2800142.

40 "Forced Sterilization," *United States Holocaust Memorial Museum*, https://www.ushmm.org/learn/students/learning-materials-and-resources/mentally- and-physically-handicapped-victims-of-the-nazi-era/forced-sterilization.

41 Andrew Scull, *Decarceration: Community Treatment and the Deviant—A Radical View* (Englewood Cliffs, NJ: Prentice Hall, 1977), 80.

42 アメリカにおける精神分析学については、以下を参照のこと。Janet Malcolm, *Psychoanalysis: The Impossible Profession* (New York: Vintage Books, 1980); Jonathan Engel, *American Therapy: The Rise of Psychotherapy in the United States* (New York: Gotham Books, 2008);and T. M. Luhrmann, *Of Two Minds: An Anthropologist Looks at American Psychiatry* (New York: Vintage, 2001).

43 Malcolm, *Psychoanalysis*, 19.

44 シュレーバーに関する情報は次の文献から集めた。Thomas Dalzell, *Freud's Schreber: Between Psychiatry and Psychoanalysis* (London: Karnac Books, 2011).

45 アレン・フランセス、電話インタビュー、2016年1月4日。

46 Bonnie Evans and Edgar Jones, "Organ Extracts and the Development of Psychiatry:Hormonal Treatments at the Maudsley Hospital 1923-1938,"*Journal of Behavioral Science* 48, no. 3 (2012): 251–76.

47 注意しておきたいのは、フロイトは統合失調症の患者に精神分析法は機能しないと考えていたことだ。「統合失調症とパラノイアでは一般にリビドーの減退が見られることから、患者に転移を起こすことができず、よって治療はできないとフロイトは考えていた」William N. Goldstein, "Toward an Integrated Theory of Schizophrenia, "*Schizophrenia Bulletin* 4, no. 3 (January 1978): 426–35,https://academic.oup.com/schizophreniabulletin/article-abstract/4/3/426/1874808.

48 フロイトの甥エドワード・バーネイズと、企業や政府によるフロイト理論の利用については、以下を参照のこと。Adam Curtis, *The Century of the Self* (documentary), British Broadcasting Corporation, 2006.

49 Sigmund Freud, "First Lecture: Introduction," in *A General Guide to Psychoanalysis* (New York: Boni and Liveright, 1920), https://www.bartleby.com/283/.(邦訳『精神分析入門』上下巻、ジークムント・フロイト、高橋義孝、下坂幸三訳、新潮文庫、1977年)

50 "Psychoanalysis and Psychotherapy," British Psychoanalytic Council, https://www.bpc.org.uk/psychoanalysis- and-psychotherapy.

51 Daniel Goleman, "Bruno Bettelheim Dies at 86; Psychoanalyst of Vast Impact," *New York Times*, March 14, 1990, https://www.nytimes.com/1990/03/14/obituaries/bruno-bettelheim- dies-at-86-psychoanalyst-of-vast-impact. html.

52 Joan Beck, "Setting the Record Straight about a 'Fallen Guru,' " *Chicago Tribune*, April 3, 1997, https://

gizmodo.com, July 15, 2013, https://io9.gizmodo.com/the-crazy-psychiatric-treatment-developed-by-charles-da-714873905.

13 Andrew Scull, *Madness: A Very Short Introduction* (Oxford: Oxford University Press, 2011), 35.

14 やや修正を加えてもっと本人を礼賛したベンジャミン・ラッシュ像に興味があるなら、以下をお勧めする。Stephen Fried, *Rush: Revolution, Madness, and the Visionary Doctor Who Became a Founding Father* (New York: Crown, 2018).

15 ウェルニッケ失語の症状については以下を参考にした。"Wernicke's (Receptive) Aphasia," National Aphasia Association, https://www.aphasia.org/aphasia-resources/wernickes-aphasia.

16 アロイス・アルツハイマーとその業績について詳しく知りたい方は以下を参照のこと。Joseph Jebelli, *In Pursuit of Memory: The Fight Against Alzheimer's* (New York: Little, Brown, 2017).

17 "Syphilis," Sexually Transmitted Disease Surveillance 2017, CDC.gov, July 24, 2018, https://www.cdc.gov/std/stats17/syphilis.htm.

18 John Frith, "Syphilis —Its Early History and Treatment Until Penicillin, and the Debate on Its Origins," *Journal of Military and Veteran's Health* 20, no. 4 (November 2012), https://jmvh.org/wp-content/uploads/2013/03/Frith.pdf.

19 Joseph R. Berger and John E. Greenlee, "Neurosyphilis," *Neurology Medlink* (February 23,1994), http://www.medlink.com/article/neurosyphilis.

20 梅毒の症状とその後見つかった治療法についてはさまざまな文献を参考にしたが、おもなものを以下に挙げる。Elliot Valenstein, *Great and Desperate Cures: The Rise and Decline of Psychosurgery and Other Radical Treatments for Mental Illness* (New York: Basic Books, 1986); and Jennifer Wallis, "Looking Back: This Fascinating and Fatal Disease," The Psychologist 25, no. 10 (October 2012), https://thepsychologist.bps.org.uk/volume-25/edition-10/looking-back-fascinating-and-fatal-disease.

21 Gary Greenberg, *Manufacturing Depression: The Secret History of a Modern Disease* (New York: Simon & Schuster, 2010), 55.（邦訳『「うつ」がこの世にある理由——作られた病の知られざる真実』ゲイリー・グリーンバーグ、柴田裕之訳、河出書房新社、2011年）

22 "Shakespeare: The Bard at the Bedside" (editorial), *Lancet* 387 (April 23, 2016), https://www.thelancet.com/action/showPdf?pii=S0140-6736%2816%2930301-4.

23 Wallis, "Looking Back."

24 Valenstein, *Great and Desperate Cures*, 32.

25 梅毒のこの症状についてご教示くださったヘザー・クロイ医師に感謝する。

26 クリス・フリス、電話インタビュー、2016年8月22日。

27 Mary G. Baker, "The Wall Between Neurology and Psychiatry," *British Medical Journal* 324, no. 7352 (2002): 1468–69, https://www.ncbi.nlm.nih.gov/pmc/articles/PMC1123428/.

28 Noll, *American Madness*, 17.

29 Baker, "The Wall Between Neurology and Psychiatry," 1469.

30 Noll, *American Madness*, 17.

31 エミール・クレペリンについては、アンドルー・スカル、E・フラー・トリー、ウィリアム・カーペンター、ゲイリー・グリーンバーグ、ケン・ケンドラーなど大勢の人に話を聞いたが、次の資料を読むと彼の歴史的立ち位置がさらによくわかると思う。Noll, *American Madness;* and Hannah Decker, *The Making of the DSM-III: A Diagnostic Manual's Conquest of American Psychiatry* (Oxford: Oxford University Press, 2013).

32 早発性痴呆(*dementia praecox*)という言葉を提案したのはクレペリンではないが(その栄誉にあずかったのはフランス人精神科医ベネディクト・オーギュスタン・モレル)、クレペリンによってこの言葉の定義が明確になり、精神医学分野で広く受け入れられるようになった。

33 Noll, *American Madness*, 66.

34 精神医学へのブロイラーの貢献を簡潔にまとめたものとして、以下がある。Paolo Fusar-Poli and Pierluigi

36 Horn, *Damnation Island*, 45.
37 Horn, *Damnation Island*, 52.
38 Horn, *Damnation Island*, 52.
39 Horn, *Damnation Island*, 53.
40 Bly, *Ten Days in a Mad-House*, chapter 1.
41 Bly, *Ten Days in a Mad-House*, chapter 8.
42 Horn, *Damnation Island*, 24.
43 Bly, *Ten Days in a Mad-House*, chapter 16.
44 Horn, *Damnation Island*, 16.
45 Bly, *Ten Days in a Mad-House*, chapter 16.
46 Bly, *Ten Days in a Mad-House*, chapter 16.
47 Goodman, *Eighty Days*, 34.
48 "Nellie Brown's Story," *New York World*, October 10, 1887: 1, http://sites.dlib.nyu.edu/undercover/sites/dlib.nyu.edu.undercover/files/documents/uploads/editors/Nellie-Browns-Story.pdf.

第3章　狂気の存在する場所

1 かつて狂気をどう扱い、治療していたかについては、以下によくまとめられている。Scull, *Madness in Civilization*; Porter, *Madness : A Brief History;* Richard Noll, *American Madness: The Rise and Fall of Dementia Praecox* (Cambridge, MA: Harvard University Press, 2011); Jeffrey A. Lieberman, *Shrinks: The Untold Story of Psychiatry* (New York: Little, Brown, 2015).（邦訳『シュリンクス――誰も語らなかった精神医学の真実』ジェフリー・A・リーバーマン、宮本聖也監訳、柳沢圭子訳、金剛出版、2018年）、そしてもちろんShorter, *A History of Psychiatry*.
2 Porter, Madness: *A Brief History*,10.
3 Melanie Thernstrom, *The Pain Chronicles: Cures, Myths, Mysteries, Prayers, Diaries, Brain Scans, Healing, and the Science of Suffering* (New York: FSG, 2010), 33.
4 Thernstrom, *The Pain Chronicles*, 33.
5 Deuteronomy 28:28, the Holy Bible, King James Version (American Bible Society, 1999).（旧約聖書「申命記」28章28節）
6 わたしが初めてネブカドネザルの話を知ったのは、以下の本だった。Joel Gold and Ian Gold, *Suspicious Minds: How Culture Shapes Madness* (New York: Free Press, 2014).
7 Daniel 4:37, the Holy Bible, King James Version (American Bible Society, 1999).（旧約聖書「ダニエル書」4章37節）
8 Allen Frances, *Saving Normal* (New York: William Morrow, 2013), 47.（邦訳『〈正常〉を救え――精神医学を混乱させるDSM-5への警告』アレン・フランセス、大野裕監修、青木創訳、講談社、2013年）
9 Porter, *Madness: A Brief History*, 58.
10 ヨハン・クリスティアン・ライルと初期の精神医学についてもっと知りたい方は、以下を参照のこと。Maximilian Schochow and Florian Steger," Johann Christian Reil (1759–1813): Pioneer of Psychiatry, City Physician, and Advocate of Public Medical Care," *American Journal of Psychiatry* 171, no.4 (April 2014), https://ajp.psychiatryonline.org/doi/pdfplus/10.1176/appi.ajp.2013.13081151; and Andreas Marneros, "Psychiatry's 200th Birthday, "*British Journal of Psychiatry* 193, no. 1 (July 2008): 1–3,https://www.cambridge.org/core/journals/the-british-journal-of-psychiatry/article/psychiatrys-200th-birthday/6455A01CEF979FEFAB23B8467B95A823/core-reader#top.
11 Marneros, "Psychiatry's 200th Birthday."からの引用。
12 Esther Inglis-Arkell, "The Crazy Psychiatric Treatment Developed by Charles Darwin's Grandfather," io9.

240–41.

13 Rosina Bulwer Lytton, *A Blighted Life* (London: Thoemmes Press, 1994).

14 エリザベス・パッカードについては以下を参照のこと。Linda V. Carlisle, *Elizabeth Packard: A Noble Fight* (Champaign: University of Illinois Press, 2010); and "The Case of Mrs. Packard and Legal Commitment, "NIH: US National Library of Medicine, October 2, 2014, https://www.nlm.nih.gov/hmd/diseases/debates.html. ここに描いた状況については、以下を参照のこと。Scull, *Madness in Civilization*, 240.

15 Bly, *Ten Days in a Mad-House*, chapter 4.

16 Andrew Scull, *Madhouse*: *A Tragic Tale of Megalomania and Modern Medicine* (New Haven: Yale University Press, 2007), 14.

17 Scull, *Madness is Civilization*, 12.

18 ギリシア・ローマ時代にさかのぼる「アサイラム」という言葉の語源についてご教示くださったアリゾナ州立大学古典学教授、マット・サイモントンに感謝する。

19 Andrew Scull, "The Asylum, the Hospital, and the Clinic," *Psychiatry and Its Discontents* (Berkeley: University of California Press, 2019).

20 Greg Eghigan, ed., *The Routledge History of Madness and Mental Health* (New York: Routledge, 2017) , 246.

21 精神病院の増加（と刑務所との関係）については以下にうまくまとめられている。David J. Rothman, *The Discovery of the Asylum: Social Order and Disorder in the New Republic* (New York: Little, Brown, 1971).

22 Shorter, *A History of Psychiatry*, 1–2.

23 ベスレム病院の歴史とメンタルヘルスケアの全般的な歴史について、対面でご教示くださった、ベスレム精神博物館に感謝したい。https://museumofthemind.org.uk.

24 Roy Porter, *Madness: A Brief History* (Oxford: Oxford University Press, 2002), 107.（邦訳『狂気〈一冊でわかるシリーズ〉』ロイ・ポーター、田中裕介、内藤あかね、鈴木瑞実訳、岩波書店、2006年）

25 ディックスについて詳しく知りたい方は以下を参照のこと。Margaret Muckenhoupt, *Dorothea Dix: Advocate for Mental Health Care* (Oxford: Oxford University Press, 2004). 彼女の業績や遺産について書かれた好著として、以下を挙げる。Ron Powers, *No One Cares About Crazy People* (New York: Hachette,2017), 102–3.

26 "Dorothea Dix Begins Her Crusade," Mass Moments, https://www.massmoments.org/moment-details/dorothea- dix-begins-her-crusade.html.

27 Thomas, J. Brown, *Dorothea Dix: New England Reformer* (Boston: Harvard University Press, 1998), 88.

28 Brown, *Dorothea Dix*, 89.

29 Dorothea Dix, "Memorial to the Massachusetts Legislature,1843."

30 "Dorothea Dix Begins Her Crusade," Mass Moments.

31 Horn, *Damnation Island*, 7.

32 Horn, *Damnation Island*, xxii.

33 John M. Reisman, *A History of Clinical Psychology*, 2nd ed. (Milton Park, UK: Taylor & Francis, 1991), 12.（『臨床心理学の歴史』ジョン・M・ライスマン、茨木俊夫訳、誠信書房、1982年〔邦訳は第1版による〕）

34 彼の哲学については以下を参考にした。Stephen Purdy, "The View from Hartford: The History of Insanity, Shameful to Treatable," *New York Times*, September 20, 1998, https://www.nytimes.com/1998/09/20/nyregion/the-view-from-hartford-the- history-of-insanity-shameful-to-treatable.html.

35 Charles Dickens, *American Notes for General Circulation* (Project Gutenberg eBook), July 18, 1998, https://www.gutenberg.org/files/675/675-h/675-h.htm. この引用について知ったのは、Stacy Horn, *Damnation Island*を読んだからだ。感謝したい。

scientists.html.

11 いわゆる「医学的に説明できない」ことについて詳しく知りたい方は以下を参照のこと。Suzanne O'Sullivan, *Is It All in Your Head?: True Stories of Imaginary Illness* (London: Vintage, 2015).

12 Carolyn Y. Johnson, "One Big Myth about Medicine: We Know How Drugs Work," *Washington Post*, July 23, 2015, https://www.washingtonpost.com/news/wonk/wp/2015/07/23/one-big-myth-about-medicine-we-know-how-drugs- work/?utm_term=.1537393b19b4.

13 Susan Scutti, "History of Medicine: The Unknown Netherworld of Anesthesia," *Medical Daily*, March 5, 2015, https://www.medicaldaily.com/history-medicine-unknown- netherworld-anesthesia-324652.

14 "What is Anosognosia?" WebMD, https://www.webmd.com/schizophrenia/what-is-anosognosia#1.

15 この電子メールをわたしに送ってきた父親は匿名を希望している。スザンナ・キャハラン宛ての電子メール、2018年3月7日。

第2章　ネリー・ブライ

1 ネリーの精神病院への入院準備と入院の様子を再現するに当たっては、本人による記事を参考にした。*Ten Days in a Mad-House* (New York: Ian L. Munro, 1887), https://digital.library.upenn.edu/women/bly/madhouse/madhouse.html. ほかに参考にした資料は以下のとおり。Stacy Horn, *Damnation Island: Poor, Sick, Mad & Criminal in 19th-Century New York* (Chapel Hill, NC: Algonquin Books, 2018); and Matthew Goodman, *Eighty Days: Nellie Bly and Elizabeth Bisland's History-Making Race Around the World* (New York: Ballantine, 2013).

2 Bly, *Ten Days in a Mad-House*, chapter 2.

3 Bly, *Ten Days in a Mad-House*, chapter 1.

4 アメリカでの政府による精神病追跡については以下を参照のこと。Herb Kutchins and Stuart A. Kirk, *Making Us Crazy* (New York: Free Press, 1997).（邦訳『精神疾患はつくられる――ＤＳＭ診断の罠』ハーブ・カチンス、スチュワート・A・カーク、高木俊介、塚本千秋監訳、日本評論社、2002年）

5 Allan V. Horwitz and Gerald N. Grob, "The Checkered History of American Psychiatric Epidemiology," *Milbank Quarterly* 89, no. 4 (2011): 628–57.

6 単一精神病論と診断の歴史について詳しく知りたい方は以下を参照のこと。Per Bergsholm, "Is Schizophrenia Disappearing? The Rise and Fall of the Diagnosis of Functional Psychoses," *BMC Psychiatry* 16 (2016): 387, https://www.ncbi.nlm.nih.gov/pmc/articles/PMC5103459.

7 2016年10月29日、カリフォルニア州パットン、パットン州立病院博物館訪問。キュレーターのアンソニー・オルテガさんの案内でより理解が深まった。感謝したい。

8 「ほかの病院」とはアグニューズ州立病院である。「ペパーミントキャンディの習慣的消費」や「タバコの過剰摂取」が言及されていたのは以下の資料。Michael Svanevik and Shirley Burgett, "Matters Historical: Santa Clara's Hospital of Horror, Agnews, " *Mercury News*, October 5, 2016, https://www.mercurynews.com/2016/10/05/spdn0916matters.

9 『ニューヨーク・タイムズ』紙へのマルコーニ大西洋横断無線通信。"Militant Women Break Higher Law, "*New York Times*, March 31, 1912, https://timesmachine.nytimes.com/timesmachine/1912/03/31/100358259.pdf.

10 Dr. Cartwright, "Diseases and Peculiarities of the Negro Race," *Africans in America*, PBS.org, https://www.pbs.org/wgbh/aia/part4/4h3106t.html. これらの障害に目を向けさせてくれたドミニク・システィとゲイリー・グリーンバーグに感謝を。

11 精神病院の閉鎖病棟の恐怖を焦点にした英国文学をまとめた好著として、以下を参照のこと。Sarah Wise, *Inconvenient People: Lunacy, Liberty and the Mad-Doctors in England* (Berkeley: Counterpoint Press, 2012).

12 レディ・ロジーナについて詳しく知りたい方は以下を参照のこと。Scull, *Madness in Civilization*,

原注

発掘された数々の貴重な資料を元に、本書は構築された。とくにフローレンス・ケラーの「狂気の場所で正気でいること」関連の資料ファイルの力が大きい。また、スタンフォード大学の特別コレクションも、デヴィッド・ローゼンハンの30年にわたるキャリアの資料をバンカーズボックス8箱分も提供してくれた。ほかに、彼の日記、未出版の本の原稿、彼のインタビューや講演の録音音声や録画ビデオ、新聞インタビュー、テレビやラジオ出演記録を参考にし、さらには彼を知る何百人という人々にインタビューもした。精神医学の歴史については幅広く資料に当たり、その多くはここにリストアップしてある。同時に、同分野の専門家へのインタビュー、精神科病院訪問、保存資料の調査もおこなった。それでも、精神衛生ケアの歴史のごく表面を引っ掻いた程度にすぎない。詳しい資料については以下の原注を参照いただきたい。そしてもし、これはと思ったら、ぜひ読んでみてほしい。

はじめに

1 「はじめに」にある細かい描写は、デヴィッド・ローゼンハンの個人ファイルにあったカルテが元になっている。

2 ローゼンハンの未刊行の著書*Odyssey into Lunacy*, chapter 3, 5-6からの直接の引用。

3 Edward Shorter, *A History of Psychiatry: From the Era of the Asylum to the Age of Prozac* (Hoboken, NJ: Wiley, 1996), ix.（邦訳『精神医学の歴史――隔離の時代から薬物治療の時代まで』エドワード・ショーター、木村定訳、青土社、1999年）

第1部

* Emily Dickinson, *The Poems of Emily Dickinson* (Boston: Roberts Brothers, 1890), 24.（邦訳『エミリ・ディキンスン詩集――自然と愛と孤独と（第四集）』エミリ・ディキンスン、中島完訳、国文社、1994年）

第1章　鏡像

1 American Psychiatric Association, "What Is Psychiatry?," https://www.psychiatry.org/patients-families/what-is-psychiatry.

2 マイケル・ミード医師、スザンナ・キャハランへの電子メール、2019年3月17日。

3 これらの障害に関する議論については以下を参照のこと。Barbara Schildkrout, *Masquerading Symptoms: Uncovering Physical Illnesses That Present as Psychological Problems* (Hoboken, NJ: Wiley, 2014); and James Morrison, *When Psychological Problems Mask Medical Disorders: A Guide for Psychotherapists* (New York: Guilford Press, 2015).

4 アンソニー・デヴィッド博士、電話インタビュー、2016年1月28日。

5 "Mental Illness," National Institute of Mental Health, https://www.nimh.nih.gov/health/statistics/mental-illness.shtml.

6 "Serious Mental Illness," National Institute of Mental Health, https://www.nimh.nih.gov/health/statistics/prevalence/serious-mental-illness-smi-among-us-adults.shtml/index.shtml.

7 "Serious Mental Illness," National Institute of Mental Health.

8 World Health Organization, "Premature Death Among People with Severe Mental Disorders," https://www.who.int/mental_health/management/info_sheet.pdf.

9 Andrew Scull, *Madness in Civilization* (Princeton: Princeton University Press, 2015), 10.（邦訳『狂気――文明の中の系譜』アンドルー・スカル、三谷武司訳、東洋書林、2019年）

10 色覚の差異について詳しく知りたい方は以下を参照のこと。Natalie Wolchover, "Your Color Red Really Could Be My Blue," *Live Science*, June 29, 2014, https://www.livescience.com/21275-color- red-blue-

p.263　図版はハヴァフォード州立病院カルテからの抜粋。デヴィッド・ローゼンハンの個人ファイルより。Reprinted with permission from Florence Keller and Jack Rosenhan.

p.264（上）　図版はハヴァフォード州立病院カルテからの抜粋。デヴィッド・ローゼンハンの個人ファイルより。Reprinted with permission from Florence Keller and Jack Rosenhan.

p.295　「大規模公立病院の精神科閉鎖病棟に」以降の引用文は、以下からの抜粋。Harry Lando, "On Being Sane in Insane Places: A Supplemental Report," *Professional Psychology*, February 1976: 47–52. Permission granted by Harry Lando

p.351　図版はデヴィッド・ローゼンハンの個人ファイルから。Reprinted with permission from Jack Rosenhan.

図版・資料許諾

p.121　「印象：分裂情動型精神分裂病、抑うつ状態　295.74」の引用文は、ハヴァフォード州立病院カルテからの抜粋。デヴィッド・ローゼンハンの個人ファイルより。Permission granted by Florence Keller and Jack Rosenhan.

p.131　「思考の状況と精神傾向」以降の引用文は、ハヴァフォード州立病院カルテからの抜粋。デヴィッド・ローゼンハンの個人ファイルより。Permission granted by Florence Keller and Jack Rosenhan.

p.152　「患者には外来で精神療法を継続して受けることが望ましいと助言し」以降の引用文は、ハヴァフォード州立病院カルテからの抜粋。デヴィッド・ローゼンハンの個人ファイルより。Permission granted by Florence Keller and Jack Rosenhan.

p.171　図版および書類の内容は、デヴィッド・ローゼンハンの個人ファイルから。Permission granted by Florence Keller and Jack Rosenhan.

p.182　「ありがとう、ドクター・ロビンソン」以降の引用文は、ジョン・フライヤーのスピーチの手書きメモより。John Fryer, "Speech for the American Psychiatric Association 125th Annual Meeting," undated, John Fryer Papers, Collection 3465, 1950–2000, Historical Society of Pennsylvania (Philadelphia). Permission granted by Historical Society of Pennsylvania.

p.189(上)　図版はデヴィッド・ローゼンハンの手書きメモからの抜粋。Reprinted with permission from Jack Rosenhan.

p.189(下)　図版はスタンフォード大学の卒業アルバムからの抜粋。Stanford University, *Stanford Quad*, 1973. Print, Stanford University Archives. Reprinted with permission from Stanford University.

p.227　図版は"William Dickson"のカルテより。Permission granted by Bill Underwood to publish.

p.253　「受理面接の記録：一九六九年六月二日」以降の引用文は、ハヴァフォード州立病院カルテからの抜粋。デヴィッド・ローゼンハンの個人ファイルより。Permission granted by Florence Keller and Jack Rosenhan.

p.256　「状況」以降の引用文は、ハヴァフォード州立病院カルテからの抜粋。デヴィッド・ローゼンハンの個人ファイルより。Permission granted by Florence Keller and Jack Rosenhan.

スザンナ・キャハラン
Susannah Cahalan

1985年生まれ。ジャーナリスト。ワシントン大学を卒業後、『ニューヨーク・ポスト』社に勤務。報道記者として活躍するが、ある日突然、自己免疫性脳炎という難病を罹患。その闘病記がすぐれたジャーナリストに贈られるシルリアン優秀賞を受賞。その後、治療に奔走した日々について記した著書『脳に棲む魔物』(KADOKAWA)がベストセラーとなり、『彼女が目覚めるその日まで』として映画化される。

宮﨑真紀
Maki Miyazaki

スペイン語文学・英米文学翻訳家。東京外国語大学外国語学部スペイン語学科卒業。おもな訳書に、ガブリ・ローデナス『おばあちゃん、青い自転車で世界に出逢う』(小学館)、ビクトル・デル・アルボル『終焉の日』(東京創元社)、メアリー・ビアード『舌を抜かれる女たち』(晶文社)、マイケル・ポーラン『幻覚剤は役に立つのか』(亜紀書房)など。

亜紀書房翻訳ノンフィクション・シリーズIII-16

なりすまし

正気と狂気を揺るがす、精神病院潜入実験

2021年5月8日　第1版第1刷発行

著　者　スザンナ・キャハラン

訳　者　宮﨑真紀

発行所　株式会社亜紀書房
〒101-0051
東京都千代田区神田神保町1-32
[電話]03(5280)0261
http://www.akishobo.com
[振替]00100-9-144037

装　丁　木庭貴信+川名亜実(オクターヴ)

印刷所　株式会社トライ
http://www.try-sky.com

ISBN 978-4-7505-1687-5 Printed in Japan